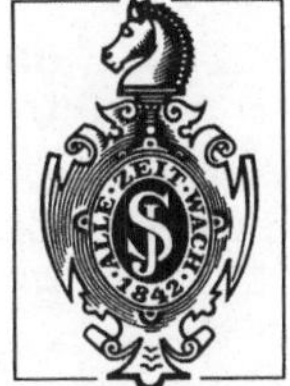

Monographien aus dem
Gesamtgebiete der Psychiatrie

# 73

Herausgegeben von
H. Hippius, München · W. Janzarik, Heidelberg
C. Müller, Onnens (VD)

Paul Hoff

# Emil Kraepelin und die Psychiatrie als klinische Wissenschaft

## Ein Beitrag zum Selbstverständnis psychiatrischer Forschung

Springer-Verlag
Berlin  Heidelberg  New York
London  Paris  Tokyo
Hong Kong  Barcelona
Budapest

Priv.-Doz. Dr. med. Dr. phil. Paul Hoff
Universität München
Psychiatrische Klinik
Nußbaumstraße 7

D-80336 München

ISBN-13:978-3-642-85080-6    e-ISBN-13:978-3-642-85079-0
DOI: 10.1007/978-3-642-85079-0

multum, non multa.

Plinius d. J., 62–113 n. Chr.
Episteln VII, 9, 15

# Inhalt

# I.    Fragestellung und Aufbau der Studie

Die Erörterung historischer Hintergründe der Einzelwissenschaften krankt oft an einer Tendenz zu unangemessener Vereinfachung. Gerade in dem besonders komplexen, da mit zahlreichen Nachbarwissenschaften eng vernetzten Bereich der psychiatrischen Ideengeschichte ist es bedenklich, lediglich auf die Aktualität älterer Konzepte hinzuweisen, deren Struktur aber nicht umfassend zu erarbeiten.

Gegenstand der vorliegenden Untersuchung ist die Psychiatrie Emil Kraepelins und deren Bedeutung für das heutige Selbstverständnis der Psychiatrie als klinischer Wissenschaft. Kraepelin stellt insoweit ein anschauliches Beispiel für das eingangs erwähnte Problem dar, als sich in den letzten Jahren, überspitzt formuliert, kaum noch ein Übersichtsartikel in der deutschsprachigen wie internationalen psychiatrischen Literatur findet, der nicht in mehr oder weniger deutlicher Weise auf ihn Bezug nimmt. Oft wird dabei aber eine schlaglichtartige Verkürzung seiner Positionen vorgenommen, so daß es zu sinnentstellenden Mißverständnissen kommt. Beispiele für derartige Fehleinschätzungen sind etwa die Darstellung Kraepelins als materialistisch denkenden "Gehirnpsychiater" oder als dogmatischen Verfechter einer selbstgeschaffenen starren Nosologie.

Aus der eingehenden Beschäftigung mit der Entwicklung des Kraepelinschen Denkens entstanden die beiden wesentlichen Zielsetzungen dieser Studie: Zum einen soll Kraepelins Psychiatrieverständnis und dessen "innere" Strukturiertheit, die sich über einen Zeitraum von fast 5 Jahrzehnten (1880 - 1926) entfaltete, jenseits gängiger Schlagworte dargestellt werden. Dabei werden Möglichkeiten und Grenzen eines solchen Ansatzes deutlich. Zum anderen werden die Hintergründe des zunehmenden Interesses an diesem Autor thematisiert. So etwa hat sich in den USA seit einigen Jahren die Bezeichnung einer einflußreichen psychiatrischen Strömung als "Neo-Kraepelinianer" eingebürgert (vgl. VI.3.).

Um die Aktualität der von ihm aufgeworfenen Fragen nicht nur zu behaupten, sondern mit schlüssigen Argumenten zu belegen, wird es überdies um eine "äußere" Strukturierung gehen, also um die Einbettung des Kraepelinschen Ansatzes und seiner heutigen "Nachfolger" in die psychiatrische Ideengeschichte.

Dabei kommen auch philosophische Aspekte zur Sprache, deren Bezug zur klinischen Praxis nicht unmittelbar evident ist, die aber dennoch für die psychiatrische Konzeptbildung von wesentlicher Bedeutung sind. Nur wenn man sich dieser begrifflichen Anstrengung unterzieht, werden Kraepelins tragende Gedanken in differenzierter Weise erfaßt; nur dann werden ihre gerade für die aktuelle

Diskussion wichtigen Aspekte ebenso deutlich wie ihre Eingebundenheit in zeitgenössische Denkkategorien und damit ihre Begrenztheit. Eine solche Differenziertheit wird der Bedeutung dieses Autors gerecht und weist über die in der Literatur von Kraepelins Tod (1926) bis heute immer wieder anzutreffenden Tendenzen hinaus, grob vereinfachend Kraepelin entweder in unkritischer Hagiographie zu überhöhen oder ihn, ebenso einseitig, als reaktionären Sozialdarwinisten zu verurteilen.

Die Studie hat folgenden Aufbau: Nach einem biographischen, aber bereits problemorientierten Überblick (II.) werden in systematischer Weise diejenigen geistes- und psychiatriegeschichtlichen Strömungen erörtert, die für Kraepelins Denken - wenn auch mitunter nur mittelbar - von tragender Bedeutung geworden sind (III.). Die sich anschließenden Abschnitte beschäftigen sich mit Kraepelins allgemeinem und psychiatrischem Wissenschaftsverständnis (IV.), mit seiner "Allgemeinen Psychopathologie" - Kraepelin selbst benutzt diesen Ausdruck allerdings nicht - und der speziellen Nosologie in ihrer zeitlichen Entwicklung (V.) und schließlich mit den auf Kraepelin folgenden theoretischen Konzepten bis hin zur aktuellen psychiatrischen Methodendiskussion (VI.)

Besonderer Wert wird dabei auf die kritische Darstellung der Gemeinsamkeiten und Unterschiede gelegt, die zwischen Kraepelins Denken und den aktuellen Kontroversen in der Psychiatrie bestehen. Die subtile Analyse seiner Positionen nämlich legt Strukturen frei, die für das wissenschaftliche Selbstverständnis unseres Faches schlechthin von Bedeutung sind. Diese werden abschließend thesenhaft zusammengestellt (VII.).

Aus Gründen der Übersichtlichkeit werden bei den Zitaten aus Kraepelins Texten nur Jahres- und Seitenzahl, nicht aber der Name genannt; alle Zitate ohne Namensangabe stammen also von Kraepelin. Bei kurz aufeinander folgenden Zitaten wird, sofern sie demselben Kontext entnommen sind, die Quelle nur im Anschluß an das letzte Zitat aufgeführt.

In Anbetracht eines so umfangreichen Werkes wie dasjenige Kraepelins ist es unerläßlich, auf die Grenzen der vorliegenden Untersuchung hinzuweisen: Zum einen rückt sie nicht den biographischen und auch nicht den sozialgeschichtlich-politischen, sondern den inhaltlich-psychiatrischen Aspekt in den Vordergrund. Nicht historische Vollständigkeit ist ihr Ziel, sondern der argumentative Bezug zur aktuellen Psychiatrie.

Zum anderen nimmt sie zwar aus den genannten Gründen Gedanken und Methoden aus unterschiedlichen Wissenschaftsbereichen auf, vor allem aus der Psychiatrie, der Geschichte und der Philosophie, doch liegt ihr Schwerpunkt klar auf den Grundlagen der klinischen Psychiatrie, die ganz allgemein in den letzten Jahren wieder vermehrt Beachtung finden (Blankenburg 1992, Hoff 1989b, Reznek 1991, Schleiffer 1980, Schwartz 1991, Schwartz und Wiggins 1986a, Spitzer 1988). Somit wird sie vorwiegend den Anspruch erheben, auf dem Hintergrund klinischer Erfahrung einen Beitrag zum vertieften Verständnis aktuell diskutierter Grundprobleme der Psychiatrie zu liefern.

Ohne Frage wird der historische oder philosophische Fachwissenschaftler auf kritikwürdige Aspekte stoßen. Auch konnten einige Themen nur vergleichsweise knapp angesprochen werden und bedürfen gesonderter Untersuchung, wie etwa Kraepelins Verhältnis zur Psychotherapie zwischen Forel und Freud, die persönlichen und zeitgeschichtlichen Hintergründe seiner politischen Einstellung oder der ideengeschichtliche Kontext der von Kraepelin wissenschaftlich stark aufgewerteten transkulturellen Psychiatrie. Dennoch bin ich der Auffassung, daß die hier gewählte Vorgehensweise die Debatte um das Selbstverständnis einer angefochtenen, mitunter auch von Selbstzweifeln bedrängten Wissenschaft beleben kann (Littlewood 1991). Dafür scheint mir nun gerade das Beispiel Emil Kraepelins geeignet zu sein, hat er sich doch zeit seines Lebens - in gewiß nicht immer unproblematischer Weise - für die Anerkennung der Psychiatrie als selbständige medizinische Disziplin eingesetzt.

Bei dem vorliegenden Text handelt es sich um die geringfügig überarbeitete Fassung meiner Habilitationsschrift, die der Medizinischen Fakultät der Ludwig-Maximilians-Universität München vorlag. Ihr in Teilbereichen interdisziplinärer Charakter erforderte psychiatrischen, philosophischen, juristischen und historischen Rat. In erster Linie danke ich Herrn Prof. Dr. med. Hanns Hippius, Direktor der Psychiatrischen Klinik der Ludwig-Maximilians-Universität München, der mir das Thema überlassen und mich durch sein psychiatriehistorisches Interesse und Wissen seit dem Beginn meiner Tätigkeit an seiner Klinik im Jahre 1981 kontinuierlich und großzügig gefördert hat. Darüberhinaus habe ich von ihm in mehrjähriger enger Zusammenarbeit in der klinischen Patientenversorgung sehr viel über Psychopathologie und psychiatrische Therapie gelernt.

Von den zahlreichen Mitarbeitern der psychiatrischen Klinik, die mich unterstützt haben, möchte ich vor allem Frau Alma Kreuter, München, danken, der früheren Chefsekretärin, die der Klinik das von ihr erarbeitete psychiatriehistorische Archivmaterial überließ. Frau Elke Sund, Bibliothekarin der Klinik, stand für meine zahllosen Literaturwünsche zur Verfügung. Bei Frau Monika Schowalter, forensische Abteilung, bedanke ich mich für die Übernahme eines beträchtlichen Teiles der Schreibarbeiten, bei Herrn Harald Rölle für die Erstellung des Layout.

Herr Prof. Dr. med. Henning Saß, Direktor der Psychiatrischen Klinik der RWTH Aachen, vermittelte mir den Bereich der forensischen Psychiatrie in seiner unabdingbaren Verbindung mit der Psychopathologie als Grundlagenwissenschaft. Durch die gemeinsam mit ihm und Herrn Prof. Dr. jur. Horst Schüler-Springorum, Vorstand des Instituts für die gesamten Strafrechtswissenschaften der LMU München, veranstaltete forensisch-psychiatrische Vorlesung habe ich wertvolle Einblicke in das nicht nur für die Kraepelinforschung wichtige Spannungsfeld von Psychiatrie und Recht gewonnen.

Im medizinhistorischen Institut der LMU München wurde mir durch dessen Leiter, Herrn Prof. Dr. Dr. Paul U. Unschuld, sowie durch Frau Prof. Dr. Juliane C. Wilmanns und Herrn Privatdozenten Dr. Wolfgang Locher kontinuierliche Hilfe zuteil.

Besonderen Dank schulde ich Herrn Prof. Dr. med. Dr. phil. Reinhard Lauth, Institut für Philosophie, LMU München. Er hat mich geduldig - und aus seiner Sicht zeitintensiv - ermuntert, meine Beschäftigung mit der Philosophie des deutschen Idealismus zu vertiefen und die inhaltliche Brücke zu den Grundlagen der Psychiatrie zu schlagen. Dabei hat er mir die zentralen Gedanken der Philosophie Kants und Fichtes in einer Weise nähergebracht, daß sie mir im weiteren Umgang mit psychisch kranken Menschen von eminent praktischem und grundsätzlichem Wert sein werden.

# II.  Biographischer Überblick

Am 15. Februar 1856 wurde Emil Kraepelin in Neustrelitz im heutigen Bundesland Mecklenburg-Vorpommern geboren. In seinen erst 1983 erschienenen Lebenserinnerungen schildert er das familiäre Umfeld als geprägt durch das Interesse des Vaters für Musik, Literatur und Theater, aber auch durch den 8 Jahre älteren Bruder Karl und dessen Begabung für Naturwissenschaften, insbesondere für Biologie. Karl Kraepelin (1848 - 1915) wurde später der Leiter des Naturhistorischen Museums in Hamburg. Seine Schulzeit von 1861 bis 1874 verbrachte Emil Kraepelin in Neustrelitz. In den Lebenserinnerungen schildert er ebenso ehrlich wie ironisch, ein im Ganzen guter Schüler gewesen zu sein

"mit ziemlich gleichmäßiger, aber nirgends hervorragender Begabung, der seine Aufgaben pflichtmäßig, aber ohne Begeisterung erfüllte. Meine Erinnerung an die Schulzeit ist lebhaft gefärbt durch das Bedauern, mit philologischen Nichtigkeiten viele kostbare Jugendzeit verloren zu haben." (1983, S. 1)

Als er nach mehrmonatigem Militärdienst in Leipzig dort im Sommer 1874 sein Medizinstudium begann, erschien gerade Wilhelm Wundts nicht nur für Kraepelin richtungsweisendes Werk "Grundzüge der physiologischen Psychologie", welches bis 1911 sechs Auflagen erleben sollte. Nach seinem Wechsel an die Universität Würzburg im Sommer 1875 absolvierte er das Physikum am Ende des Wintersemesters 1875/76. Schon in der vorklinischen Ausbildung hatte er, wie er nicht ohne Stolz bemerkt, "widerrechtlich die von Rinecker abgehaltene psychiatrische Klinik besucht" (1983, S. 4).

Bereits im darauffolgenden Winter 1876/77 begann Kraepelin, vermutlich angeregt durch die Vorlesung des damaligen Privatdozenten Hermann Emminghaus (1845 - 1904), mit der Bearbeitung einer von der Medizinischen Fakultät gestellten Preisaufgabe. Er verfaßte eine Studie "Ueber den Einfluss acuter Krankheiten auf die Entstehung von Geisteskrankheiten" (1881). Die kasuistische Grundlage bildete die mehrwöchige Beobachtung eines an Typhus erkrankten jungen Psychotikers, der stationär im Juliusspital behandelt wurde. Kraepelin wurde von der Fakultät der Preis zugesprochen, um den sich allerdings, wie er später freimütig einräumte, sonst niemand beworben hatte. Diese Episode aus der Studentenzeit zeigt, jenseits ihres anekdotischen Charakters, daß sich Kraepelin bereits im Alter von 21 Jahren in praxisorientierter Weise mit dem experimentalpsychologischen Ansatz Wundts befaßt hat. Daß dieses "Befassen" kein bloß sachlich-neutrales Interesse war, sondern auf den Medizinstudenten Kraepelin einen tiefen, in Anbetracht seiner späteren Entwicklung möchte man sagen faszinierenden Eindruck machte, beweist auch sein erneuter Wechsel nach Leipzig. Dieser nämlich war wesentlich dadurch motiviert, in näheren Kontakt zu Wundt zu kommen, in dessen "psychologischen Besprechungen" Kraepelin 1877 zwei Referate über Lichtempfindungen und über Sinnestäuschungen hielt. Dennoch kam es nach kurzer Überlegung noch 1877 zu einem neuerlichen Umzug nach Würzburg, da der dort lehrende Nervenarzt und Dermatologe Franz von Rinecker (1811 - 1883) ihm eine Assistentenstelle angeboten hatte. Erst im Jahr darauf, 1878, legte er die medizinische Staatsprüfung ab und wurde mit einer überarbeiteten Fassung seiner Preisarbeit zum Dr. med. promoviert.

Am 1. August 1878 traf Kraepelin erstmals in München ein, wo er durch von Rineckers Vermittlung eine Stelle an der "Oberbayerischen Kreisirrenanstalt" erhalten hatte, die damals unter der Leitung von Bernhard von Gudden (1824 - 1886) stand (Danek et al. 1989). Obwohl Kraepelin schon in Würzburg bei von Rinecker konkrete psychiatrische Erfahrungen hatte sammeln können, war für ihn die Situation in der Münchner Klinik zunächst offensichtlich sehr belastend:

"Die ersten Eindrücke, die ich von meiner neuen Tätigkeit hatte, waren entmutigend. Das verwirrende Gewimmel ungezählter verblödeter, bald unzugänglicher, bald zudringlicher Kranker ..., die Ohnmacht des ärztlichen Handelns, das sich meist auf Begrüßungen und gröbste körperliche Pflege beschränken mußte, die völlige Ratlosigkeit gegenüber allen diesen Erscheinungsformen des Irreseins, für die es keinerlei wissenschaftliches Verständnis gab, ließen mich die ganze Schwere des von mir gewählten Berufes empfinden." (1983, S. 12)

Natürlich ist dieser Text im Rückblick verfaßt. Dennoch dürfte es keine überdehnte Interpretation sein anzunehmen, daß besonders die unklare und innerlich widersprüchliche psychiatrische Terminologie, das "verwirrende Gewimmel", für Kraepelin beunruhigend gewesen ist. Diese Erfahrung verband sich mit der durch den älteren Bruder Karl angeregten Neigung zur wissenschaftlichen Systematik. Außerdem - und auch dies erscheint wichtig für die affektive Seite von Kraepelins Verhältnis zur Wissenschaft - spricht er von Aktivitäten, die einen gewissen Ausgleich für den enttäuschenden und belastenden Stationsdienst boten:

"Dazu kam unser Stolz auf die wissenschaftliche Bedeutung unserer Klinik, wie sie sich hauptsächlich in unseren anatomischen Laboratorien und Tierställen ausdrückte. Hier lag das Gebiet, das uns für die Unfruchtbarkeit und Unerquicklichkeit unserer Tagesarbeit entschädigte." (1983, S. 13)

Während der 4-jährigen Tätigkeit bei von Gudden erhielt Kraepelin neben der klinischen auch eine gründliche hirnanatomische Ausbildung. Zwar stellte er mit einer gewissen Resignation fest, daß von Gudden auf das "Gewirr der Beobachtungen" (1904a, S. 191) innerhalb der klinischen Psychopathologie keine rechte Antwort gewußt habe, ja im Gegenteil entsprechenden Fragen ausgewichen sei mit der Bemerkung, dies überlasse er den "sublimen Köpfen"; auch habe ihn von Gudden, als er über seine psychologischen Reaktionsversuche berichtet habe, nur "mit ungläubigem Staunen" angehört und erklärt, "das sei ihm alles unverständlich". Auf der anderen Seite schildert Kraepelin die Art des Zugangs zur Wissenschaft, die von Gudden pflegte, mit spürbarer Sympathie:

"Den Grundzug seiner wissenschaftlichen Persönlichkeit bildete das unbeirrbare Streben nach unbedingt sicheren Tatsachen. Der Selbsttäuschung war er ebenso unzugänglich wie der Beeinflussung durch fremde Meinungen; für ihn galt nur der Beweis durch unumstößliche, mit allen erdenklichen Hilfsmitteln immer wieder nachgeprüfte Beobachtungen. Von Theorien und geistreichen Erklärungen hielt er gar nichts. So erschien ihm als der einzige Zugang zu dem Labyrinth der Psychiatrie die in allen Feinheiten des Hirnbaues eindringende anatomische Zergliederung, nicht aber die trügerische, von tausend Fehlerquellen durchzogene klinische Beobachtung." (1983, S. 15/16)

Bei aller Wertschätzung Kraepelins für den strikt empirischen Zugang zur psychiatrischen Forschung dürfen seine in den Lebenserinnerungen nur ironisch angedeuteten, in anderem Zusammenhang aber klar formulierten Vorbehalte gegen eine Überbetonung der ausschließlich hirnorganisch orientierten Methode nicht übersehen werden (vgl. IV.1. - 4.):

"Es war rührend zu hören, wie er (von Gudden; P.H.) hoffte, auf diesem mühseligen Wege einmal der Erkenntnis der Geisteskrankheiten näher zu kommen. Gleichwohl scheute er zurück vor der großzügigen Kühnheit, mit der sein in gleicher Richtung strebender Fachgenosse Meynert kurzerhand die ungeheuren Schwierigkeiten zu überbrücken suchte, die sich dem Verständnis des Irreseins aus dem Bestande anatomischer Beobachtungen entgegenstellten." (1983, S. 16)

Während der Münchner Zeit bei von Gudden arbeitete Kraepelin daran, seine Preisarbeit, die ihm auch als Dissertation gedient hatte, druckreif zu machen. Im Rahmen der erforderlichen Literaturstudien besuchte er des öfteren die Gesellschaft für Morphologie und Physiologie, wo er in Kontakt mit dem Münchner Pathologen Otto Bollinger (1843 - 1909), dem Anatomen Robert Bonnett (1851 - 1921) sowie dem Ophthalmologen Oskar Eversbusch (1853 - 1912) kam.

Parallel zum zweiten Teil des Militärdienstes, den er von Oktober 1879 bis Mai 1880 in Neustrelitz absolvierte, verfaßte er seine erste wissenschaftliche Schrift, die später einen erheblichen Bekanntheitsgrad erlangen sollte: Der Jurist Otto Mittelstädt (1834 - 1899), damals noch Obergerichtsrat in Hamburg, ab 1881 beim Reichsgericht in Leipzig, hatte eine Arbeit über die Freiheitsstrafen veröffentlicht (Mittelstädt 1879), die, wie Kraepelin es ausdrückt,

"durch ihre Grundanschauungen meinen lebhaften Widerspruch herausforderte. In eingehenden Gesprächen mit meinem Schwager Willert, der damals Amtsrichter in Woldegk war, reifte der rasch zur Ausführung gelangende Plan, mich in einer Streitschrift vom Standpunkte des Irrenarztes gegen Mittelstädt zu wenden. Diese Schrift, die den Titel 'Die Abschaffung des Strafmaßes' führte und unter Ablehnung der Vergeltungstheorie im wesentlichen die Bemessung und Ausgestaltung der Strafe nach dem Vorbilde der Irrenanstaltsbehandlung forderte, entstand in etwa 2 - 3 Wochen. ... Sie wurde viel besprochen und brachte mich namentlich in Beziehungen zu einigen Vertretern der italienischen positiven Schule." (1983, S. 18/19)

Im Kapitel IV.5. wird der inhaltliche Aspekt dieser forensisch-kriminologischen Kontroverse vertieft.

Im Sommer 1881 lernte Kraepelin in München Paul Flechsig (1847 - 1929) kennen, der seit 1878 eine außerordentliche Professur für Psychiatrie in Leipzig innehatte, die 1884 zum Ordinariat erhoben werden sollte. Nach seinen Plänen wurde in Leipzig die psychiatrische Universitätsklinik gebaut und am 2. Mai 1882 eröffnet. Daß die Beziehung zu Flechsig für Kraepelin später noch sehr problematisch werden sollte, deutet sich schon in der Schilderung ihres ersten Zusammentreffens an:

"Im Sommer 1881 erschien in München der zukünftige Lehrer der neu geplanten Psychiatrischen Klinik in Leipzig, Professor Flechsig. Es hieß, daß er, der bis dahin lediglich Anatom gewesen war, sich bei Gudden mit psychiatrischen Studien beschäftigen wolle, um sich für sein Amt vorzubereiten. Er war auch einige Male beim klinischen Unterricht zugegen und verhandelte im Laboratorium mit Gudden, ließ sich aber sonst nicht viel blicken. Einige Zeit nach seiner Abreise erzählte Gudden sehr entrüstet, daß er Flechsig anhand seiner Präparate die Abhängigkeit der Pyramidenbahnen von gewissen Gegenden der Großhirnrinde dargelegt und daß Flechsig diese Entdeckung veröffentlicht habe." (1983, S.20/21)

In dieser ersten Münchner Zeit (1878 - 1882) ergab sich die Schwierigkeit, daß der Einstieg in die wissenschaftliche Laufbahn bei von Gudden nicht realisierbar erschien, "da sich dort Ganser habilitiert hatte und eine zweite Dozentur damals kaum Guddens Zustimmung gefunden hätte" (1983, S. 21). Nach Rücksprache mit Wundt, in dessen Nähe er ohnehin wieder zu kommen hoffte, und nach einer entsprechenden Rückversicherung bei von Gudden ging Kraepelin trotz mancher Bedenken im Februar 1882 als "Erster Assistent" nach Leipzig zu Flechsig, der ihm vorher die Möglichkeit zur Habilitation fest zugesagt hatte. Nun begann eine unerfreuliche Entwicklung, die, von Kraepelin in den Lebenserinnerungen mit deutlich empörtem Unterton geschildert, hier nur kurz gestreift werden soll, da weiteres Quellenmaterial, das eine kritische Gesamtbetrachtung ermöglichen würde, bislang nicht zur Verfügung steht. Flechsig habe ihm, so Kraepelin, bereits im April 1882 ungerechtfertigte Vorwürfe gemacht

"und kündigte mir am 7. Juni aus einem ganz unbedeutenden Anlaß plötzlich, ohne mich nur anzuhören, weil er mich nicht für fähig halte, ihn in seiner Abwesenheit zu vertreten. ... Nach allerlei höchst unerquicklichen Zwischenfällen schied ich am 14. Juni aus einem Dienst aus, der mir statt der erhofften wissenschaftlichen Förderung nur Kränkungen und Beleidigungen gebracht hatte." (1983, S. 22)

Auch in der Folgezeit habe Flechsig mit allen Mitteln versucht, Kraepelins Laufbahn zu behindern. So etwa habe er dem Kultusministerium berichtet, daß sich Kraepelin über seinen Diensteid geringschätzig geäußert habe, was dieser in seinen Lebenserinnerungen als "ungeheuerliche Behauptung" zurückweist (1983, S. 23). Nach langen Verhandlungen mit verschiedenen Stellen und nach offenkundig massiver Intervention durch Wilhelm Wundt gelang es Kraepelin schließlich doch, noch im Jahre 1882 in Leipzig habilitiert zu werden:

"Es kam mir darauf an, die Veränderungen der psychischen Zeiten zu untersuchen, die durch äußere Störungen, zunächst durch Gifte, herbeigeführt würden. ... Da die erste Gruppe von Versuchen abgeschlossen war, beschloß ich, sie als Grundlage einer Habilitationsarbeit zu benutzen, die allerdings eigentlich etwas dürftig war. Außer den früher erwähnten Schriften konnte ich noch eine theoretisierende Abhandlung über psychische Schwäche einreichen, die ich zu Rineckers Jubiläum verfaßt hatte. ... Ich hatte eine Probevorlesung über die progressive Paralyse zu halten und ein Kolloquium mit Erb zu bestehen." (1983, S. 22/23).

Kraepelin deutet an, daß sein starkes persönliches Engagement im Wundtschen Laboratorium vermutlich einer der Gründe für Flechsigs Erbitterung gegen ihn gewesen sei. Dabei habe Flechsig selbst ihn beauftragt, das psychologische Laboratorium seiner Klinik einzurichten. Unabhängig von den Hintergründen dieses merkwürdigen Schlagabtausches zwischen ihm und Flechsig konnte Kraepelin nunmehr endlich daran gehen, systematische psychophysiologische Forschung im Wundtschen Sinne zu betreiben, was ihm in München aufgrund des unterschiedlichen Forschungsschwerpunktes der von Guddenschen Klinik nicht möglich gewesen war. In Leipzig baute er diese Studien zu seinem wissenschaftlichen Schwerpunkt aus.

Kraepelin hat sich nach eigenem Bekunden zu Beginn seiner Privatdozententätigkeit intensiv mit forensischer Psychiatrie beschäftigt. Zu seinem Erstaunen sei die Besucherzahl in der entsprechenden Vorlesung höher gewesen als in derjenigen über allgemeine Psychiatrie, welche zu Beginn sogar "an dem Ausbleiben jeglicher Zuhörer" gescheitert sei (1983, S. 27). Da seine wirtschaftliche Situation keineswegs gesichert war, erklärte er sich bereit, für die Verlagsfirma Abel ein Kompendium der Psychiatrie zu schreiben, rückblickend betrachtet gleichsam die erste Auflage des späteren Lehrbuches der Psychiatrie. Seinen damaligen Neigungen entsprach dieser Plan aber im Grunde nicht:

"Ich hätte weit lieber eine Kriminalpsychologie geschrieben, doch folgte ich dem Rate Wundts, den ich in allen solchen Angelegenheiten einzuholen gewohnt war und machte mich an die weniger reizvolle Aufgabe, die ich zum größten Teile in den Osterferien 1883 erledigte." (1983, S. 28)

Offensichtlich um ihre programmatische Bedeutung hervorzuheben, hat Kraepelin in den Lebenserinnerungen die folgende Bemerkung über die Abfassung des Kompendiums in Anführungszeichen gesetzt, obwohl es sich nicht um ein Zitat handelt:

"'Dabei kam mir die Unzulänglichkeit meiner psychiatrischen Kenntnisse überaus deutlich zum Bewußtsein, und ich bedauerte lebhaft, daß ich nicht die überall fühlbaren Lücken durch Beobachtungen am Krankenbette ausfüllen konnte.'" (1983, S. 28)

Das Jahr 1883 bedeutete für Kraepelin in mancherlei Hinsicht eine Zeit der Krise. Die Universitätslaufbahn erschien ihm sowohl in wissenschaftlicher als auch in wirtschaftlicher Hinsicht immer unattraktiver und hoffnungsloser; vom Übertritt in die Privatnervenklinik Karl Ludwig Kahlbaums (1828 - 1899) riet ihm Wundt, den er auch für diese wichtige Entscheidung beizog, dringend ab mit der erstaunten Frage, warum er sich denn "in die persönliche Sklaverei begeben wolle" (1983, S. 28). Kraepelin erwog in diesen Monaten ernsthaft den Plan, die klinische Medizin zu verlassen und in die philosophische Dozentenlaufbahn überzutreten. Allerdings verstand er unter philosophischer Laufbahn ganz offensichtlich die Tätigkeit eines Experimentalpsychologen (vgl. IV.1. - 4.). Außerdem hatte er sich 1883 mit Fragen der Ethik und Ästhetik beschäftigt sowie eine nie gedruckte Studie über die Wurzeln der Moral geschrieben (vgl. IV.5.). In Anlehnung an Lessings Abhandlung über die Fabel verfaßte er eine Arbeit über die Psychologie des Komischen. Diese tastende und zweifellos auch von persönlicher Verunsicherung geprägte Orientierungsphase endete, als ihn Wundt definitiv darauf hinwies,

"daß die von ihm (Wundt; P.H.) in der Philosophie vertretene Richtung in absehbarer Zeit keine Aussicht auf allgemeinere Anerkennung habe, daß ich also nicht auf rasches Einrücken in eine Professur rechnen könne und daher voraussichtlich eine Heirat auf ganz unbestimmte Frist werde hinausschieben müssen. So sehr ich mich in den Gedanken eingelebt hatte, Wundts engerer Schüler zu werden, konnte ich mich doch dem Gewicht seiner Gründe nicht entziehen und beschloß, bei nächster Gelegenheit auch Gudden um Rat zu fragen." (1983, S. 29)

Wie zu erwarten, riet auch von Gudden ganz entschieden zur Rückkehr in die klinische Psychiatrie. Schließlich ging Kraepelin im Herbst 1883 wieder an die Münchner Klinik zurück. Es folgte die Umhabilitation "unter Pettenkofers Dekanat" mit einer Probevorlesung über den psychologischen Standpunkt in der Psychiatrie, wobei er bezüglich dieser Vorlesung maliziös bemerkt:

" [...] Es war der Inhalt eines Vortrages, den ich in Berlin auf einer Psychiaterversammlung nicht hatte halten können, weil Westphal vorgeschlagen hatte, lieber einige Rückenmarksschnitte vorführen zu lassen, die ein Japaner bei ihm angefertigt hatte." (1983, S. 30)

In der kurzen zweiten Münchner Zeit (1883/1884) las Kraepelin Kriminalpsychologie und experimentelle Psychologie. Die knapp dreijährige Zeitspanne bis zur Ernennung zum Ordinarius für Psychiatrie an der Baltischen Universität Dorpat im Jahre 1886 war von mehrfachem Ortswechsel geprägt. In den wenigen Monaten bei von Gudden konnte Kraepelin jedoch an hirnanatomischen Arbeiten aufgrund der zwischenzeitlich erfolgten wissenschaftlichen Prägung durch Wilhelm Wundt kein rechtes Interesse mehr finden. Er widmete sich weiterhin intensiv dem Gebiet der experimentellen Psychologie und verstand sich nunmehr - eine sehr charakteristische Selbsteinschätzung Kraepelins - als "'reiner' Psychiater mit psychologischen Neigungen" (1983, S. 32). Damals machte er die Bekanntschaft des Medizinstudenten Franz Nissl (1860 - 1919), der später zu einem wichtigen Mitarbeiter werden sollte. Gemeinsam mit dem ebenfalls an der Münchner Klinik tätigen Sigbert Ganser (1853 - 1931) entschloß sich Kraepelin 1884 dazu, "der akademischen Laufbahn zu entsagen" (1983, S. 33). Er bewarb sich erfolgreich um eine Oberarztstelle an einer schlesischen psychiatrischen Klinik in Leubus. Er blieb jedoch auch dort dabei, sich mit wissenschaftlichen Themen zu beschäftigen, so etwa mit quantitativer Harnstoffbestimmung bei psychisch Kranken sowie mit "psychischen Zeitmessungen" und Untersuchungen zur zirkadianen Rhythmik seelischer Vorgänge.

Kurz nach dem Antritt der Stelle in Leubus, nämlich am 4. Oktober 1884, heiratete er Ina Schwabe, mit der er mehrere Jahre verlobt gewesen war. Auch die Tätigkeit in Leubus war nicht von langer Dauer: Bereits im Frühling 1885 wechselte Kraepelin als Oberarzt an die psychiatrische Abteilung des Dresdener Stadtkrankenhauses. Hier setzte er seine wissenschaftlichen Untersuchungen fort, behielt auch sein ausgeprägtes Interesse für gerichtliche Psychiatrie bei und plante sogar, ein kurzes Lehrbuch über dieses Fach zu schreiben. Es fanden, so Kraepelin in den Lebenserinnerungen, darüber bereits Verhandlungen mit dem Verleger Vogel statt. Die von Kraepelin in Dresden als Oberarzt geleitete Abteilung umfaßte zwar nur 40 Betten, hatte aber, was für ihn später immer wieder ein wichtiges Thema werden sollte, die Vorteile, sowohl eine große Aufnahmeziffer zu haben als auch in völlig eigener Verantwortung über die Aufnahmen entscheiden zu können. Zusätzlich betreute er noch eine neurologische Abteilung mit ebenfalls 40 Betten.

Das am 4. November 1885 geborene erste Kind der Familie, eine Tochter, verstarb wenige Stunden nach der Geburt an den Folgen einer Nabelschnurverschlingung. Das Weihnachtsfest 1885 brachte für Kraepelin eine Einladung bei der Familie Wundt in Leipzig und, am Tage danach, ein Zusammentreffen mit dem damals 85-jährigen Gustav Theodor Fechner (1801 - 1887). Auch diese Zusammenkunft war auf Wundts Anregung zustande gekommen; Kraepelin schildert sie in seinen Lebenserinnerungen mit spürbarer, von Bewunderung getragener innerer Beteiligung, ohne allerdings inhaltlich auf Fechners Theorien einzugehen.

Im Sommer 1886 - Kraepelin hatte kurz zuvor von dem tragischen Tod des bayerischen Königs Ludwig II. gemeinsam mit Bernhard von Gudden gehört - siedelte die Familie Kraepelin nach Dorpat ins Baltikum um, wo er, gerade 30 Jahre alt, den Lehrstuhl für Psychiatrie übernahm (vgl. Wittram 1964). Sein dortiger Vorgänger und früherer Lehrer, Hermann Emminghaus, war als Professor für Psychiatrie an die Psychiatrische und Nervenklinik in Freiburg im Breisgau gegangen, die er bis 1902 leiten sollte. Emminghaus' Hauptwerk, die "Allgemeine Psychopathologie", war 1878 in Leipzig erschienen.

Die fünfjährige Tätigkeit in Dorpat war zunächst geprägt von zahlreichen organisatorischen, nicht zuletzt aber auch sprachlichen Problemen:

"Die überwiegende Mehrzahl der einfachen ... Kranken sprach und verstand nur estnisch. Daneben fanden sich einzelne Kranke, die nur russisch oder nur lettisch sprachen, so daß ich ohne beständiges Dolmetschen mit den meisten Kranken gar nicht in Beziehung treten konnte, wenn ich auch allmählich die gebräuchlichsten Fragen und Aufforderungen selbst zu stellen lernte. ... Die Unterhaltungen wurden auf diese Weise nicht nur sehr zeitraubend, sondern es war mir auch unmöglich, kleinere Abweichungen in der Aussprache, Ausdrucksweise, Wort- und Satzbildung irgendwie selbst aufzufassen. Immerhin gab es doch regelmäßig eine Anzahl deutschsprechender Kranker und namentlich Gebildeter, mit denen der Verkehr leicht war." (1983, S. 45/46)

Ob hier, in der reduzierten Kommunikation mit den fremdsprachigen Patienten, eine wesentliche Wurzel für Kraepelins Tendenz liegt, das biographisch-individuelle Moment zugunsten eines "sprachfreien" experimentalpsychologischen Zugangs zu vernachlässigen, sei dahingestellt. Nach meiner Auffassung handelt es sich eher um ein peripheres Phänomen, viel bedeutender erscheinen mir in diesem Zusammenhang die wissenschaftstheoretischen Grundlagen (vgl. IV.1. - 4. und V.2.6.).

Die Klinik in Dorpat hatte eine Kapazität von 70 bis 80 Betten. Kraepelin hielt eine Vorlesung über Psychiatrie, die dadurch behindert war, daß die Patienten von der Klinik in die entfernt gelegene Universität verbracht werden mußten. Auch im Unterricht machten sich natürlich die genannten Sprachschwierigkeiten bemerkbar. Bei der Aufzählung der von ihm gelesenen Themen rangieren interessanterweise wieder die Kriminalpsychologie sowie die forensische Psychiatrie an den ersten Stellen, dann nennt Kraepelin noch als Themen das Bewußtsein und seine Störungen sowie die experimentelle Psychologie. Er richtete "nach Wundts Vorbild" psychologische Besprechungen ein, bei denen aktuelle Arbeiten diskutiert wurden.

In Dorpat baute Kraepelin die experimentell-psychologische Forschung systematisch aus, wobei ihn einige Assistenten maßgeblich unterstützten. Er führte umfangreiche Meßreihen zu Assoziationszeiten durch und untersuchte den Einfluß von Koffein, Tee und weiteren psychotropen Substanzen auf psychische Abläufe, denn "der Boden für die Heranbildung einer psychologischen Schule war in Dorpat günstig" (1983, S. 50). Im Rahmen dieser Untersuchungen gewann das später für Kraepelins psychologische Forschung so wichtige Gebiet der "Arbeitskurve" an Kontur: Meßreihen zur Ermüdung, zur Wirkung von Arbeitspausen und zur "Überbürdungsfrage" nahmen einen zentralen Platz innerhalb der wissenschaftlichen Projekte ein. Die nach 1888 im Anschluß an einen Kontakt mit Richard von Krafft-Ebing (1840 - 1902) und August Forel (1848 - 1931) intensivierte Auseinandersetzung mit dem Hypnotismus führte zwar, wie Kraepelin selbst schildert, zu mehreren erfolgreichen ambulanten Behandlungen. Ein weiterreichendes wissenschaftliches Interesse wurde bei ihm jedoch nicht erweckt; ganz im Gegenteil habe ihn die "zeitraubende Einförmigkeit des Verfahrens" (1983, S. 52) bald gelangweilt (vgl. V.2.6.).

Während der Dorpater Zeit begann Kraepelin seine bis in die letzten Lebensjahre regelmäßig geübten Reiseaktivitäten, wobei er sich in zahlreichen Ländern nicht nur aus touristischem Interesse aufhielt, sondern stets mit den örtlichen psychiatrischen Institutionen in Kontakt zu kommen versuchte. Eine im jetzigen Zusammenhang interessante Begegnung spielte sich im Sommer 1888 ab: Bei seinem ersten Besuch in Wien lernte Kraepelin Theodor Meynert (1833 - 1892) persönlich kennen, von dem er aber in durchaus zwiespältiger Weise berichtet; dies wiederum ist im Hinblick auf seine eigenen wissenschaftlichen Grundüberzeugungen von Interesse:

"Er (Meynert; P.H.) hielt ... einen Vortrag über Hypnotismus, der mit deutlicher Spitze gegen Krafft-Ebing begann. ... Die unbekümmerte Rücksichtslosigkeit schien für ihn besonders kennzeichnend zu sein. ... Nicht selten gefiel er sich in verblüffenden, den Widerspruch herausfordernden, aber immer geistreichen Wendungen. Der Gesamteindruck seiner Persönlichkeit mit dem mächtigen Kopfe auf einem gedrungenen Körper war ein sehr starker; man fühlte schon nach wenigen Worten, daß man es mit einem überlegenen, kühn angelegten Geiste zu tun hatte, dessen glänzende schöpferische Tätigkeiten allerdings in den Dienst einer zielbewußten Einseitigkeit gestellt waren. ... Die Rede kam auf den letzten Zusammenhang zwischen Gehirn und seelischen Leistungen, und ich wäre als Schüler Wundts in vielfachen Widerspruch zu Meynerts Ansichten geraten, wenn nicht die vorgerückte Stunde unserer Unterhaltung ein Ende gemacht hätte." (1983, S. 57/58).

Kraepelins Einschätzung der Persönlichkeit des damals in Graz arbeitenden Psychiaters Richard von Krafft-Ebing fällt demgegenüber wesentlich negativer aus:

"Es konnte kaum einen größeren Gegensatz geben als zwischen ihm und Meynert. Wenn er auch sehr unterrichtet war und ohne Zweifel eine ungemein große Erfahrung hatte, machte er doch im Ganzen einen nüchternen, fast philiströsen Eindruck; seine Urteile hatten nichts Überraschendes und bewegten sich in den Geleisen einer wohl über dem Durchschnitt stehenden, aber keineswegs überragenden Begabung. ... Alles war bei ihm geordnet, planmäßig, aber ohne besonderen Schwung." (1983, S. 58)

Anläßlich eines Vortrages auf dem internationalen medizinischen Kongreß in Berlin 1890 - Kraepelin hatte über die seelischen Wirkungen des Alkohols und des Tees gesprochen - lernte er den französischen Kliniker Valentin Magnan (1835 - 1916) kennen, der einen Vortrag über das "zirkuläre Irresein" hielt.

In den Dorpater Jahren überarbeitete Kraepelin zweimal sein Lehrbuch, also das frühere "Kompendium", welches 1887 in 2. und 1889 in 3. Auflage erschien. In seinen Lebenserinnerungen wertet er die ersten drei Auflagen eher kritisch, setzt sie insbesondere von der bereits in Heidelberg verfaßten 4. Auflage ab und deutet dabei die später zu erwartenden wissenschaftlichen Entwicklungslinien an (vgl. IV.3.):

"Bei der Ungunst der Bedingungen, unter denen meine klinische Betätigung stand, konnte ich ... nur in den eingefahrenen Geleisen bleiben, ohne sonderliche Fortschritte zu machen. Immerhin beschäftigte mich schon die Frage der Katatonie, und ich suchte festzustellen, ob die katatonischen Erscheinungen ... für eine bestimmte Krankheit kennzeichnend seien. Allmählich drängte sich mir immer mehr die Überzeugung von der Wichtigkeit des Verlaufes für die Gruppierung des Irreseins auf, ohne daß ich darüber zu klareren Vorstellungen gelangt wäre. Mir fehlte durchaus die Möglichkeit, die gesamte Entwicklung der Störungen von Beginn bis zum endgültigen Ausgang bei einer großen Zahl von Kranken zu überblicken. Als einer meiner Schüler ... an die Anstalt Rotenberg ging, bat ich ihn ..., den Versuch zu einer Lösung der Frage zu machen, welches die Entstehungsgeschichte der zahllosen, sich in einer großen Anstalt ansammelnden Verblödungsformen sei. Mir schwebte der Gedanke vor, daß es durch rückschauende Betrachtung solcher Endzustände möglich sein müsse, gleiche Verlaufsarten und damit einheitliche Krankheiten aufzufinden." (1983, S. 49)

Mit den heutigen Leser eher irritierendem Stolz berichtet Kraepelin, daß er in Dorpat seine im März 1887 geborene Tochter bereits im Alter von eindreiviertel Jahren zu Gedächtnisversuchen mit Farben, Buchstaben und Zahlen herangezogen habe. Die kleinere Schwester dieser Tochter verstarb im Februar 1890 an den Folgen einer schweren Nasendiphtherie; so mußte die Familie Kraepelin zum zweitenmal den frühen Tod eines Kindes hinnehmen. Noch im gleichen Jahr, am 9. November 1890, kam ein Sohn zur Welt. Diesen Tag bezeichnet Kraepelin als glücklich,

"denn am gleichen Morgen traf mich die Berufung nach Heidelberg und damit die sichere Aussicht auf die Rückkehr nach Deutschland. Nur wer wie wir nahezu 5 Jahre in einer Art Verbannung gelebt hat, kann ermessen, was dieser Tag für uns bedeutete, besonders da mir der Lehrstuhl in Heidelberg nächst demjenigen in München immer als das erstrebenswerteste, wenn auch unerreichbare Ziel vorgeschwebt hatte." (1983, S. 64)

Doch auch die ersehnte "Rückkehr nach Deutschland" war durch einen familiären Schicksalsschlag getrübt: Bereits bei der Ankunft in Heidelberg war der kleine Sohn in gesundheitlich sehr schlechter Verfassung und entwickelte eine Sepsis, an der er bald verstarb.

Der Vorgänger in Heidelberg, Carl Fürstner (1848 - 1906), hatte die Klinik seit 1877 geleitet und war 1891 als Nachfolger von Friedrich Jolly (1844 - 1904) als Ordinarius für Psychiatrie nach Straßburg gegangen. Kraepelins Zeit an dieser Universität sollte 8 Jahre dauern bis zu seinem Wechsel nach München im Herbst 1903. Heidelberg bot Kraepelin endlich die lange entbehrte Möglichkeit der empirischen wie systematischen Weiterentwicklung seiner klinischen Methode durch die sorgfältige Quer- und Längsschnittbeobachtung größerer Patientenzahlen über einen längeren Zeitraum, als dies in Dorpat möglich gewesen war. Außerdem fielen die sprachlichen Hindernisse fort. Allerdings gab es Schwierigkeiten mit den Plänen, die in Landesanstalten verlegten Kranken zumindest einmal jährlich nachzuuntersuchen. Er sei auf entschiedene Ablehnung einiger Anstaltsleiter gestoßen, die eine Einmischung in ihre inneren Angelegenheiten befürchtet hätten - ein interessanter Einblick in das damals entstehende Problem der Konkurrenz und zunehmenden Divergenz zwischen Universitätskliniken und "Anstalten". In Kraepelins Worten:

"Unter allen Umständen aber ist es ein schweres Unglück für unseren Stand wie für unsere Wissenschaft, daß die natürlichen Beziehungen zwischen Klinik und Anstalt durch den Mangel an gegenseitigem Verständnis so sehr gelitten haben." (1983, S. 68)

In den ersten beiden Heidelberger Jahren bearbeitete Kraepelin die 4. Auflage seines Lehrbuches (1893). Zu dieser Zeit wurde Gustav Aschaffenburg (1866 - 1944) sein Mitarbeiter, den er 1895 habilitierte. Wesentliches Anliegen der 4. Auflage war es

"diejenigen Krankheitsbilder abzugrenzen, die durch ausgeprägte Wahnbildungen einerseits, lebhafte Gemütsbewegungen andererseits gewissermaßen Zwischenglieder zwischen den akuten affektiven Geistesstörungen und der chronisch verlaufenden Verrücktheit zu bilden schienen. Ich suchte diese Bilder unter dem Namen des 'Wahnsinns' abzugrenzen und in einzelne Gruppen unterzubringen. Daneben hielt ich jedoch an den von Kahlbaum und Hecker gegebenen Anregungen fest und bemühte mich, als 'psychische Entartungsprozesse' solche Fälle zusammenzufassen, die von vornherein die Neigung zeigten, in Verblödung überzugehen. Außer der Kahlbaumschen Katatonie unterschied ich hier eine Dementia praecox, die im wesentlichen der Hebephrenie entsprach, und eine Dementia paranoides mit rasch zum Schwachsinn führenden Wahnbildungen. Daneben blieb noch eine reichhaltige Gruppe von Verrücktheitsformen bestehen, die lediglich durch den Inhalt und die Entstehungsarten der Wahnvorstellungen gekennzeichnet waren." (1983, S. 67)

Die zunehmende klinische Erfahrung, insbesondere auch im Hinblick auf die schließlich doch möglich gewordenen Nachuntersuchungen von Langzeitpatienten, ließen Kraepelin

"erkennen, daß eine erschreckend große Zahl von Kranken, die mir zunächst das Bild der Manie, der Melancholie, des Wahnsinns, der Amentia, der Verrücktheit darzubieten schienen, mehr oder weniger rasch die Züge einer fortschreitenden Verblödung annahmen und dabei einander trotz mancher Unterschiede im einzelnen immer ähnlicher wurden. So wurde es mir allmählich klar, daß die Abweichungen im Beginn keine entscheidende Bedeutung hatten gegenüber dem zu einem bestimmten Ende führenden Krankheitsverlaufe, ganz ähnlich, wie wir das längst von den verschiedenen Formen der Paralyse wissen. Ich konnte mich demnach dem Schluß nicht entziehen, daß allen diesen Fällen ... ein einheitlicher Krankheitsvorgang zugrunde liege, der sich zwar bald langsam, bald rasch entwickelt, bald mit, bald ohne Wahnideen, Sinnestäuschungen, Erregungen einhergeht, bald traurige, bald heitere Stimmungen erzeugt, immer aber eine Zerstörung der seelischen Persönlichkeit herbeiführt. Es erschien nach dieser Erkenntnis natürlich ungemein wichtig, die vermutete Krankheit möglichst rechtzeitig zu erkennen und von anderen ähnlichen Bildern abzugrenzen." (1983, S. 68)

Besonders dieses Ziel der möglichst frühzeitigen Diagnosestellung und Prognose förderte die Entwicklung eines systematischen und überprüfbaren diagnostischen Prozesses, der auch die Anwendung und kontinuierliche Auswertung der charakteristischen Kraepelinschen "Zählkarten" beinhaltete. Auf die sich hier andeutenden nosologischen Grundfragen, besonders auf die ebenfalls in Heidelberg verfaßte 5. Auflage von 1896, wird in den Kapiteln IV.3. und V.2.6. eingegangen.

Natürlich setzte Kraepelin seine experimentell-psychologische Forschung in Heidelberg fort. Er ließ drei kleine psychologische Laboratorien in die Klinik integrieren und spricht in den Lebenserinnerungen explizit von dem Plan, den psychologischen Versuch in die psychiatrische Diagnostik einzuführen. Dabei hatte er jedoch weniger theoretische Grundfragen der Psychologie wie etwa die Gültigkeit des Weberschen Gesetzes im Auge und auch nicht sinnesphysiologische Forschungen, sondern die wissenschaftliche - und das heißt hier experimentelle - Erfassung der seelischen Vorgänge bei psychotischen Patienten (vgl. IV.1. und IV.4.). Das wichtigste Publikationsorgan für die Ergebnisse dieser Forschungsrichtung wurden die von ihm selbst herausgegebenen "Psychologischen Arbeiten".

Kraepelin entfaltete in Heidelberg eine umfangreiche Lehrtätigkeit, so etwa las er neben der psychiatrischen Hauptvorlesung gemeinsam mit einem Juristen über forensische Psychiatrie, ferner über Kriminalpsychologie, allgemeine Psychologie und über "Gehirn und Seele". Die hirnanatomische Forschung, die Kraepelin damals im Zusammenhang mit der aufkommenden Lokalisationslehre wieder mehr zu interessieren begann, erhielt einen wesentlichen Impuls durch den Eintritt Franz Nissls in die Klinik im Jahre 1895; ein Jahr später habilitierte er sich und wurde nach Kraepelins Berufung auf den Münchner Lehrstuhl dessen Nachfolger in Heidelberg.

Ein für die wissenschaftlichen Datengewinnung wichtiger Aspekt ist die Zuweisungspraxis der Heidelberger Klinik zur damaligen Zeit: Freiwillige Aufnahmen waren nicht zugelassen, vielmehr mußte eine bezirksärztliche Einweisung wegen Geisteskrankheit erfolgen. Daher litt das Gros der Patienten an schweren psychotischen Erkrankungen, war also den beiden, von Kraepelin erstmals 1899 in der 6. Auflage in dieser Form klar voneinander abgegrenzten Formenkreisen der "Dementia praecox" und des "manisch-depressiven Irreseins" zuzuordnen (vgl. V.2.1. - 2.).

Mit der klinisch wie wissenschaftlich zunehmenden Erfahrung Kraepelins festigte sich in der Heidelberger Zeit sein persönliches Selbstverständnis und damit auch sein Bild von der Psychiatrie als Wissenschaft. Immer häufiger hob er hervor, daß eine all zu einseitige Betonung einzelner Forschungsmethoden keinen wesentlichen Fortschritt mehr bringen könne, was offensichtlich in Diskussionen mit Nissl zur Sprache kam:

"Die Bemühungen Nissls, eine pathologische Anatomie der Nervenzelle zu schaffen, hatten bald gezeigt, daß ein Verständnis der mit erkennbaren anatomischen Veränderungen einhergehenden Geistesstörungen nur aufgrund des Gesamtbildes möglich sei, ähnlich wie auch das klinische Krankheitsbild nicht aus einzelnen kennzeichnenden Zügen, sondern nur unter Berücksichtigung aller Eigentümlichkeiten des gegebenen Falles richtig gedeutet werden konnte." (1983, S. 75)

Intensiv beschäftigte sich Kraepelin in Heidelberg mit Fragen der Kliniksorganisation und insbesondere mit dem Problem der Behandlung von schweren Erregungszuständen. In Vorträgen wies er auf die Notwendigkeit entsprechender Wachstationen hin sowie auf den seiner Ansicht nach

"großen Nutzen der Dauerbäder. ... Zu meinem lebhaften Erstaunen stieß ich damit auf den heftigen Widerspruch meiner nächsten Fachgenossen Fürstner und Schüle, wurde aber glücklicherweise durch einige andere Herren, namentlich durch Alzheimer, unterstützt, die unsere Einrichtungen gesehen und bei sich durchgeführt hatten." (1983, S. 76)

Er spricht sogar davon, daß durch konsequenten Einsatz der neueren Therapiestrategien wie Dauerbad und beruhigende Medikamente in der Krankenbehandlung eine "Umwälzung" hervorgebracht worden sei (1983, S. 76) (vgl. V.2.6.).

In der Heidelberger Zeit setzte Kraepelin seine regelmäßigen Reisen, die stets eine Verbindung von Urlaubs- und Studienreise waren, fort. Nicht zuletzt dadurch entstanden zahlreiche Verbindungen zu ausländischen Psychiatern, die später die Heidelberger Klinik besuchten. Auch sein Entschluß, endgültig und vollständig den eigenen Alkoholkonsum einzustellen, fällt in diese Zeit (Frühling 1895). Im Gegensatz zu den eher problematischen gesellschaftlichen Folgen, brachte die Alkoholenthaltsamkeit für Kraepelin persönlich eine "angenehm überraschende Begleiterscheinung", nämlich "das rasche und vollständige Verschwinden meiner Migräne, die mich bis dahin fast jede Woche einen Tag lang nahezu kampfunfähig gemacht hatte" (1983, S. 81).

Die familiäre Situation hatte sich durch die Geburt dreier Töchter verändert, außerdem lebte die Mutter Kraepelins bei der Familie. Im Frühjahr 1898 entschloß sich Kraepelin vor allem aus Platzgründen zum Kauf eines über dem Neckartal gelegenen Hauses. Anderthalb Jahre früher, im Herbst 1896, war die jüngste Tochter der Familie geboren worden.

Zwischen den lebhaften wissenschaftlichen Aktivitäten in der Heidelberger Zeit - erinnert sei insbesondere an den Eintritt Alois Alzheimers (1864 - 1915) in den Kreis der Mitarbeiter im Jahre 1902 - und den praktischen Arbeitsbedingungen entstand nach Kraepelins Schilderung eine immer größere Diskrepanz. Kontroverse Themen waren die "unerträgliche Überfüllung" (1983, S. 124), die sich ständig verschlechternde wirtschaftliche Lage der Klinik sowie insbesondere die konfliktreiche Beziehung zu den Direktoren der Landesanstalten, die Kraepelins Vorschlag, die Auswahl der in Heidelberg aufzunehmenden Patienten eigenverantwortlich treffen zu dürfen, immer wieder ablehnten.

Nach monatelangem Zögern - er schildert diese Phase detailliert in den Lebenserinnerungen - entschloß sich Kraepelin, die zwischenzeitlich erfolgte Berufung auf den Lehrstuhl für Psychiatrie an der Ludwig-Maximilians-Universität in München zum 1. Oktober 1903 anzunehmen. Diese dritte Münchner Zeit war die mit Abstand längste (1903 - 1926) und begann in Anbetracht der persönlichen Verbundenheit mit der Stadt Heidelberg "mit dem Gefühl, daß ich der Wissenschaft mein persönliches Glück zum Opfer bringe" (1983, S. 127).

Kraepelin hatte die Leitung der Münchner psychiatrischen Universitätsklinik von Ende 1903 bis 1922 inne. Sein Vorgänger in München, Anton Bumm (1849 - 1903), war ganz wesentlich an den vorbereitenden Planungen für den Neubau an der Nußbaumstraße beteiligt gewesen, dessen Fertigstellung er aber nicht mehr erleben sollte. Bei den Berufungsverhandlungen hatte Kraepelin zur Bedingung gemacht, daß er eine lange geplante Reise in die Tropen ohne wesentliche zeitliche Verzögerung werde antreten können. Daher verschaffte er sich nach dem Dienstbeginn im Oktober 1903 einen Überblick über den Stand der Bauarbeiten, begann mit dem klinischen Unterricht noch im Hörsaal der unweit gelegenen Medizinischen Klinik und vollendete "etwa eine Stunde vor Abgang des Zuges" (1983, S. 130) die letzten Arbeiten an der 7. Auflage seines Lehrbuches. Am 21. Dezember 1903 verließ er gemeinsam mit seinem Bruder Karl Heidelberg, wo seine Familie noch lebte, um mit dem Zug nach Genua zu fahren. Die dann anschließende Reise nach Südostasien dauerte über 4 Monate, nämlich bis Ende April 1904. Kraepelin hat von dieser Reise in Briefen ausführlich berichtet. Von besonderer Bedeutung wurde sie für ihn hinsichtlich des Wissens über seelische Erkrankungen in tropischen Ländern. Dieses schon lange gepflegte und nunmehr intensivierte Interessensgebiet hatte zur Folge, daß Kraepelin als einer der Begründer der damals "vergleichend", heute "transkulturell" genannten Psychiatrie bezeichnet worden ist (Bendick 1989) (vgl. IV.6.).

Nach der Rückkehr kam es bald zum Abschluß der Baumaßnahmen und der Inneneinrichtung der Klinik. Am 7. November 1904 wurde die neue Klinik an der Nußbaumstraße in Gegenwart des Kultusministers feierlich eingeweiht. Kraepelins Stellvertreter war zunächst Robert Gaupp (1870 - 1953). Hans Gudden (1866 - 1940), der Sohn Bernhard von Guddens, leitete die Poliklinik. Alois Alzheimer, der mit Kraepelin von Heidelberg übergesiedelt war, veranlaßte die großzügige Ausstattung der Räume für anatomische Forschung und übernahm die Leitung dieser Abteilung. Hier in München verstand es Kraepelin in noch ausgedehnterem Maße als in Heidelberg, die verschiedensten "Hilfswissenschaften" an die Klinik zu binden, um - ganz im Sinne seines Forschungskonzeptes -

"besonders hervorragende Sachverständige zu gewinnen und damit eine Arbeitsteilung zu erreichen, die nach den verschiedensten Richtungen hin eine wesentliche Vertiefung der Forschung bedeutete." (1983, S. 135)

Durch den im Vergleich zu Heidelberg weniger restriktiven Zuweisungsmodus und die damit verbundene größere Einflußnahme der Klinik und ihres Direktors auf die Krankenaufnahme erweiterte sich Kraepelins Gesichtskreis, wie er selbst betonte, erheblich. Insbesondere hatte er vermehrt Gelegenheit, sich mit hysterischen und persönlichkeitsgestörten Patienten zu beschäftigen. Allerdings beklagte er die starke Belastung durch Routinetätigkeit, die es ihm nur in den Semesterferien erlaubte, kontinuierlich wissenschaftlich zu arbeiten. Er kümmerte sich intensiv darum, das von ihm erfundene Zählkartensystem zu perfektionieren: Von jedem Patienten wurden zwei Zählkarten mit allen wesentlichen Angaben zur klinischen Symptomatik, zum Krankheitsverlauf und zur Diagnose erstellt. Die eine Reihe der Zählkarten wurde nach Jahrgängen, die andere nach Diagnosen geordnet und als Grundlage für spätere Verlaufsuntersuchungen benutzt.

Zwar richtete Kraepelin auch in München ein psychologisches Labor in der Klinik ein, jedoch gestattete ihm die sonstige Arbeitsbelastung kaum, dort längere Zeit selbst zu arbeiten. Seine Lehrtätigkeit war tatsächlich ungewöhnlich umfangreich: Er las über allgemeine und forensische Psychiatrie, hielt Kurse für höhere Justizbeamte, Lehrer und Polizisten ab, initiierte regelmäßige Fortbildungskurse für niedergelassene Ärzte und begann mit einer Vorlesung "Klinik für Vorgerückte", die ursprünglich eher Seminarcharakter hätte tragen sollen mit der Möglichkeit zu offen-kontroverser Diskussion psychiatrischer Fachfragen, jedoch zu Kraepelins Überraschung bald recht populär wurde und bis zu 80 Hörer umfaßte.

Kraepelin arbeitete in diesen Jahren intensiv an der 8. Auflage seines Lehrbuches, die im Vergleich zur zweibändigen 7. Auflage erneut erheblich im Umfang vermehrt wurde: Sie umfaßt vier Bände mit insgesamt mehr als 3000 Textseiten, die 1909, 1910, 1913 und 1915 erschienen. Die vorbereitenden Arbeiten schlossen eine systematische Durchsicht der in der Klinik vorhandenen Zählkarten ein. Insgesamt schätzte Kraepelin eine solche klinische Verlaufsforschung als wissenschaftlich sehr wertvoll ein, machte sich jedoch andererseits keine Illusionen über die Vorläufigkeit jeder nosologischen Einteilung:

"Freilich mußte ich immer wieder erkennen, daß mein Handwerkszeug äußerst unvollkommen war. ... Überall blieben demnach große Lücken, deren Ausfüllung ohne Zweifel meine Arbeit weit fruchtbarer gemacht hätte. Hier liegen zukünftige Aufgaben von größter Wichtigkeit. Das törichte Gerede von der Unfruchtbarkeit der klinischen Psychiatrie wird bald verstummen, wenn man sich die Mühe gibt, wirklich große und vollständige Beobachtungsreihen mit Sorgfalt durchzuarbeiten." (1983, S. 182)

Nach dem Weggang von Robert Gaupp nach Tübingen im Jahre 1906 hatte Alois Alzheimer vorübergehend dessen Oberarztstelle übernommen, bis auch er 1912 einen Ruf als Ordinarius für Psychiatrie annahm und nach Breslau ging. Bereits 1909 hatte Kraepelin die Oberarztstelle auf Wunsch Alzheimers, der mehr Zeit für seine wissenschaftlichen Arbeiten zur Verfügung haben wollte, an Ernst Rüdin (1874 - 1952) übergeben. Rüdin hatte bereits in Heidelberg mit Kraepelin zusammengearbeitet; er wurde im Jahre 1909 in München für Psychiatrie habilitiert (vgl. IV.6.).

Hatte sich Kraepelin in seinen Lebenserinnerungen bis zum Ausbruch des I. Weltkrieges mit politischen Anmerkungen recht stark zurückgehalten, so klingen bei der Schilderung der Jahre 1914 bis 1919 - seine letzten 7 Lebensjahre fanden keinen Niederschlag in dem autobiographischen Text - zunehmend deutschnationale Töne an:

"Nun galt es, alle Kräfte auf den gewaltigen Kampf um das Dasein unseres Vaterlandes einzustellen. ... Die großen Fragen, die durch den Krieg aufgeworfen wurden und alle Gemüter lebhaft bewegten, veranlaßten endlich auch mich, entgegen meiner sonstigen Neigung, meine Aufmerksamkeit der Politik zuzuwenden. Ich kam zu der Überzeugung, daß bei den gewaltigen, sich vollziehenden Umwälzungen jeder Gebildete in erhöhtem Maße die Pflicht habe, seinen Einfluß auf die Geschicke unseres Volkes geltend zu machen." (1983, S. 192)

Einen zusammenfassenden Überblick über die politischen Standpunkte und Aktivitäten Kraepelins, besonders auch hinsichtlich der inneren Verbindung von politischen und psychiatrischen Fragen, geben die Kapitel IV.5. - 6.

Das letzte große Thema, mit dem sich Kraepelin in seinen Lebenserinnerungen beschäftigt, ist die von ihm ins Leben gerufene "Deutsche Forschungsanstalt für Psychiatrie" (Weber 1991). Trotz der kriegsbedingten Schwierigkeiten gelang es, sowohl die inhaltlich-wissenschaftlichen als auch die finanziellen und organisatorischen Voraussetzungen für deren Gründung zu schaffen, so daß am 10. Juni 1917 die erste öffentliche Sitzung der Forschungsanstalt stattfinden konnte. Bei dieser Gelegenheit hielt Kraepelin einen Vortrag über "100 Jahre Psychiatrie", der, wesentlich erweitert, später mit dem Untertitel "Ein Beitrag zur Geschichte menschlicher Gesittung" in der Zeitschrift für die gesamte Neurologie und Psychiatrie veröffentlicht wurde (1918) (vgl. III.).

Es gelang Kraepelin, namhafte Mitarbeiter an die Münchner Forschungsanstalt zu ziehen, vor allem konnte er Franz Nissl und Korbinian Brodmann (1868 - 1918) zum Eintritt in diesen Arbeitskreis bewegen. Die eigentliche Eröffnung und damit der Beginn der praktisch-wissenschaftlichen Arbeit fand im Frühjahr 1918 statt. Zunächst war das Institut in den Räumen der psychiatrischen Klinik an der Nußbaumstraße untergebracht und umfaßte die beiden histopathologischen Abteilungen unter der Leitung von Franz Nissl und Walter Spielmeyer (1879 - 1935), die topographisch-histologische (Brodmann), serologische (Felix Plaut, 1877 - 1940) und schließlich die genealogische Abteilung (Rüdin). Lediglich die letztgenannte Abteilung befand sich aus Raumgründen außerhalb der Klinik in einer nahegelegenen, zu diesem Zweck angemieteten Wohnung.

Kraepelin legte 1922 die Leitung der psychiatrischen Universitätsklinik nieder, um sich fortan ausschließlich der weiteren Entwicklung der Forschungsanstalt widmen zu können. Deren Umzug in das neue Gebäude in München-Schwabing, in dem sich noch heute der klinische Bereich des Max-Planck-Instituts für Psychiatrie befindet, sollte er nicht mehr erleben. Die kommissarische Leitung der Universitätsklinik wurde vorübergehend von Eugen Kahn (1887 - 1973) übernommen, bevor am 1. April 1924 Oswald Bumke (1877 - 1950) Nachfolger Emil Kraepelins auf dem Münchner Lehrstuhl wurde. Kraepelin arbeitete 1926 intensiv, allerdings unter Zuziehung seines Schülers und Mitarbeiters Johannes Lange (1891 - 1938), an der 9. Auflage seines Lehrbuches und plante eine weitere Asien-Reise, als er schwer erkrankte und am 7. Oktober 1926, vermutlich an den Folgen einer akuten Grippepneumonie, in München verstarb.

# III. Einflüsse auf Kraepelin: Psychiatrie im 18. und 19. Jahrhundert zwischen Rationalismus und klinischer Verlaufsforschung

Natürlich haben die unterschiedlichsten Richtungen psychiatrischen Denkens Kraepelin beeinflußt. Dies vollständig nachzuzeichnen, würde einen umfassenden Überblick über die Psychiatriegeschichte schlechthin erfordern. Darum soll es hier aber nicht gehen. Im Sinne des Hauptanliegens dieser Studie, nämlich die aktuelle Relevanz des Kraepelinschen Denkens in seinen Vorzügen und Begrenztheiten herauszuarbeiten, sollen vielmehr die entscheidenden geistesgeschichtlichen Entwicklungen angesprochen werden, die den Hintergrund bilden für das Entstehen der Psychiatrie als klinischer Wissenschaft. Und in diese Traditionen sind natürlich auch die Grundlagen des Kraepelinschen Denkens eingebettet.

Die im folgenden getroffene Auswahl versucht, die angesprochenen Bereiche einerseits nicht allzu sehr zu vereinfachen, andererseits sich aber auch nicht in ideengeschichtlichen Nebenwegen zu verlieren. In dieser Absicht werden *fünf Strömungen* herausgegriffen: Der aufklärerische Rationalismus, der deutsche Idealismus, die Romantik, das Entstehen einer klinisch-pragmatischen Verlaufsforschung und schließlich der "Positivismus". Das letzte Stichwort wird auch das Thema der gerade für die Psychiatrie - und für Kraepelin - so wichtigen "Degenerations- oder Entartungslehre" aufnehmen.

Cum grano salis kann der *Rationalismus* als die tragende Denkweise der Aufklärung schlechthin angesehen werden. Das Wort "Wissenschaft" bekommt einen betont positiven, ja optimistischen Bedeutungshof, gibt es doch für die überzeugten Rationalisten des 18. Jahrhunderts nur vorläufig, nicht aber grundsätzlich unlösbare Probleme. Die Vernunft, die "Ratio", werde, so die feste Überzeugung dieser Autoren, den gesamten Bereich menschlichen Erkennens und Handelns früher oder später durchdringen. Es gibt noch weitere aufklärerische Wurzeln der 100 Jahre später - auch in der Person Emil Kraepelins - zum Tragen kommenden Wissenschafts- und Fortschrittsgläubigkeit: Der Rationalismus schafft geradezu das gedankliche Konstrukt, welches seither "Wissenschaft" genannt wird und das sich dezidiert an der Mathematik und der exakten Naturforschung orientiert.

Eine derart "vernunftlastige", also das Mentale sehr stark betonende Philosophie konnte natürlich nicht umhin, auch die seelischen Funktionen des Menschen selbst einzubeziehen: es entstand eine "rationale Psychologie" (Wolff 1734). Sie will sich klar von der sensualistischen Assoziationslehre abgrenzen, wie sie etwa von Hume (1748) und Condillac (1754) vertreten worden ist. Im Unterschied zu diesen will sie nämlich nicht nur den empirisch-induktiven, sondern zunächst den rational-deduktiven Weg beschreiten: Das Seelenleben sei in verschiedene Funktionen oder "Vermögen" gegliedert, die bei jeder Interpretation empirischer Beobachtungen zugrunde zu legen seien. In der Folge entstanden zahlreiche Spielarten der "Vermögenspsychologie", denen allerdings zumindest die Unterscheidung von Denken, Fühlen und Wollen gemeinsam war. In der Philosophie hat Kant am einflußreichsten diesen psychologischen Ansatz vertreten.

Trotz aller "Vernunftorientierung" auch im psychologischen Bereich waren - was hier nicht Gegenstand ist - die aus diesem Kontext heraus ersonnenen psychiatrischen Behandlungsverfahren oft nichts anderes als barbarische Zwangsmittel (vgl. Ackerknecht 1985, Alexander und Selesnick 1969, Birnbaum 1928, Hunter und Macalpine 1963, Kirchhoff 1912, Zilboorg 1941).

In unserem Zusammenhang kommt es, was Kant anbetrifft, nur auf dessen zentralen Gedanken an, der zu Recht als eine "kopernikanische Wende" in der Philosophiegeschichte bezeichnet worden ist und den *deutschen Idealismus* entscheidend geprägt hat: Erkenntnis ist die durch das Denken vermittelte Verarbeitung des Materials der sinnlichen Anschauung auf der Grundlage apriorischer Prinzipien. Gerade in Anbetracht der sich zunehmend häufig auf Kant beziehenden rezenten psychiatrischen Literatur (vgl. Berrios und Hauser 1988, Hoff 1990a, Hundert 1989, Reznek 1991, Spitzer 1990) darf dabei das entscheidende Moment dieser (Transzendental-) Philosophie nicht verkannt werden: Eine unmittelbare Erkenntnis des "Dings an sich" ist nicht möglich; dies war Kants Hauptkritik an der überlieferten "Metaphysik". Aber eine "rein" sinnliche Erkenntnis, bloße Empirie, führt ebensowenig zu irgendeiner Form von Wissen. Kant war eben kein Empiriker, auch in der Psychologie nicht, so sehr er - vor allem unter Vermittlung des Neukantianismus im 19. Jahrhundert - zur theoretischen Unterfütterung des Selbstverständnisses der Naturwissenschaften beigetragen haben mag. Begriffe ohne Anschauung, so bringt Kant es auf den Punkt, seien "leer", Anschauung ohne Begriffe "blind" (Kant 1781/1787, S. 95).

Auf die konsequente, ja radikale Weiterentwicklung des transzendentalen Ansatzes durch Johann Gottlieb Fichte (1804) und dessen potentielle Bedeutung für psychiatrische Kernfragen ist an anderer Stelle eingegangen worden (Hoff 1990a,b, 1993b, Lauth 1984). Mit Blick auf die Psychiatrie ist entscheidend, daß Kant nur diejenigen Bereiche für fähig hielt, "strenge" (Natur-) Wissenschaften zu werden, deren Erkenntnisse sich mathematisch eindeutig formulieren lassen. Und genau das sprach er der Psychologie grundsätzlich ab, da die Mathematik auf, wie Kant mentale Vorgänge nennt, "Phänomene des inneren Sinnes" eben nicht anwendbar sei. Dies ist auch der Grund dafür, daß Kant die Beurteilung der strafrechtlichen Verantwortlichkeit von Straftätern der philosophischen und nicht der medizinischen Fakultät übertragen wissen wollte. In der Regel wird dieses oft erwähnte Beispiel fehlgedeutet als Kritik Kants an der Medizin. In Wahrheit geht es lediglich um ein Problem der "Zuständigkeit": Da eben seelische Momente nicht meßbar, also keine "physiologischen" Parameter seien, sei nicht die auf Naturgesetzlichkeiten, insbesondere auf Kausalität achtende Medizin gefragt, sondern der Philosoph. Dieser habe nämlich nicht nur die "reine", sondern auch die "praktische" Vernunft und schließlich die Urteilskraft einzubeziehen.

Nun kann zwar unschwer Kants Vermögenspsychologie in eine gedankliche Verbindung mit entwicklungspsychologischen Zusammenhängen gebracht werden, wenn man etwa an Piagets (1975) Stadieneinteilung der kindlichen Entwicklung denkt. Andererseits darf man sich nicht beirren lassen: Psychologische Auffassungs- und Denkkategorien im Sinne der Entwicklungspsychologie sind empirisch gefundene Einheiten und insofern aposteriorisch. Kants Kategorien hingegen sind streng apriorisch konzipiert, sind "reine Verstandesbegriffe"; sie sind es, die empirische Erkenntnis erst ermöglichen und nicht umgekehrt. Kants Philosophie ist von ihrem Ansatz her demnach unvereinbar mit den jüngeren Versuchen, transzendentale Gedanken mit der Evolutionstheorie zu verbinden. Für Kant können die apriorischen Kategorien eben nicht als mentale Anpassung an Umgebungsbedingungen, an "die Natur", verstanden werden, da es nach seiner Auffassung ohne Kategorien für den Menschen gar keine Natur geben kann (vgl. Hoff 1993a, McGuire et al. 1992, Mues 1992, Smith 1993, Vollmer 1992).

Anders verhält es sich mit der Interpretation empirisch feststellbarer seelischer Störungen, etwa des Wahns, als vor allem negative, aber auch positive Aspekte aufweisende Fehlanpassung, wie es Hundert (1992) kürzlich vorschlug. Psychopathologische Symptome und Syndrome sind nun aber keine Kategorien im Kantischen Sinne, sondern entstammen der (empirischen) Anschauung.

Kant hat in der ursprünglich anonym erschienen vorkritischen Schrift "Versuch über die Krankheiten des Kopfes" (1764) eine Art psychiatrische Nosologie entwickelt. Aus unserer jetzigen Perspektive ist der sehr originelle Text im einzelnen nicht von Belang; er ist an anderer Stelle ausführlich erörtert und auch auf seine aktuellen Bezüge hin untersucht worden (Hoff 1990a, Spitzer 1990). Dennoch darf mit Blick auf die in dieser Studie so oft angesprochene Problematik psychiatrischer Diagnosen und des Krankheitsbegriffs schlechthin die folgende süffisante Bemerkung Kants nicht fehlen, der nämlich ankündigt, er werde die Methode der Ärzte nachahmen,

"welche glauben, ihrem Patienten sehr viel genutzt zu haben, wenn sie seiner Krankheit einen Namen geben." (Kant 1764, S. 888)

Einen unmittelbar nachweisbaren Einfluß auf die psychiatrische Praxis hat die Kantische Theorie zunächst ebensowenig ausgeübt wie der noch weit mehr an der praktischen Anwendung philosophischen Wissens interessierte Fichte. Erst mit dem Erstarken derjenigen Strömung, die zumeist als Romantik bezeichnet wird, kam es zu einer näheren Fühlung mit der Sphäre seelischer Gestörtheit. Und das hat recht klar nachzuvollziehende Gründe. Vor deren Erörterung sei aber noch auf ein nicht unwichtiges Detail aufmerksam gemacht: Die gängige

Praxis, die markante Trennungslinie zwischen kritischem Idealismus und spekulativ-romantischer Philosophie zwischen Kant und Fichte zu ziehen, Fichte also zu den Romantikern zu rechnen (vgl. Marx 1990), ist problematisch. Wenn auch gerade der späte Fichte zweifellos mehr spekulative Momente aufnimmt, so fußte sein Selbstverständnis entscheidend auf dem Anspruch, den nach seiner Auffassung unvollständig gebliebenen kritischen Impetus Kants konsequent weitergeführt, spekulativer Metaphysik also gerade eine klare Absage erteilt zu haben. Nimmt man diesen Anspruch ernst - und es gibt gute Argumente, dies zu tun - so wird man zumindest hinsichtlich erkenntnistheoretischer Grundlagen die genannte Trennungslinie weit eher zwischen Kant und Fichte auf der einen sowie Hegel und Schelling auf der anderen Seite zu ziehen haben. Diese nur scheinbar "innerphilosophische" Debatte gewinnt für unser Fach über den Neukantianismus des 19. Jahrhunderts und über die - nicht unproblematische - Instrumentalisierung Kantischer Grundgedanken für die Psychiatrie durch J. F. Fries an Bedeutung. Fries' Lehre, lange Zeit von der Psychiatrie kaum rezipiert, gewann durch die Arbeiten L. Nelsons und vor allem A. Kronfelds in den zwanziger Jahren dieses Jahrhunderts einen nicht unbeträchtlichen Einfluß (Fries 1820/21, Nelson 1970/72, Kronfeld 1919, 1920, 1930).

Jedoch greift dies voraus. Zunächst verlegte die *Romantik* den Schwerpunkt nicht ganz, aber doch deutlich erkennbar auf die Bereiche des Affektiven, des noch nicht klar Strukturierten, des - um einen Ausdruck von Carus (1846) zu benutzen - "Unbewußten". Die Romantik verstand sich darin durchaus als Gegenposition zum Rationalismus der Aufklärung, vor allem lehnte sie mechanistische und materialistische Konzepte als zu eng ab; diese seien den Forschungsgegenständen Natur oder gar Mensch grundsätzlich unangemessen. Die psychologisch-subjektive Dimension wurde stark aufgewertet, der Ganzheitscharakter von Erkenntnisobjekt und -akt betont. Der lebende Organismus wurde zur Metapher für die ganze Natur, zum Beweis dafür, daß das Ganze mehr sei als die Summe seiner Teile. Viele Autoren wagten sogar den Schritt zur Annahme der "Allbeseeltheit" der Natur, also zur organismischen Betrachtung des ganzen Kosmos (Huch 1920).

In ihrer Suche nach Einheit in der Differenz, nach dem übergeordneten Prinzip polarer Gegensatzpaare - etwa Licht und Dunkel, Gefühl und Verstand, Individuum und Kosmos, Vernunft und Trieb, Leib und Seele - trafen sich auch viele der nicht primär philosophisch argumentierenden "Romantiker" mit der Erkenntnistheorie des bedeutendsten Philosophen dieser geistigen Strömung, F. W. J. Schelling. Dessen Naturphilosophie gipfelte nämlich in der - hier nicht zu erläuternden - These von der Identität von Natur und Geist, von Subjekt und Objekt (Marx 1990, 1991, Risse 1972, Schelling 1843).

Auf eine merkwürdige Art zwischen Aufklärung und Romantik steht der deutsche Arzt F. A. Mesmer (1734 - 1815) mit seiner Lehre vom "tierischen Magnetismus". Er entwickelte ein Heilmethode, die noch heutiger Auffassung am ehesten als Suggestions- bzw. Hypnotherapie zu bezeichnen ist, erklärte seine Erfolge aber mit der Wirkung eines allgegenwärtigen "Fluidums". Dieses wiederum unterlag nach seiner Vorstellung physikalischen Gesetzen, stellte aber ebenso eine Art allgemeines Lebensprinzip dar, aus dem Mesmer eine außerordentlich spekulative Medizin-, aber auch Gesellschaftstheorie entwickelte. Seine Methode fand zahlreiche Anhänger in Künstler- und Literatenkreisen, wurde jedoch von der französisch- wie deutschsprachigen akademischen Medizin mit großer Skepsis betrachtet bis offen bekämpft (Darnton 1968, Hoff 1989a, Thuillier 1988).

Die Frage nach dem Einfluß romantischen Denkens auf die Psychiatrie verweist unweigerlich auf den ebenso häufig erwähnten wie mißverstandenen Streit zwischen den beiden Richtungen der "Psychiker" und "Somatiker". Diese waren nun keineswegs die erbitterten und in jeder Hinsicht uneinigen Gegner, als die sie eine verkürzende Darstellung nicht selten darstellt. Vielmehr existiert als tragende Gemeinsamkeit die Verankerung in romantischem Gedankengut (Benzenhöfer 1993, Bodamer 1948, Cauwenbergh 1991, Kirkby 1992, Trenckmann und Ortmann 1980). Es ist also nicht so, daß die Somatiker Materialisten gewesen wären, die dem Bereich des Seelischen die Bedeutung oder gar die Existenz abgesprochen hätten; umgekehrt ging es den Psychikern keineswegs darum, die somatische oder - besser - biologische Ebene als solche zu leugnen. Beide Strömungen unterschieden sich vorwiegend in der Beantwortung der Frage, was denn eigentlich im Falle seelischer Störungen erkranke. Für die Somatiker, daher der Name, war es der Leib: Kranke Organe wirken schädigend auf das Gehirn zurück, oder das Gehirn selbst erkrankt und führt so psychische Auffälligkeiten herbei. Die Seele selbst repräsentierte für die Somatiker einen völlig anderen, einen metaphysisch-transzendenten, für manche sogar göttlichen Bereich; daher konnte sie "in sich" gar nicht erkranken (Jacobi 1844).

Die Psychiker wiederum behaupteten in diesem einem Punkt das Gegenteil: Die Seele könne sehr wohl "aus sich heraus" erkranken, könne sich "ver-irren", könne "ver-rückt" werden. Im Rahmen eines solchen Vorverständnisses stellten viele der "Psychiker" einen Zusammenhang her zwischen der Geisteskrankheit eines Menschen und seinem Lebenswandel, konkreter ausgedrückt, seiner Schuld: die Ausschweifung, der affektive Exzeß, das Abrücken von gesellschaftlich-moralischen Normvorstellungen konnten in die Psychose führen, die so gleichzeitig als eine Art selbstverschuldetes Unglück verstanden wurde (Heinroth 1818).

Freilich ist dies nur ein, wenn auch in unserem Zusammenhang wichtiger Aspekt dieser psychiatrischen Strömung, die durchaus über eine differenzierte klinische Sicht verfügte und sich keineswegs ausschließlich mit klinikfernen metaphysischen Fragen beschäftigte (Schmidt-Degenhard 1985). In mancherlei Hinsicht nehmen diese Autoren Ideen vorweg, die im 20. Jahrhundert von der anthropologischen Psychiatrie systematisch ausgebaut werden. Glatzel (1975) hat gar Verbindungslinien zur antipsychiatrischen Argumentation der 60er und 70er Jahre unseres Jahrhunderts ausgemacht.

Kraepelin hat diese kreative Seite der romantischen Psychiatrie nicht gesehen; für ihn krankte die ganze Richtung schlichtweg an einem Mangel an klinischer Erfahrung und geeignetem wissenschaftlichem Rüstzeug. Er sah diese Ära als geprägt von der unwissenschaftlichen "Herrschaft der theologisierenden und spekulierenden Psychologie, ... [in der] jeder Irrenarzt je nach Zufall und Neigung seine besondere psychologische Sprache redete" (1920b, S. 360). Auch die Praxis der Patientenbetreuung sei auf einem falschen Weg gewesen, "weil ihr die Leitung durch das wissenschaftliche Verständnis des Irreseins mangelte" (1904a, S. 447).

Es sind sein Fortschrittsglaube und seine geringe Vertrautheit mit ideengeschichtlichen Zusammenhängen, die Kraepelin zu einer grobgerasterten und damit verkürzten Erfassung dieses Problems, ja der Psychiatriegeschichte ganz allgemein führten. Dies zeigt sich deutlich an seiner, allerdings auch im ausgehenden 20. Jahrhundert immer wieder anzutreffenden allzu einfachen Trennung der Psychiker und Somatiker: Die Lehre der ersteren nennt er gar einen "gefährlichen Feind ... der jungen psychiatrischen Wissenschaft", um die Gegenposition um so optimistischer zu schildern:

"Gegen diese ... mit großem Scharfsinn ausgeklügelten Anschauungen kämpften mit den Waffen der naturwissenschaftlichen Forschung die 'Somatiker', ... welche das Irresein für den Ausdruck körperlicher Störungen erklärten. Ihnen ist es gelungen, Sieger zu bleiben." (1909, S. 2/3)

Zwar in der Tradition der Somatiker stehend, jedoch klar von romantischer Naturphilosophie distanziert, argumentiert ein wichtiger und von Kraepelin wiederholt erwähnter psychiatrischer Autor des 19. Jahrhunderts, Wilhelm Griesinger (1817 - 1868). Auch hier ist wiederum die ständige Verkürzung zu beklagen, mit der ein komplexes Werk dargestellt wird und der auch, wie zu zeigen sein wird, Kraepelins ansonsten sehr positive Griesinger-Rezeption erlag. So wie man nämlich mit Recht Griesingers Psychiatrie von ihrem Selbstverständnis her sowohl als biologisches Forschungsprogramm wie auch als angewandte Anthropologie bezeichnen muß (Bergener 1987, Rössler 1992, Wahrig-Schmidt 1985), ebenso sicher gibt das zumeist, auch von Kraepelin, kaum kommentiert zitierte Diktum, wonach Geisteskrankheiten Gehirnkrankheiten seien, die innere Differenziertheit seines Ansatzes nicht annähernd vollständig wieder (Heimann 1976, Verwey 1985). Man muß sich vergegenwärtigen, was die Zielrichtung Griesingers in erster Linie war, nämlich sich gegen jede Art von unkritischer Spekulation, also gegen die naturphilosophisch-romantische ebenso wie gegen die metaphysisch-materialistische, eindeutig abzugrenzen. Griesingers Sprache strahlt Selbstbewußtsein aus: "Kurz, aber deutlich" wolle er seine Meinung aussprechen

"über Manches, was den gegenwärtigen Zustand der Psychiatrie angeht... . Ich hatte dabei nur das Interesse der Wissenschaft und den Nutzen des Lesers im Auge, ganz unbekümmert um Beifall oder Tadel von dieser oder jener Seite." (Griesinger 1861, S. III)

Anders als später Kraepelin, scheute Griesinger auch vor philosophischen Argumentationen nicht zurück. Diese bezogen sich naturgemäß vorwiegend auf das Leib-Seele-Problem. Insbesondere um die in diesem Punkt erheblichen Unterschiede zu Kraepelin klarer hervortreten zu lassen, muß man Griesinger selbst zu Wort kommen lassen. Die folgenden Ausführungen finden sich nicht etwa in einer philosophischen Fußnote, sondern auf den ersten 11 Seiten seines Lehrbuches:

"Indem man durch die Thatsachen genöthigt das Vorstellen und Wollen in das Gehirn verlegt, soll über das Verhältniss dieser psychischen Acte zum Gehirn, über das Verhältnis der Seele zur Materie überhaupt noch nichts präjudicirt werden. Vom empirischen Standpunkte aus ist zwar vor Allem die Thatsache der Einheit von Leib und Seele festzuhalten und muss es dem Apriorismus überlassen bleiben, die Seele ohne Beziehung auf den Leib ... zu untersuchen und sich mit abstracten Betrachtungen über ihre Immaterialität und Einheit im Gegensatz zur Vielheit der Materie etc. zu begnügen. Aber die Hypothesen, die man schon ersonnen hat, um jene unerklärliche Einheit für die Reflexion fassbar zu machen, ... diese Hypothesen sind für die empirische Betrachtung gleich unwiderleglich und gleich unannehmbar. Wie ein materieller, physicalischer Vorgang in den Nervenfasern oder Ganglienzellen zu einer Vorstellung, zu einem Acte des Bewusstseins werden kann, ist vollkommen unbegreiflich, ja wir haben keine Ahnung, wie auch nur eine Frage nach dem Vorhandensein und der Art von vermittelnden Vorgängen zwischen beiden zu stellen wäre. Alles ist hier noch möglich." (Griesinger 1861, S. 6)

Man muß - und daher die längeren Zitate - die folgenden Sätze genau lesen, um Griesingers methodenkritischer Einstellung zur materialistischen Position in der psychiatrischen Forschung gerecht zu werden:

"Bei dieser Sachlage ist die einfachste Hypothese die beste, und sicher bietet die materialistische weniger Schwierigkeiten, Unklarheiten und Widersprüche ... als irgend eine andere. Es ist also wissenschaftlich gerechtfertigt, mit gänzlichem Absehen von jenen möglichen, aber vollkommen unbekannten vermittelnden Vorgängen, die Seelenthätigkeiten in derjenigen Einheit mit dem Leibe und namentlich mit dem Gehirne aufzufassen, welche zwischen Function und Organ besteht, ... und die Seele zunächst und vor Allem für die Summe aller Gehirnzustände zu erklären." (Griesinger 1861, S. 6)

Die aktuelle Funktionalismusdebatte innerhalb der Erörterung des Leib-Seele-Problems (vgl. Hastedt 1988) demonstriert die Aktualität der Griesingerschen Argumentation. Gleichsam zur - wie die Entwicklung zeigen sollte, nicht erfolgreichen - Absicherung gegen das Mißverständis, ein metaphysischer Materialist zu sein, wird Griesinger noch deutlicher:

"Wirkliche Auskunft über das Geschehen in der Seele vermag weder der Materialismus zu geben ... noch der Spiritualismus. ... Wüssten wir auch Alles, was im Gehirn bei seiner Thätigkeit vorgeht, könnten wir alle chemischen, electrischen etc. Processe bis in ihr letztes Detail durchschauen - was nützte es? Alle Schwingungen und Vibrationen, alles Electrische und Mechanische ist doch immer noch kein Seelenzustand, kein Vorstellen. Wie es zu diesem werden kann - dies Räthsel wird wohl ungelöst bleiben ... . Was soll man nun zu dem platten und seichten Materialismus sagen, der die allgemeinsten und werthvollsten Thatsachen des menschlichen Bewusstseins über Bord werfen möchte, weil sie sich nicht im Gehirne mit Händen greifen lassen? Indem die empirische Auffassung die Phänomene des Empfindens, Vorstellens und Wollens dem Gehirne als seine Thätigkeiten zuschreibt, lässt sie nicht nur den thatsächlichen Inhalt des menschlichen Seelenlebens in seinem ganzen Reichthum unberührt, und hält namentlich die Thatsache der freien Selbstbestimmung nachdrücklich fest, sie lässt natürlich auch die metaphysischen Fragen offen." (Griesinger 1861, S. 6/7)

Es ist somit zwar nicht völlig falsch, lädt aber geradezu zu Mißverständnissen ein, wenn man Griesinger einen Materialisten nennt; der entscheidende Zusatz muß lauten, daß sein Materialismus ein methodischer und mit Sicherheit kein metaphysischer war. Dies verband Griesinger mit dem Philosophen F. A. Lange

(1828 - 1875) (Verwey 1985). Das Kapitel IV.2. nimmt dieses Thema im Zusammenhang mit Kraepelins Entwicklung auf.

Auf Griesingers spezielle Nosologie ist hier ebensowenig einzugehen wie auf seine Hypothesen zur Funktion des Gehirns als zentrales "Reflexorgan". Bei Kraepelin finden diese Teile der Griesingerschen Lehre nahezu keinen Niederschlag. Etwas detaillierter, aber bei weitem nicht erschöpfend erwähnt und kritisiert Kraepelin die von Zeller und Griesinger vertretene Konzeption der Einheitspsychose. Dieser Theorie kannte nicht mehrere oder gar viele, sondern nur eine "Geisteskrankheit", in deren Verlauf eine charakteristische Phasenabfolge auftrat: Primär ist die affektive Störung, dann erst folgt die wahnhafte Entgleisung, die "Verrücktheit", und schließlich kann die Krankheit zu einem schweren und irreversiblen kognitiven Defizit, zu einer - in heutiger Terminologie - Demenz führen. Später ließ sich Griesinger allerdings von Snell (1865) von der Existenz einer "primären Verrücktheit", der also kein affektives Vorstadium vorauszugehen brauchte, überzeugen. Einheitspsychotische Argumente fanden und finden sowohl bei psychopathologisch als auch bei biologisch orientierten Psychiatern Anklang (Crow 1990, Janzarik 1988, Rennert 1965). Selbst wenn es eher kritisch betrachtet wird, das Thema "Einheitspsychose" gewinnt in der jüngsten psychiatrischen Methoden- und Nosologiedebatte wieder an Boden (Mundt und Saß 1992, Wexler 1992) (vgl. VI.3.). Kraepelin kommentiert die Einheitspsychose zwar nicht häufig, dann jedoch deutlich ablehnend. Sie sei eine "dogmatische Auffassung", die die Forschung zum Erliegen bringe (1887b, S. 16).

Was nun Griesinger betrifft, so erwähnt er ihn in den Lebenserinnerungen nur am Rande, jedenfalls ohne erkennbare Wertung (vgl. 1983, S. 8/9). Die anderen, über sein Werk verstreuten Kommentare heben zwar lobend auf Griesingers "wissenschaftliche", antispekulative Tendenz ab, unterschätzen dabei aber die Breite seines Ansatzes, etwa wenn Kraepelin mit Blick auf das psychophysische Problem feststellt,

"daß diese Beziehung mit der Annahme eines einfachen ursächlichen Zusammenhanges nicht erschöpft ist, wie das etwa Griesinger in dem bekannten Satze 'Geisteskrankheiten sind Gehirnkrankheiten' unzutreffend formuliert hat." (1887b, S. 18)

Zusammenfassend kann in Anspielung auf Du Bois-Reymonds späteres Diktum bei Griesinger von einem sehr reflektierten "ignoramus" hinsichtlich des psychophysischen Problems gesprochen werden; bei Kraepelin, auch wenn er ebenfalls bei einem vorläufigen "ignoramus" anlangt, also nicht der scheinbaren Sicherheit des Materialismus erliegt, findet sich eine derartig profunde theoretische Durchdringung nicht (vgl. IV.2.).

Mit Karl Ludwig Kahlbaum (1828 - 1899) tritt die Psychiatrie in eine Phase ein, deren Blütezeit von Kraepelin bestimmt war, nämlich die Phase der *klinisch-pragmatischen Verlaufsforschung*. Er erkannte klar den methodischen wie inhaltlichen Unterschied zwischen Syndrom- und Morbus-orientierter Forschung; sein Ziel wurde die Erfassung von klinischen Syndrom-Verlaufs-Einheiten (De Boor 1954, Lanczik 1992).

Die letzte hier anzusprechende Richtung ist der *Positivismus*. Dieser vieldeutige Begriff bildet den geistesgeschichtlichen Hintergrund dessen, was in der Psychiatriegeschichte mitunter kritisch-ironisierend "Gehirnpsychiatrie" genannt worden ist. Zumeist werden die frühen 30er Jahre des 19. Jahrhunderts für den deutschen Sprachraum als Wendepunkt von der romantisch-naturphilosophischen zur naturwissenschaftlichen, dem Experiment und der Kausalerklärung verpflichteten Weltsicht angesehen. Diese fand ihren prägnantesten Ausdruck in Auguste Comtes (1798 - 1857) Werk "Cours de philosophie positive", das im Zeitraum von 1830 - 1842 in sechs Bänden erschien. Freilich wurde hier nicht lediglich ein Forschungsparadigma durch ein zweites abgelöst, vielmehr vollzog sich eine grundlegende, alle Lebensbereiche tief beeinflussende Änderung der "Weltanschauung". Von nun an sprach man der Philosophie die - vom Idealismus beanspruchte - Kompetenz ab, allgemeingültige Wahrheiten erkennen zu können, eine umfassende, vor allem auch die Subjekt-Objekt-Spannung "aufhebende" Klammer für alle Einzelwissenschaften zu sein (Mittelstraß 1989) (vgl. VI.4.). Aus dem Niedergang der idealistischen Philosophie entstand aber keineswegs eine neue "positive" Einheitswissenschaft, sondern eine Vielfalt von Theorien und Weltanschauungen, von denen einige bald denselben Absolutheitsanspruch erhoben wie vermeintlich zuvor der Idealismus. Denn:

"Es gibt Erben der alten Ansprüche der Philosophie auf das Ganze: den Szientismus reduktionistischer Naturwissenschaftler, den Positivismus Comtes und den Evolutionismus Mills und Spencers oder die ... Führungsansprüche einzelner Wissenschaftsrichtungen, man kann auch sagen, die naturalistische und die historische Weltinterpretation. Die alten Probleme der Erkenntnis werden vom naturwissenschaftlichen Empirismus ... oder der Psychologie bearbeitet und später von der mathematischen Logik. Die Philosophie selbst verliert, so scheint es, ihren eigentümlichen Gegenstand." (Nipperdey 1990, S. 679)

Zunächst zu dem wenig trennscharfen Begriff des naturwissenschaftlichen Positivismus. In seiner engsten Fassung - die nicht mit dem Rechtspositivismus des juristischen Sprachgebrauchs verwechselt werden darf (vgl. IV.5.) - erkennt er ausschließlich positiv feststellbare, in der Regel also meßbare und jederzeit überprüfbare Fakten als wissenschaftliche Daten an. Freilich konnte der hohe theoretische Anspruch in der Praxis nicht eingelöst werden. Vielmehr kam es zu einigen ausgesprochen grob argumentierenden, bestenfalls noch als populärwissenschaftlich zu bezeichnenden Theoriegebilden, die die Möglichkeit einer monistisch-materialistischen Gesamterklärung behaupteten. Manche Titel dieser Veröffentlichungen charakterisieren den "Zeitgeist" recht gut und sprechen, was die Folgen einer unkritischen Anwendung auf psychopathologische Sachverhalte angeht, für sich, so etwa Ernst Haeckels "Gemeinverständliche Studien über monistische Philosophie" mit dem Haupttitel "Die Welträthsel" (1899).

Ganz unabhängig von derartigen dogmatischen Extremen hatte der philosophisch fundierte Positivismus durchaus eine erhebliche Resonanz in der Medizin. Dies gilt besonders für das sich gerade konstituierende und daher noch um sein wissenschaftliches Selbstverständnis ringende Fach der Psychiatrie. Viele Autoren empfanden die naturwissenschaftliche Methodik als Rettungsanker in Anbetracht der verwirrenden Vielfalt von Theorien.

Die oft - zwar verkürzt, aber prägnant - als "Gehirnpsychiatrie" charakterisierte Forschungsrichtung stellt in mancher Hinsicht die Vorläuferin der heutigen biologischen Psychiatrie dar, jedoch bestehen auch deutlich konzeptuelle Unterschiede (vgl. VI.1., 3. und 4.). Für kompromißlose Vertreter dieses Ansatzes wie etwa für den Wiener Psychiater Theodor Meynert war die Psychose nichts als eine Gehirnkrankheit - er gab seinem damals durchaus einflußreichen Lehrbuch der Psychiatrie den Zusatztitel "Klinik der Erkrankungen des Vorderhirns" (Meynert 1884).

Bevor wir auf die Auseinandersetzung Kraepelins mit all diesen theoretischen Ansätzen zu sprechen kommen, ist als ganz wesentliche Vorbemerkung noch die im ausgehenden 19. Jahrhundert so eminent einflußreiche Degenerations- oder Entartungstheorie zu erörtern. Dabei handelt es sich nun um nichts weniger als um eine Kontroverse unter psychiatrischen Spezialisten; vielmehr prägte sie über die Literatur, die Naturwissenschaften und nicht zuletzt die Politik das geistige Bild dieser Epoche entscheidend mit (Pick 1989).

Der für die Psychiatrie besonders relevante Teil dieser Lehre nahm entscheidende Impulse aus der französischen Psychopathologie auf, vor allem von B. A. Morel (1857, 1864) und V. Magnan (1896, 1891/93). Dieser Ansatz ging davon aus, daß über viele Generationen hinweg innerhalb einer Familie eine zunehmende "seelische Degeneration" auftreten kann, wobei die Reihe von leichten psychischen Auffälligkeiten wie Nervosität oder geringe Belastbarkeit über psychotische Episoden bis hin zu schwerster Demenz reicht (Hermle 1986, Liegeois 1991).

Dies ist eine im Vergleich zu Griesinger völlig andere, nämlich ätiopathogenetische Auffassung von Einheitspsychose. Die psychiatrischen Degenerationstheoretiker - im deutschen Sprachraum etwa H. Schüle und R. von Krafft-Ebing - beriefen sich durchaus auf umfangreiche empirische Beobachtungsreihen, hinterstellten dabei aber ihren Erfahrungen eine teils naturwissenschaftlich (Magnan), teils moralphilosophisch (Morel) ausgerichtete Theorie.

Andere Autoren verknüpften die theoretische Ebene des Entartungsgedankens auf noch viel direktere Weise mit der empirisch-positiven: Vor allem die italienische kriminalanthropologische Schule Cesare Lombrosos insistierte auf der diagnostischen, ja prognostischen Wertigkeit somatischer Kennzeichen ("Stigmata"), aus deren Vorhandensein sowohl auf psychopathologische Zusammenhänge als auch auf das bereits erreichte Niveau der Degeneration rückgeschlossen werden könne (vgl. IV.5.).

Kraepelin hat vom Begriff der Degeneration gleichsam qualitativ und quantitativ regen Gebrauch gemacht: Zum einen spricht er immer wieder von "Entartung", auch von den "Entarteten", von "degenerativer Grundlage" und "Minderwertigkeit", was der Terminologie der weit überwiegenden Zahl zeitgenössischer psychiatrischer Autoren entspricht. Dies wiederum soll ebenso wenig als Apologie mißverstanden werden wie der Umstand, daß es nach meiner Auffassung unzulässig ist, den psychiatrischen Sprachgebrauch gegen Ende des 19. Jahrhunderts trotz vielerlei terminologischer Überschneidungen mit demjenigen der Nationalsozialisten unkommentiert gleichzusetzen. Kraepelin selbst hat allerdings, ganz ohne Frage, in für den heutigen Leser irritierendem, ja abschreckendem Ausmaß den Degenerationsgedanken als Argument verwendet; ebenso klar ist, daß es dieser - wissenschaftlich ohnehin auf tönernen Füßen stehende - Hintergrund den - noch spekulativeren - Rassetheorien der Nationalsozialisten besonders leicht machte, ihre ideologischen Verzerrungen wissenschaftlich zu verbrämen. Die Pervertierung psychiatrischer Konzepte im NS-Staat ist nun hier nicht das Thema. Freilich bewegen sich schon bei Kraepelin einige im Kontext der Degenerationslehre stehende Äußerungen so weit außerhalb des heute als tolerabel Empfundenen, daß allein aufgrund dieses Sprachgebrauchs seine gesamte Theorie - nach meiner Auffassung zu Unrecht - in Bausch und Bogen verdammt wird. Ich meine Bemerkungen wie diese:

"Die Bedürfnisse der Rassenkräftigung, der geschlechtlichen Zuchtwahl unter dem Gesichtspunkte der körperlichen und geistigen Gesundheit, treten regelmässig weit zurück hinter anderen, kurzsichtigeren Beweggründen. Auch das Eingreifen des Staates durch Eheverbote oder Forderung von Gesundheitszeugnissen würde wenig Erfolg haben, da es zwar die Ehen, nicht aber die Kindererzeugung einschränken könnte." (1904a, S. 386)

Viele weniger drastische Beispiele finden sich über das Kraepelinsche Werk verstreut, wie auch einige der in dieser Studie zitierten Passagen zeigen. Die umfassende Anwendung der Degenerationstheorie kontrastiert auf eigenartige Weise mit Kraepelins mehrfach geübter Kritik an der begrifflichen Unschärfe des Konzeptes. So etwa spricht er von der "unsicheren und schwankenden Umgrenzung" des Begriffes Entartung (1915, S. 1973). 1918 weist er den von Magnan vertretenen hohen Erklärungsanspruch der Theorie zurück: Wenn auch, so Kraepelin, durch dessen

"Bestrebungen, die Geistesstörungen der Entarteten grundsätzlich denen der gesund Veranlagten gegenüberzustellen ..., die engen Beziehungen gewisser Formen des Irreseins zur erblichen Anlage in helles Licht gesetzt wurden, hat sich doch die schroffe Trennung jener beiden Gruppen als undurchführbar erwiesen." (1918a, S. 253)

Auch Kraepelins Verwendung einschlägiger Termini wie "erbliche Entartung", "krankhafte Veranlagung", "seelische Entwicklungshemmungen" oder "angeborene Grundzustände" ist alles andere als einheitlich.

Dies sehr wohl spürend, beruft er sich bei der Differenzierung zwischen gesund und krank besonders im Falle der nicht klar psychotischen Krankheitsbilder letztlich auf das quantitative Moment, nämlich den Schweregrad, vor allem im Sinne der psychosozialen Folgen einer seelischen Störung. Damit kommt er manchen Tendenzen der aktuellen operationalisierten Diagnostik recht nahe (vgl. VI.2.):

"Würden wir im strengsten Sinne alle diejenigen angeborenen Eigenschaften als Ausfluß der Entartung betrachten, die der Erreichung allgemeiner Lebenszwecke hinderlich sind, so würden wir deren Spuren nirgends vermissen. Die Bedeutung des Krankhaften können wir aber den persönlichen Abweichungen von der vorgezeichneten Entwicklungsrichtung erst dann zuschreiben, wenn sie eine erhebliche Bedeutung für das körperliche oder psychische Leben gewinnen; die Abgrenzung ist also eine rein gradweise und deswegen in gewissem Spielraume willkürliche." (1915, S. 1973)

Andererseits hat Kraepelin mehrfach vor der unbedachten Umsetzung derartiger Konzepte in konkrete Maßnahmen gewarnt. So etwa stand er der von ihm erwähnten amerikanischen Praxis, bei manchen psychischen Störungen eine Sterilisation durchzuführen, unter Hinweis auf das unvermeidliche ethische Dilemma skeptisch gegenüber:

"Ohne Zweifel wäre die Massregel wirksam, doch erscheint die Bestimmung darüber schwierig, bei wem sie Halt zu machen hätte." (1903a, S. 386)

Für Kraepelin wird die Degenerationstheorie somit zu einem umfassenden Raster, zu einer Art konzeptuellem Hintergrund für das Verständnis zahlreicher seelischer Störungen. Am wenigsten wirkt sich dies hinsichtlich der Dementia praecox aus, am deutlichsten bei der manisch-depressiven Erkrankung, der Paranoia und den Persönlichkeitsstörungen sowie natürlich im (sozial-) politischen Bereich. Trotz dieser wenig reflektierten allgemeinen Bejahung lehnte er biologistische Verkürzungen - etwa im Sinne der "stigmata degenerationis" - klar ab (vgl. Mann 1973, Zubin et al. 1985). Seine Einstellung bleibt im Grundsätzlichen hier auf eine ähnlich merkwürdige Art unscharf wie diejenige zum Leib-Seele-Problem (vgl. IV.2.), obwohl Kraepelin - äußerlich betrachtet - mehrfach ausführlich zum Thema Entartung Stellung genommen hat, sowohl in allen Auflagen des Lehrbuches als auch in gesonderten Studien (1908b). Im Kapitel IV.2. wird gezeigt werden, daß die rege praktische Verwendung von philosophischen Vorannahmen - und Vorurteilen - bei Kraepelin häufig gerade nicht von einer kritischen theoretischen Reflexion begleitet wurde. Und daß die Degenerationslehre auch ein wissenschaftliches *Vorurteil* war - was gewiß nicht apologetisch gemeint ist - hat Kronfeld im Kontext der moralisierenden Konzepte der romantischen Psychiatrie auf einen prägnanten Nenner gebracht:

"Logisch und theoretisch spielten jene Bestimmungsstücke dieselbe Rolle, welche heute der Degenerationsbegriff spielt. Jene moralischen Konstruktionen wurden also gleichsam durch biologische ersetzt. Nur unter diesem Gesichtspunkte lassen sich die alten Psychiater überhaupt verstehen." (Kronfeld 1920, S. 476)

Man wird nun mit Recht fragen, warum Wilhelm Wundt bislang nicht ausführlicher zur Sprache gekommen ist. Der Grund liegt in der so grundsätzlichen und prägenden Verankerung Kraepelins in Wundts theoretischen Ansätzen, daß es nicht gerechtfertigt erschien, Wundt bloß als einen unter vielen Lehrern abzuhandeln. Vielmehr wird das folgende Kapitel diesen Bereich im Zusammenhang darstellen.

# IV.  "Wissenschaft und Weltanschauung": Kraepelins Psychiatrieverständnis und seine Beziehung zu den Nachbardisziplinen

## IV.1.  Wilhelm Wundt und Emil Kraepelin - nur eine Beziehung zwischen Lehrer und Schüler?

Es ist im Grunde nicht möglich, die Bedeutung des Einflusses, den der Philosoph und Psychologe Wilhelm Wundt auf den Lebensweg und die wissenschaftlichen Auffassungen Emil Kraepelins gehabt hat, zu überschätzen.

Wilhelm Wundt wurde am 16. August 1832 in Neckarau bei Mannheim geboren, studierte in Tübingen und Heidelberg Medizin und promovierte 1856 zum Dr. med. Noch im selben Jahr verbrachte er einige Monate in Berlin bei den Physiologen Johannes Müller und Emil Du Bois-Reymond. Nach der Habilitation an der Medizinischen Fakultät in Heidelberg 1857 folgte eine 5-jährige Assistententätigkeit bei Hermann von Helmholtz. Die außerordentliche Professur für Anthropologie und medizinische Psychologie in Heidelberg hatte Wundt von 1864 - 1874 inne; während der ersten vier Jahre dieses Zeitraumes war er Abgeordneter der Stadt Heidelberg in der 2. Kammer des Badischen Landtages als Mitglied der Badischen Fortschrittspartei. Es folgten die Berufungen als ordentlicher Professor für induktive Philosophie an die Universität Zürich im Jahre 1874 und schließlich - als Ordinarius für Philosophie - 1875 nach Leipzig. Dort gründete Wundt 1879 - zunächst auf privater Basis - das Institut für experimentelle Psychologie. Von 1889 - 1890 war er Rektor der Universität Leipzig, die Stadt ernannte ihn 1902 zu ihrem Ehrenbürger. Wundt trat 1917 - 85-jährig - von seinem Lehramt zurück; er starb am 31. August 1920 in Großbothen bei Leipzig.

Im Anschluß an den Versuch, die auch persönlich enge Bindung zwischen Kraepelin und Wundt nachzuzeichnen, wird ein Überblick über die wesentlichen Grundzüge des Wundtschen Werkes gegeben, insbesondere im Hinblick auf dessen wissenschaftshistorische Einordnung. Dann ist zu prüfen, welche Aspekte dieses Ansatzes in welchem Umfang Eingang in Kraepelins Psychiatrieverständnis gefunden haben.

Dankbare Hinweise auf Wilhelm Wundt finden sich über das gesamte Werk Kraepelins verstreut. Man muß sich in Erinnerung rufen, daß die persönliche, ja freundschaftliche Beziehung zwischen beiden von 1877 bis 1920, also mehr als vier Jahrzehnte gedauert hat. Eine besonders augenfällige Betonung des Wundtschen Einflusses zeichnet Kraepelins Lebenserinnerungen aus (vgl. II.): Bereits während der Schulzeit habe er, in der umfangreichen Bibliothek des mit seinem Vater befreundeten Arztes Dr. Krüger herumstöbernd, Wundts Vorlesungen über die Menschen- und Tierseele gefunden,

"die zwar meinem Verständnisse noch nicht recht zugänglich waren, mich aber doch mächtig anregten, zumal sie von meinem Bruder besonders geschätzt wurden." (1983, S. 3)

Nach dem Durcharbeiten von Wundts physiologischer Psychologie, die 1874 erschienen war und von Kraepelin später (1920) als "bahnbrechend" bezeichnet worden ist, entschloß er sich, seinen Studienort nach Leipzig zu verlegen, um dort "Fühlung mit Wundt zu gewinnen" (1983, S. 5). Wir verfügen zwar nicht über Quellen, die eine definitive Aussage darüber zulassen, inwieweit Kraepelin in den Studentenjahren einen vollständigen Überblick über Wundts Denken gewinnen konnte; sicher ist allerdings, daß, wenn nicht alle, so doch wesentliche Teile von Wundts Arbeiten für ihn zum entscheidenden wissenschaftlichen Ausgangspunkt, ja zu einer Art dauerhaftem Referenzsystem geworden sind. Mitunter läßt er sogar durchblicken, daß er Wundtsche Gedanken auch dann in seine eigenen Überlegungen einfließen ließ, wenn eine tiefere gedankliche Durchdringung noch kaum stattgefunden hatte, so etwa in Bezug auf die von ihm angefertigte Preisarbeit aus dem Jahre 1877:

"Es war eine gänzlich unreife Zusammenstellung von Lesefrüchten geworden, der ich mich bemüht hatte, durch allerlei der 'Mechanik der Nerven und Nervenzentren' von Wundt entnommene, mangelhaft verstandene theoretische Ausführungen eine höhere Weihe zu geben." (1983, S. 9)

Auf den heftigen Konflikt Kraepelins mit Flechsig, der ihn, hätten nicht Wundt und andere massiv interveniert, fast die akademische Laufbahn gekostet hätte, ist im Kapitel II. eingegangen worden. Die beiden folgenden Sätze zeigen noch deutlicher, wie sehr Wundt auch in die konkrete Lebensplanung einbezogen war:

"Ich wandte mich daher an Wundt mit der Bitte, mir zu raten, ob und wie es möglich sein könne, in seiner Nähe eine Stellung zu finden. Er wies mich auf die vor der Eröffnung stehende psychiatrische Klinik in Leipzig hin und erbot sich, darüber Erkundigungen einzuziehen, ob ich Aussicht habe, dort Assistent werden zu können." (1983, S. 21)

Und, nach dem vorläufigen Scheitern seiner Habilitationspläne durch Flechsigs Intervention:

"In dieser Lage ging ich vor allem zu Wundt. Er bezeigte mir die größte Teilnahme und versprach, mit Erb Rücksprache zu nehmen, um mir möglicherweise bei ihm eine Assistentenstelle zu verschaffen ... . [Ich beschloß], unter allen Umständen den Versuch zu machen, meine Habilitation zu erreichen, um in Wundts Nähe bleiben zu können und meine Ehre zu retten." (1983, S. 22)

Die Persönlichkeit und den Umgang Wundts mit Studenten und Kollegen schildert Kraepelin mit spürbarer Sympathie und Bewunderung. Offensichtlich ist aber auch Wundt von Kraepelins Begabung überzeugt gewesen, da er ihn in einem Umfang gefördert hat, wie dieser es wohl auch selbst nicht erwartet hatte:

"Außerdem wurde ich von ihm (Wundt; P.H.) durch die Mitteilung überrascht, daß mir, natürlich auf seine, von ihm nicht eingestandene Verwendung hin, ein Dozentenstipendium bewilligt worden sei, das ich alljährlich wieder beziehen könne." (1983, S. 27)

Bei dieser engen persönlichen Beziehung verwundert es nicht, daß auch der wissenschaftliche Einfluß Wundts auf den damals 26-jährigen Kraepelin nachhaltig war:

"Es ist unter diesen Umständen selbstverständlich, daß unsere kleine Gemeinde mit größter Verehrung an ihrem Lehrer hing und stolz darauf war, in den Bahnen der neu aufblühenden experimentellen Psychologie zu wandeln. Ich hatte daher ... den lebhaften Wunsch, solange wie irgend möglich, in Wundts Nähe zu bleiben und ganz seinen Spuren zu folgen." (1983, S. 26)

In dieser Zeit schloß Kraepelin seine ersten, wie man heute sagen würde, systematischen psychopharmakologischen Untersuchungen ab (vgl. IV.4.). Und wiederum war es Wilhelm Wundt, der ihm dringend riet, sich nicht auf eine "philosophische Laufbahn" einzulassen, sondern weiterhin klinische Psychiatrie zu betreiben. Bemerkenswerterweise verwendet Kraepelin im Zusammenhang mit Wundt den Terminus Philosophie recht unbekümmert im Sinne von "physiologischer Psychologie", obwohl er wenige Seiten zuvor in den Lebenserinnerungen noch auf seine Beschäftigung mit ganz anderen Arten von Philosophie, etwa Berkeley, Kant oder Schopenhauer, verwiesen hatte. Die Auseinandersetzung mit Wundts Psychologie bestärkte Kraepelin nachhaltig in dem Empfinden, daß auf absehbare Zeit allein durch hirnanatomische Forschungen keine wesentlichen Einsichten in die Genese von Geistesstörungen zu erwarten seien, sehr wohl aber auf dem Weg über die experimentelle Psychologie:

"Mir wurde immer klarer, daß hier das Gebiet liege, das mich anzog, und ich gab daher endgültig alle Pläne auf, mich noch eingehender mit anatomischen Fragen zu beschäftigen." (1983, S. 32)

Kraepelin pflegte mit Wundt zeitlebens einen regen Briefkontakt (Fischel 1951). Von seinen Nachkommen wurden der Psychiatrischen Klinik der Ludwig-Maximilians-Universität München einige Briefe Wundts im Original zur Verfügung gestellt, deren kommentierte Edition beabsichtigt ist.

Politische Themen kommen in Kraepelins Schilderung der Beziehung zu Wundt zunächst nicht vor. Erstaunlich ist, daß erst der Ausbruch des Krieges 1914 und die folgende Entwicklung Anlässe für ihn darstellen, mit Wundt über politische Fragen zu sprechen und darüber auch zu berichten. Das frühere politische Engagement Wundts als Abgeordneter im Badischen Landtag wird von Kraepelin in den Lebenserinnerungen überhaupt nicht und in seinem 1920 erschienenen Nachruf nur im Sinne einer wertfreien Feststellung des Faktums erwähnt. Dieser Nachruf ist nun in zweierlei Hinsicht interessant: Zum einen handelt es sich im Gegensatz zu den verstreuten Anmerkungen in den Lebenserinnerungen um die einzige kompakte Darstellung, die Kraepelin von Wilhelm Wundts Persönlichkeit und seinem wissenschaftlichen Werk je gegeben hat; zum anderen argumentiert Kraepelin hier ja bereits von seiner "späten" Position aus, steht also auf einem Standpunkt, der gerade für die heutige Gesamteinschätzung "seiner" Psychiatrie von besonderer Bedeutung ist (vgl. V.2.9.).

Zunächst aber zum politischen Aspekt: "Zum erstenmal in unserer langen Bekanntschaft" - so Kraepelin in den Lebenserinnerungen, vermutlich in Bezug auf das Jahr 1916 - sei es zu einem Gespräch mit Wundt über politische Fragen gekommen, welches vier Stunden gedauert habe. Man habe "eine ganz merkwürdige Übereinstimmung" der Anschauungen feststellen können:

"Auch er wünschte nichts sehnlicher als den Rücktritt des damaligen Kanzlers und die Führung einer entschlossenen, zielbewußten Politik." (1983, S. 204/205)

Im Nachruf von 1920 wird er deutlicher:

"Das letzte, ihn auf das Tiefste bewegende, einschneidende Ereignis seines Lebens war der Weltkrieg und die Not unseres Vaterlandes. Wundt war ein deutscher Mann bis in das Mark seiner Seele. Diesem seinem Empfinden gab er Ausdruck in seiner Rede über den gerechten Krieg, die eine gespannt lauschende Zuhörerschar im Innersten ergriff. Ich hatte ihn niemals über Politik reden hören, aber als ich ihn im Herbst 1916 aufsuchte, fand ich ihn ganz erfüllt von der Sorge um unsere Zukunft und dem heißen Wunsche, unserem Volke zu helfen. Umso schmerzlicher empfand er dann den Zusammenbruch, über den er sich noch am Schlusse seiner Völkerpsychologie äußerte. Auch bei meinem letzten Zusammentreffen mit ihm, am 25. Mai d.J. (vermutlich 1920; P.H.), sprachen wir über die Lage, und er gab seinem unerschütterlichen Vertrauen auf eine Erhebung des deutschen Volkes aus seiner jetzigen Not bewegten Ausdruck." (1920b, S. 356)

Wichtiger, da für die abschließende Frage, welche Teile des Wundtschen Werkes Kraepelin wirklich rezipiert und für seine Zwecke instrumentalisiert hat, sind seine inhaltlichen Bemerkungen aus dem Nachruf:

"Was Fechner in seiner Psychophysik angestrebt und für das enge Gebiet der Beziehungen zwischen Reiz und Empfindung in bewundernswerter Weise durchgeführt hatte, das wurde von dem für solche Arbeit ausgezeichnet gerüsteten Physiologen (Wundt; P.H.) in großem Wurfe für die gesamte Psychologie erreicht, die Darstellung der gesetzmäßigen Abhängigkeitsverhältnisse zwischen den seelischen Erscheinungen und ihren körperlichen Grundlagen." (1920b, S. 352)

Kraepelin geht in diesem Nachruf erwartungsgemäß ausführlich auf das Laboratorium und die Entstehung der experimentellen Psychologie als konkretes Forschungsunternehmen ein. Der gesamte andere Bereich der Wundtschen Weltanschauung hingegen, vor allem sein philosophisches System, finden keinen expliziten Niederschlag, sieht man einmal von den folgenden Bemerkungen ab, die allerdings kaum geeignet sind, ein hinreichend differenziertes Bild der komplexen Materie zu zeichnen:

"Erkenntnistheoretische Fragen beschäftigten ihn schon damals in dem 1866 erschienenen Buche über die physikalischen Axiome und ihre Beziehung zum Kausalprinzip ... . Zugleich finden sich schon hier (in der physiologischen Psychologie von 1874; P.H.) an zahlreichen Stellen Hinweise auf die Bedeutung, die den Tatsachen der Psychologie für die verschiedensten Geisteswissenschaften, die Erkenntnistheorie, die Logik, die Ethik, die Ästhetik zukommt ... . Das ganze ungeheure Gebiet der philosophischen Wissenschaften, vor allem natürlich immer wieder die Psychologie, behandelte er (Wundt; P.H.) in umfassenden Vorlesungen ... . Aus diesen Vorlesungen gingen seine Werke über Logik und Ethik, das System und der Grundriß der Philosophie, zum Teil auch seine spätere Bearbeitung der Völkerpsychologie hervor ... . Inzwischen war Wundt in rastloser Arbeit zu dem gewaltigen Werke fortgeschritten, das die letzten Jahrzehnte seines Lebens bis fast zu seinem Tode ausfüllen sollte, zu seiner Völkerpsychologie. Was hier seine einzigartige, oft mit Leibniz verglichene Fähigkeit, ungeheure Wissensgebiete zu überblicken und geistig zu verarbeiten, ... geleistet hat, verdient höchste Bewunderung." (1920b, S. 351 - 355)

Und, gleichsam als Zusammenfassung des Kraepelinschen Wundt-Verständnisses:

"Daß er von der Physiologie zur Philosophie überging, war für ihn kein Abweg. Er hat es oft genug ausgesprochen, daß die Philosophie dasjenige enthalte, was allen Wissenschaften gemeinsam sei. Darum könne man von jeder Wissenschaft zur Philosophie gelangen, aber man könne nicht Philosoph sein, ohne nicht vorher irgendeine Sonderwissenschaft gründlich erlernt zu haben ... . Wundts Anlage war von vornherein auf das Allgemeine gerichtet ..., aber er schritt dazu immer nur von dem gesicherten Boden der Tatsachen aus. Seiner streng naturwissenschaftlichen Schulung war es selbstverständlich, daß zunächst mit allen erdenklichen Hilfsmitteln festgestellt werden muß, was ist, und daß der zuverlässigste Führer im Kampfe um die Tatsache der messende Versuch ist, der uns die Abwandlung aller Bedingungen so lange gestattet, bis der wirkliche Sachverhalt völlig klargelegt ist. In dieser steten Verbindung umfassendsten Überblickes über weite Wissensgebiete mit sorgfältigster Einzelforschung liegt die Stärke von Wundts geistiger Persönlichkeit." (1920b, S. 356/357)

Natürlich hat Kraepelin zu dem Zeitpunkt, als er den Nachruf verfaßte, gewußt, welche enormen Schwierigkeiten sich der Übertragung des experimentell-psychologischen Vorgehens auf die klinische Psychiatrie entgegenstellten. Doch ist er weit davon entfernt, grundsätzliche Zweifel an dem Nutzen der experimentellen Psychologie für die praktische oder gar die forschende Psychiatrie zu äußern. Zwar weist Kraepelin darauf hin, daß Wundt selbst mit der Psychiatrie "niemals nähere Fühlung gewonnen" habe, ja sie habe ihm geradezu ferngelegen. Auch stimme es, daß man psychotische Patienten nur schwer zu psychologischen Versuchen heranziehen könne. Überdies sei mitunter unzweckmäßig gearbeitet worden, man habe in der experimentellen Psychologie bezüglich psychiatrischer Fragestellungen oft unklar argumentiert, habe die Versuche nicht hinreichend beherrscht oder sei auf unvorhersehbare Schwierigkeiten gestoßen. Aber - und hier kommt der immer wieder durchbrechende Kraepelinsche Wissenschaftsoptimismus deutlich zum Ausdruck -

"man würde doch erstaunt sein, wenn plötzlich alles aus unserer Wissenschaft weggewischt werden könnte, was an Erkenntnissen durch die planmäßige Anwendung psychologischer Versuche gewonnen wurde." (1920b, S. 359)

Als Beispiele für die erfolgreiche Anwendung des psychologischen Versuchs nennt Kraepelin das, was man über "künstliche Geistesstörungen" wisse, ferner die "jetzt hochentwickelte Psychologie des Alkoholismus", Kenntnisse über Auffassungs-, Denk- und Willensstörungen bei Psychotikern, über die traumatische Neurose sowie schließlich die von Binet und Simon ausgearbeiteten Testverfahren.

Er geht in der positiven Bewertung der Wundtschen Psychologie aber noch einen Schritt weiter. Sie soll dem eklatanten Mangel an einer von allen Forschern geteilten und verstandenen psychiatrischen Sprache abhelfen, den er der "theologisierenden und spekulierenden Psychologie" ebenso anlastet wie der "grobdrähtigen Hirnmythologie", die "Vorstellungen und Zellen, Hirngebiete und Seelenvermögen, Rindenschichten und Bewußtseinsgebiete miteinander verquickte" (1920b, S. 360). Erst Wundts physiologische Psychologie habe eine Grundlage geschaffen,

"auf der sich ein klares Bild von dem gesunden seelischen Geschehen gewinnen ließ. Dadurch wurde er (der Psychiater; P.H.) dann auch in den Stand gesetzt, die beobachteten Abweichungen richtig einzuordnen und zu deuten." (1920b, S. 361)

Legte man nur diese Kraepelinsche Schilderung zugrunde, man könnte die Wundtsche Psychologie geradezu für ein nach einheitlichen Gesichtspunkten konstruiertes, um nicht zu sagen monolithisches Wissenschaftsgebäude ansehen. Eine solche Einheitlichkeit weist sie aber gerade nicht auf. Im Gegenteil, es finden sich merkwürdige Ambivalenzen und sogar gedankliche Brüche, die zwar von Kraepelin entweder nicht gesehen oder nicht erwähnt wurden, aber dennoch einen erheblichen Einfluß auf sein eigenes Wissenschaftsverständnis erlangen sollten.

Man kann sich der komplexen Struktur seines Psychologiebegriffes am ehesten dadurch nähern, daß man sich vergegenwärtigt, von welchen philosophischen und psychologischen Strömungen sich Wundt in erster Linie absetzen wollte. Die an zahlreiche metaphysische Vorannahmen gebundene, sich methodisch wesentlich auf die Selbstbeobachtung verlassende und auf naturphilosophische Argumente rekurrierende romantische Psychologie wird von Wundt ebenso als dem Gegenstand unangemessen abgelehnt wie das statische Verstehen des Seelischen als Reflex von, wenn nicht sogar Identität mit dem somatischen Substrat. Eine bloß objektivierende Erfassung seelischer Leistungen ist für ihn nicht denkbar, es interessieren vielmehr die seelischen Akte.

Dieser abstrakt anmutende Sachverhalt wird am besten durch einen Blick auf Wundts Konzept der Apperzeption verdeutlicht. Nach der Auffassung der etwa von Herbart vertretenen Assoziationspsychologie, die bei Griesinger einen deutlichen Niederschlag gefunden hatte (vgl. III.), ist das menschliche Seelenleben einschließlich des Bewußtseins durch die im Gehirn stattfindende Verbindung oder Assoziation von Empfindungen zu verstehen. Die entscheidende Weiterentwicklung bei Wundt besteht nun darin, daß er dem bloßen Assoziieren von eingehenden Informationen noch nicht die das Bewußtsein konstituierende Wirksamkeit zugesteht, vielmehr bedürfe es dessen, was er Apperzeption nennt.

Apperzeption ist für ihn der Eintritt einer Vorstellung in das Aufmerksamkeitsfeld. Insofern bewegt sich die Apperzeption auf einer erkenntnistheoretisch eindeutig höheren Ebene als die bloße Assoziation. Aus heutiger Sicht erinnert dieses Konzept der Apperzeption an Argumente der idealistischen Philosophie, die ja vor allem bei Kant, Fichte, Schelling und Hegel das Bewußtsein, das

"Ich", als die erkenntnistheoretisch entscheidende Instanz aufgefaßt hatte. Wundt selbst stellt einen solchen Zusammenhang aber nur am Rande her.

Die eigenständige Leistung des seelischen Apparates bei der Konstruktion von Wirklichkeit findet bei Wundt seinen Ausdruck als "Prinzip der schöpferischen Synthese". Genau dies wird ihm von marxistischer Seite als Rückfall in idealistisches Gedankengut und als Verrat an der - vermeintlich - ursprünglich intendierten materialistischen Psychophysik angekreidet. Ich möchte diese Kontroverse nicht im Einzelnen erörtern, wohl aber auf den hier entscheidenden Aspekt hinweisen, nämlich daß Wundt einen psychophysischen Parallelismus vertreten hat.

Zwar sei es, so Wundts Überzeugung, durchaus die Aufgabe der Psychophysik, gesetzmäßige Beziehungen zwischen den beiden Reihen des Seelischen und Körperlichen aufzufinden, jedoch könne man keineswegs, auch nicht auf der Grundlage der physiologischen Psychologie, zur wissenschaftlichen, gar experimentell-induktiven Begründung der Identität der einen mit der anderen Reihe gelangen. Psychophysische Parallelität und autonome, vorwiegend schöpferische Aktivität des geistigen Bereiches, dies sind die beiden, zumindest vom "frühen" und "mittleren" Wundt hervorgehobenen Grundmomente seiner Psychologie, auf deren Hintergrund auch seine Forderung nach naturwissenschaftlich-experimenteller Forschung zu sehen ist (van Bakel 1989).

Zwei weitere Aspekte komplizieren das Verständnis der Wundtschen Gedankenwelt erheblich, nämlich sein Voluntarismus und seine Lehre von der Kausalität bzw. von deren Verhältnis zur Teleologie. Je weiter Wundt in seiner gedanklichen Entwicklung fortschreitet, desto wichtiger wird für ihn die seelische Funktion des Willens. Dieses Thema ist zwar für die zweite Hälfte des 19. Jahrhunderts keineswegs ungewöhnlich, man denke nur an Schopenhauers Willensmetaphysik oder, drastischer, an Nietzsches voluntaristisch geprägte Kulturkritik; merkwürdig ist aber gerade bei Wundt die Verbindung des klar naturwissenschaftlich orientierten methodischen Vorgehens mit ebenso unbestreitbar metaphysischen Grundannahmen wie etwa derjenigen der "substanzerzeugenden Tätigkeit" des Willens. Später wird Wundt darauf bestehen, daß die letzten Entitäten des geistigen Geschehens die Willenseinheiten sind, er nähert sich also immer mehr der Position einer voluntaristischen Metaphysik. Interessanterweise ist für ihn der Wille keineswegs ableitbar aus Affekten oder gar aus Trieben. Vielmehr bezeichnet er den Willen als die schlechthin

"fundamentale Tatsache, von der zunächst die Gefühlszustände des Bewußtseins bedingt sind, unter deren Einfluß dann weiterhin aus diesen sich Triebe entwickeln und die Triebe sich in immer verwickeltere Formen äußerer Willenshandlungen umsetzen." (Wundt 1893, Bd. 2, S. 562)

Wundt war der Auffassung, daß das Konzept der "schöpferischen Synthese" von ihm in die erkenntnistheoretische Debatte eingeführt worden sei. Damit unterschätzte er allerdings den wesentlichen Beitrag, den, wie bereits angesprochen, die Philosophen des deutschen Idealismus und hier insbesondere Johann Gottlieb Fichte (1762 - 1814) erbracht hatten, indem sie genau diesen Aspekt der schöpferischen Tätigkeit des Ich in den Vordergrund rückten und Teile der späteren

Wundtschen Konzeption vorwegnahmen (Hoff 1990, Widmann 1977). Jenseits aller Prioritätsstreitigkeiten jedoch bedeutete auch für Wundt die Annahme eines schöpferischen geistigen Aktes, der psychische Gebilde eben gerade nicht als bloße Summe ihrer Elemente verstehen läßt, daß die in den Naturwissenschaften angewandte Methode der Kausalerklärung im Gebiet des Psychischen irgendwann an ihre Grenze stoßen muß. Wo man mangels Daten nicht kausal erklären könne, so Wundt, da müsse nach Zwecken, also teleologisch, argumentiert werden.

Er erteilte insbesondere dem Determinismus eine klare Absage durch sein Prinzip der "Heterogonie der Zwecke". Dieses Prinzip betont, daß sich aus der nicht kausalen, aber zeitlich gestaffelten Abfolge von verschiedenen Zwecksetzungen neue Zwecke ergeben können, deren Richtung eine ganz andere sein kann als diejenige des ursprünglich gesetzten Zweckes. Damit konstituiert Wundt aber auch eine, der naturwissenschaftlichen Kausalreihe mindestens gleichwertige, wenn nicht - da auf menschliche Kulturleistungen bezogen - übergeordnete Entwicklungsreihe, nämlich die teleologische. Enorme praktische Auswirkungen hat dies vor allem auf das von Wundt als "Ethik der Tatsachen" bezeichnete philosophische Gebiet, auf das an dieser Stelle aber nicht eingegangen werden kann.

Wesentlich ist, daß Wundt ohne Frage derjenige gewesen ist, der die experimentelle Psychologie im Sinne einer sich auf den Versuch stützenden Naturwissenschaft begründet hat. Dies bedeutet aber gerade nicht, daß er sich einem materialistischen Konzept anschloß, auch nicht, daß er das kausal-mechanische Weltmodell der damaligen Physik für geeignet hielt, das Seelische zu erforschen oder gar zu erklären. Es ging ihm um die experimentell-zergliedernde Beschreibung des Seelenlebens und seiner Gesetzmäßigkeiten oder - besser - Regelhaftigkeiten. Eingebettet war diese Forschungsmethode jedoch eindeutig in die Konzeption der Seele als "Ort" schöpferischer geistiger Akte, deren Natur sich gerade nicht durch das bloß additive Zusammenwirken von Elementarfunktionen verstehen läßt (Klein 1970).

Überblickt man die Literatur zur geistesgeschichtlichen Einordnung Wilhelm Wundts, so stößt man auf extrem kontroverse Positionen. Dies verwundert allerdings aus zwei Gründen nicht: Einerseits kommt nämlich so das Komplexe, Vielgestaltige, auch Widersprüchliche, das Ringen um die Grundlagen innerhalb der Wundtschen Philosophie zum Ausdruck. Andererseits ruft das von Wundt an zentraler Stelle aufgegriffene Leib-Seele-Problem von jeher ideologieträchtige Debatten hervor. Die folgende, als ein Beispiel ausgewählte Formulierung läßt Spannweite und innere Spannung des Wundtschen Denkens deutlich werden: Dieser habe metaphysisch "eine umfassende, streng realistisch begründete, in einen voluntaristischen Idealismus auslaufende Weltanschauung" vertreten (Schischkoff 1974).

In der Literatur wird zwar oft auf die Bedeutung von Wilhelm Wundt hingewiesen, jedoch nur selten eine kritische und textnahe Auseinandersetzung durchgeführt. Oft konzentriert sich das Interesse auf Wundts Schüler, so etwa auf die

Begründer der Würzburger Schule der Denkpsychologie, auf amerikanische Schüler (Brock 1992) oder auch - eine gleichsam anti-wundtianische Forschungsrichtung - auf die Geschichte des Behaviorismus.

Völlig zu Recht wird in jüngster Zeit kritisch angemerkt, daß sich manche Autoren aus der komplexen, sich in zeitlicher Staffelung entfaltenden Wundtschen Lehre isolierte Aspekte herausgreifen und dabei deren Einbettung in den Gesamtkontext vernachlässigen (Danziger 1980, 1990). Diese Kritik erfaßt freilich auch Kraepelins einseitiges Verständnis der Experimentalpsychologie als nomothetischer Wissenschaft von der Seele; sie trifft aber mindestens ebenso überzeugend die bereits erwähnte marxistische Wundtrezeption, die, erwartungsgemäß, Wundt des Untreuwerdens gegenüber dem eigenen naturwissenschaftlichen Ansatz bezichtigt:

"Ausgehend von seinen physiologischen Erkenntnissen konstatierte Wundt den engen, untrennbaren Zusammenhang von physiologischen und psychischen Prozessen, er zog jedoch nicht den naheliegenden, den Tatsachen entsprechenden Schluß, daß in diesem einheitlichen Prozeß dem Materiellen das Primat zukommt, sondern spaltete ihn nach dem Prinzip des psychophysischen Parallelismus in zwei parallel verlaufende Vorgänge auf. Damit schuf er sich die Möglichkeit, in seiner Metaphysik die Grundfrage der Philosophie nach dem Verhältnis von Materie und Bewußtsein - im Widerspruch zu den von ihm erkannten psychophysischen Tatsachen - idealistisch zu beantworten." (Arnold 1980, S. 105)

Diese Auffassung, nach der Wundt gleichsam auf dem Weg zum historischen Materialismus auf halber Strecke kehrt gemacht, quasi kapituliert habe, stellt eine ebenso einseitige wie grobe Verkürzung dar; auch mit dem geradezu beschwörend auf den historischen Materialismus abzielenden Hinweis, Wundt hätte ja eigentlich "nur noch" den seelischen Bereich als Gehirnfunktion und - vor allem - als Widerspiegelung objektiver Realität auffassen müssen, um zu einer "wirklich wissenschaftlichen" Psychologie zu gelangen, werden die erkenntnistheoretischen Probleme, wie sie spätestens seit Kant in Bezug auf das Leib-Seele-Problem klar formuliert worden waren, keiner Klärung zugeführt, sondern nur einer weiteren dogmatischen Behandlung unterworfen.

So sehr es berechtigt ist, das philosophische System Wundts als in einzelnen Punkten widersprüchlich und ambivalent zu bezeichnen, so wenig wird man diesem herausragenden Denker gerecht, wenn man ihm eine mangelhafte Auseinandersetzung mit den Grundfragen der Philosophie vorwirft.

Eine den geistigen Hintergrund Wilhelm Wundts ebenfalls unzulässig verkürzende Position ist hier von Interesse, nämlich die vor allem in der amerikanischen Literatur vertretene These, Wundt habe seine Methodik als unmittelbare Fortführung der von John Stuart Mill (1843) in England erarbeiteten Erkenntnistheorie verstanden (Titchener 1921, Boring 1950). Wie Danziger (1980) nachweist, liegt

"der Schlüssel zu der vorherrschenden Fehlinterpretation von Wundts psychologischen Theorien in der Tatsache, daß sein Werk und dasjenige der Mehrheit seiner englischsprachigen Interpreten auf völlig verschiedenen geistesgeschichtlichen Traditionen beruhen. Diese sind die Tradition des deutschen Idealismus auf der einen und diejenige des britischen Empirismus auf der anderen Seite." (Danziger 1980, S. 75; Übersetzung von P.H.)

Wundts Denken war der groß angelegte Versuch, sowohl die antimetaphysischen als auch die antimaterialistischen Kritiken des deutschen Idealismus - vor allem sensu Kant und Fichte - mit einer sich als Wissenschaft vom Menschen verstehenden Psychologie zu verbinden. Daß Wundt durch seinen erkenntnistheoretischen Realismus trotz der an Kant erinnernden Apperzeptionslehre und der Betonung der "Akthaftigkeit" des menschlichen Seelenlebens in einen letztlich sogar grundsätzlichen Widerspruch zu Kant geraten ist, genau das macht das Verständnis seiner Philosophie so schwierig und führte geradezu notwendigerweise zu einer verwirrenden Vielfalt von einander ausschließenden Interpretationen seines Werkes.

Eine weitere Vertiefung der Wundt-Debatte ist hier nicht am Platz; sie erschließt sich über die angegebene Sekundärliteratur. Es wird jedoch auch auf der bislang erarbeiteten Grundlage deutlich, mit welch originellem, kritischem und mit eigenen Widersprüchen ringendem Denken Kraepelin es zu tun bekam, als er, ein Leipziger Medizinstudent, in die über mehr als vier Jahrzehnte dauernde persönliche Beziehung zu Wilhelm Wundt eintrat. Die in der Kapitelüberschrift gestellte Frage, ob zwischen beiden nur ein einfaches Lehrer-Schüler-Verhältnis bestand, läßt sich bereits nach dem jetzigen Stand der Argumentation eindeutig verneinen. Wundt wurde für Kraepelin sowohl persönlich als auch wissenschaftlich zur bestimmenden Figur. Wie weit ging nun die Rezeption des Wundtschen Werkes durch Kraepelin, wie ist also diese Beziehung inhaltlich näher zu bestimmen?

Kraepelin übernahm von Wundt den geradezu unbedingten Glauben an den Wert des Experimentes für die physiologische Psychologie. Die Tatsache, daß Kraepelin das wiederholbare, überprüfbare, intersubjektiv problemlos kommunikable Experiment als entscheidendes Medium für die Erforschung seelischer Funktionen und Krankheiten verstanden hat, läßt sich an zahllosen Stellen in seinem Werk nachweisen (vgl. IV.2. - 4.). Der Versuch bedeutet für Kraepelin, ganz in Übereinstimmung mit der naturwissenschaftlichen Diktion und auch mit derjenigen Wundts, den zu untersuchenden Parameter in seiner Abhängigkeit von durch den Untersucher vorher festgelegten und stets steuerbaren Einflüssen zu beschreiben.

Dabei war es für Wundt wie für Kraepelin eine Selbstverständlichkeit, daß das psychologische Experiment nicht nur die im Mittelpunkt des Bewußtseinsfeldes stehenden seelischen Aktivitäten erfassen soll - also etwa einen aktuell erfahrenen Gegenstand -, sondern sich gerade auch denjenigen seelischen Phänomenen anzunähern hat, die nicht unmittelbar willentlich beeinflußt werden (können), die also in diesem Sinne "unbewußt" sind.

Ein solches, nicht mit der Psychoanalyse zu verwechselndes Konzept von unbewußten seelischen Inhalten zielte auf Charakterzüge, bereitliegende Handlungsdispositionen, dauerhafte affektive Grundgestimmtheiten ab. Über Jahrzehnte hat sich Kraepelin hartnäckig mit dem Problem auseinandergesetzt, ob und wie es unter Anwendung der experimentellen Psychologie möglich sein könnte, wissenschaftliche - und daß heißt hier quantitative - Aussagen über die "persönlichen Grundeigenschaften" zu machen. Daß Kraepelin in einer seiner letzten Publikationen (selbst-) kritisch die Arbeit seines Schülers Johannes Lange über die "Messung persönlicher Grundeigenschaften" kommentiert, zeigt deutlich, wie sehr ihn dieses Thema beschäftigt hat (Kraepelin 1925, Lange 1925).

Auf der Ebene der Willensfunktionen und ihrer theoretischen Interpretation hat Kraepelin den Wundtschen Voluntarismus nur zu einem Teil in sein eigenes Denken übernommen. Wie bereits erörtert, hatte Wundt den Willen als eng mit der "Apperzeption" verbundene seelische Leistung verstanden, die alle Erkenntnisvorgänge zumindest moduliert, wenn nicht gezielt steuert. Bei Wundt gibt es nun im Laufe der Entwicklung seines Denkens eine Tendenz, den Willen und seine Leistungen immer mehr vom biologischen Substrat wegzubewegen und auf eine übergeordnete, zwar nicht unbedingt im Fechnerschen Sinne panpsychistische, wohl aber metaphysische Ebene hin zu erweitern.

Demgegenüber stellt Kraepelin, obwohl auch er den Willen durchaus als zentrales seelisches Phänomen ansah (vgl. V.1.), die bei psychischen Krankheiten auftretenden, teilweise diese sogar charakterisierenden Willensstörungen cher auf der klinisch-deskriptiven Ebene heraus. Sein Willensbegriff behält auf diese Weise ein substratnahes, enger mit Trieb und Affekt verknüpftes Gepräge. Von einem philosophischen Voluntarismus im Wundtschen oder gar Schopenhauerschen Sinne wird man bei Kraepelin nicht sprechen können.

Auf einer noch höheren Abstraktionsebene, nämlich bei der Frage nach dem Zusammenhang zwischen Leiblichem und Seelischem, wird die von Kraepelin implizit durchgeführte Verkürzung der Wundtschen Konzeption noch deutlicher als hinsichtlich des Willens: Hatte schon Wundt selbst zum Leib-Seele-Problem und den damit eng verbundenen Aspekten der Kausalität und Zweckgerichtetheit eine sehr komplexe, nicht immer widerspruchsfreie und überdies noch einem steten Weiterentwicklungsprozeß unterworfene Position eingenommen, kann man also bereits bei Wundt keineswegs von einem klar beschriebenen und langfristig durchgehaltenen psychophysischen Parallelismus sprechen, so vertieft sich diese merkwürdige Ambivalenz bei Kraepelin noch erheblich.

Zwar sprach er sich immer wieder vehement gegen einen platten Materialismus und einen spekulativ überfrachteten Idealismus aus, jedoch spürt man oft eine zögernde Unsicherheit, so etwa bei den Hypothesen über die Ätiologie der Dementia praecox: Von der Idee einer Selbstvergiftung der Hirnrinde über die Entartungstheorie bis hin zur pathologischen Anatomie der Hirnrinde (Alzheimer, Nissl) - nicht selten entsteht der Eindruck, daß sich Kraepelin geradezu zurückhalten muß, um nicht der Versuchung zur rein somatischen Verankerung der beobachteten seelischen Phänomene zu erliegen. Auf diesem Hintergrund strahlen die in jeder Auflage des Lehrbuches geradezu kompromißlos formulierten Passagen über die unhintergehbare Zweireihigkeit der seelischen und körperlichen Vorgänge etwas eigenartig Isoliertes aus, sind sie doch nicht in einen substantiierten argumentativen Kontext eingebettet. Dieses Thema wird in Kapitel IV.2. vertieft.

Es sei an die kritischen Kommentare zu Wundt erinnert: Dieser habe zwar gegen den Materialismus Stellung bezogen, durch die Arbeitsweise seines Laboratoriums aber gerade eine zumindest elementaristische Psychologie - und sei es ungewollt - gefördert (Pauleikhoff 1987). Er sei den eigenen, ursprünglich naturwissenschaftlichen Ansätzen durch die Entwicklung einer idealistisch gefärbten Philosophie untreu geworden. So argumentieren - auf historisch-materialistischem Hintergrund - Güse und Schmacke (1976) sowie Arnold (1980). Nimmt man allerdings Wundts Anspruch ernst, einen systematischen philosophischen Ansatz vertreten zu haben, so müssen zumindest an der These des unkritischen Aufgebens früherer Überzeugungen erhebliche Zweifel angemeldet werden. Ohne Frage finden sich innerhalb der Wundtschen Philosophie und Psychologie gegenläufige Tendenzen, jedoch bedeutet dies keineswegs, daß Wundt sich von ursprünglich vertretenen Grundüberzeugungen explizit distanziert hat.

Mit Blick auf Kraepelin ist nun der entscheidende Punkt, daß er die spätere Wundtsche Entwicklung, vor allem was dessen philosophisches System angeht, zwar unverändert auf dem Hintergrund persönlicher Dankbarkeit betrachtet, nicht jedoch im Sinne einer wirklichen inhaltlichen Auseinandersetzung mitverfolgt haben dürfte.

Wenn Kraepelin immer wieder angelastet wird, er habe sich zu sehr auf die Untersuchung der von ihm hypostasierten Krankheitsvorgänge, allenfalls noch auf die Auswirkungen derartiger Vorgänge auf das erkrankende Individuum konzentriert und dabei die soziale Einbindung der Patienten mit ihrer möglicherweise pathogenen oder zumindest pathoplastischen Bedeutung vernachlässigt, so kann auch hier ein Zusammenhang mit Wundt gesehen werden, obwohl sich Kraepelin diesbezüglich nicht äußert. Wie Schneider (1990) herausgearbeitet hat, hat sich nämlich auch Wundt wissenschaftlich im wesentlichen bei der Psychologie des Individuums aufgehalten, obwohl - paradoxerweise - sein Spätwerk der Völkerpsychologie gewidmet ist:

"Er (Wundt; P.H.) kann ... nicht klären, warum sich Menschen in Gemeinschaften ... anders verhalten, ja vielleicht sogar anders denken, als im Zustand des Alleinseins. Ideen der Massen- und der Sozialpsychologie sind bei Wundt bis zur Jahrhundertwende nicht vorhanden, und auch in der 'Völkerpsychologie' werden Fragestellungen dieser Art nur rudimentär reflektiert. ... Im letzten Band der 'Völkerpsychologie' (1920) greift er zwar die Idee des Wertes im Zusammenhang mit dem Kulturbegriff wieder auf. Der Wert einer Kulturhandlung bemesse sich dabei an der Fähigkeit des psychophysischen Individuums, Vergangenheit, Gegenwart und Zukunft durch Willenshandlungen miteinander zu verknüpfen. Wundt führt diesen Gedanken jedoch nicht aus." (Schneider 1990, S. 92)

Kraepelins Optimismus hinsichtlich der Bedeutung der physiologischen Psychologie Wundtscher Provenienz für die klinische Psychiatrie wird nachempfindbar, wenn man sich die von experimentalpsychologischem Pioniergeist gekennzeichnete Atmosphäre im Leipziger Laboratorium vergegenwärtigt. Andererseits wird seine oft erstaunliche Unbekümmertheit, was methodische oder grundsätzliche Probleme anbetrifft, wohl nur durch ein pragmatisch *verkürztes*, jedoch insoweit *nicht verzerrtes* Wundt-Verständnis plausibel: Er folgte Wundt vollständig hinsichtlich der experimentellen Zugangsweise zum Seelenleben sowie der Konzen-

tration auf die individuellen seelischen Vorgänge und Leistungen; Kraepelin reflektierte aber nicht das für Wundt immer zentraler werdende philosophische
Problem der wissenschaftlichen Erforschbarkeit von seelischen Zusammenhängen und deren Vernetzung mit anthropologischen und, noch fremder für Kraepelin, ontologischen Zusammenhängen.

Pointiert gesagt, war die von Wundt selbst im Laufe von Jahrzehnten entwik-
kelte wissenschaftliche Matrix um einiges zu vielschichtig, vielleicht auch zu
widersprüchlich, um als tragfähiges Gerüst für die an den Bedürfnissen konkreter
psychiatrischer Forschung und Diagnostik orientierte Kraepelinsche Methodik
dienen zu können.

Den zergliedernd-analytisch vorgehenden Wundt hat Kraepelin sowohl in
praxi als auch in Bezug auf die experimentalpsychologischen Grundlagen sehr
gründlich rezipiert; den systematisierend-synthetischen, ja den spekulativen
Wundt - der selbst zumindest aus der Perspektive seiner letzten Lebensjahre diesen Aspekt für den wesentlicheren gehalten hat - hat Kraepelin weder für psychiatrisch relevant gehalten noch reflektiert. Um es, weil es wichtig ist, noch einmal zu sagen: Diese Verkürzung der Wundtschen Position ist, sei sie ganz gezielt oder eher unreflektiert, wenn auch entsprechend der pragmatisch-eklekti-
schen Ausrichtung Kraepelins zustande gekommen, nicht als schwerwiegende
Verzerrung zu verstehen; dennoch stellt sie die bedenkliche Loslösung des For-
schungsmittels Experiment aus seiner, von Wundt ausführlich entwickelten wissenschaftstheoretischen Einbettung dar.

Genau dies führte aber dazu, daß sich Kraepelins Wissenschaftsoptimismus
nicht zuletzt durch die Abspaltung der komplexen und nachdenklich-zweifelnden
Anteile der Wundtschen Philosophie ungebremst weiterentwickeln konnte; klar
ist aber auch, daß Kraepelin so Gefahr lief, die bei Wundt offen angesprochenen
oder zumindest aus dem Kontext erschließbaren philosophischen Probleme und
deren Rückwirkungen auf die Forschungspraxis zu unterschätzen.

Dieses spezifische Moment, die Überbewertung des Praktischen zum Nachteil
des Theoretischen, begegnet bei der Betrachtung von Kraepelins Werk des öfteren; es kann mit Recht sogar als eines der zentralen Probleme der Kraepelinschen Psychiatrie, aber auch all derer, die sich heute auf sie berufen, angesehen
werden (vgl. IV.2. und VI.3.). Insoweit trifft von Engelhardts Einschätzung der
zeitgenössischen medizinischen Forschungskonzeptionen recht genau auf Kraepelin zu:

"Forschungsvollzug und Wissenschaftsreflexion verlaufen noch nicht auf getrennten Bahnen."
(von Engelhardt 1978, S. 95)

Abschließend noch ein Wort zur allgemeinen Situation der Wissenschaften im
ausgehenden 19. Jahrhundert: Wie Nipperdey (1990) gezeigt hat, gab es auch
nach dem Ende der naturphilosophischen Tradition, also schon im Zeitalter der
Naturwissenschaften, eine Periode, in der die einzelwissenschaftliche Spezialisierung noch nicht ein derartiges Primat erlangt hatte, daß übergeordnete syste-
matisierende Ansätze von vornherein unter "Metaphysikverdacht" gerieten:

"Die deutsche Wissenschafts- und Universitätstradition begünstigte auch ganz allgemein die neue Wissenschaft. Die Lehrfreiheit erleichterte das Aufkommen eines neuen Gebietes, der Forschungsimperativ machte "alles" ... zum Gegenstand, der Wissenschaftsbegriff hatte noch eine Tendenz auch zur Einheit über den Disziplinen, das begünstigte das Gebiet zwischen Geist und Natur, das Gebiet einer möglichen Fundamentalwissenschaft." (Nipperdey 1990, S. 630)

Der Wechsel von dem noch die Gesamtheit im Blick habenden Wundt zum psychiatrischen "Einzelwissenschaftler" Kraepelin kann durchaus als symptomatisch verstanden werden für das ausgehende 19. bzw. beginnende 20. Jahrhundert:

"Die Wissenschaft wird wissenschaftlicher. Sie wird 'spezialistischer'. Sie wird 'positivistisch'. ... Man war streng, antispekulativ, asketisch, darauf verpflichtet, unsicher zu lassen, was unsicher war - das war ein Ethos. Das nun war eine Seite dessen, was wir 'Positivismus' nennen. Friedrich Meinecke hat im Rückblick auf dergleichen vom Laboratoriumsgeschmack gesprochen, den die Wissenschaft annahm. Die andere Seite des Positivismus war die zunehmend mikroskopische Spezialisierung und die Konzentration auf Tatsachen und Details, die Scheu vor großen Zusammenhängen, vor dem 'Geist' der Dinge." (Nipperdey 1990, S. 634)

Im gleichen Umfang, in dem die Spezialisten an Zahl und Einfluß in den Wissenschaften zunahmen, gingen die "Generalisten" zurück, als deren typischen Vertreter Nipperdey zweifellos zu Recht Kraepelins Zeitgenossen Max Weber (1864 - 1920) nennt (vgl. Frommer und Frommer 1990). Man darf aus dem Niedergang der Philosophie als sinnstiftender und die Einzelwissenschaften verbindender gedanklicher Rahmen nun aber nicht schließen, daß die Wissenschaft generell den Anspruch auf das Erklären übergeordneter Zusammenhänge aufgegeben habe. Allerdings verlagert sich dieser Anspruch von der Philosophie weg in Richtung auf einzelne Disziplinen:

"Es gibt andere Wissenschaften mit universalen Ansprüchen wie Psychologie und Soziologie oder mit größerer Aktualität wie die Nationalökonomie ... ." (Nipperdey 1990, S. 635)

Spricht man von Kraepelin als typischem Vertreter einer sich spezialisierenden Einzelwissenschaft - in diesem Fall der Psychiatrie -, so darf man eines nicht übersehen: Obwohl sein ursprüngliches Psychiatrieverständnis zweifellos ein medizinisches war, erweiterte er im Laufe der Zeit den psychiatrischen Kompetenzbereich ganz beträchtlich in Richtung auf forensische, gesellschaftspolitische und kulturelle Aspekte (vgl. IV.5. - 6.). Er stellte seine Wissenschaft also doch, wenn auch ohne die für Wundt so charakteristische philosophische Fundierung, in einen sehr breiten, die streng empirische Ebene immer wieder sprengenden Zusammenhang. Genau dies macht Kraepelin zu einem sehr aussagekräftigen Beispiel für die *Unmöglichkeit wertfreier Einzelwissenschaft* (vgl. VI.4.).

# IV.2.  Philosophie

Ein Philosoph, so liest man oft, sei Kraepelin nicht gewesen, ganz im Gegenteil habe ihn theorielastiges oder gar spekulatives Denken stets abgestoßen. Emil Kraepelin - ein philosophiefeindlicher Vertreter des Szientismus?

Nun sind viele der groben Vereinfachungen, die auf Kraepelin gemünzt sind, nicht völlig falsch, aber sie bleiben eben grob und vereinfachend. Die Philosophie hat sehr wohl, und zwar in zweierlei Hinsicht, Bedeutung für Kraepelin und seine Psychiatrie gewonnen: erstens während seiner Schul- und Studienzeit sowie der jahrzehntelangen Freundschaft mit Wilhelm Wundt - dies ist gleichsam die offenkundige, leicht zugängliche Seite; und zweitens - die weitaus komplexere, da nur indirekt angehbare Problematik - hinsichtlich der Auswirkungen impliziter philosophischer Vorannahmen auf sein Psychiatrie- und, allgemein, Wissenschaftsverständnis. Beide Aspekte sollen zur Sprache kommen.

Es wird nicht immer als hilfreich empfunden, wenn auf den philosophischen Implikationen der Psychiatrie insistiert wird. Um so wichtiger erscheint es, eine prägnante Stellungnahme des englischen Klinikers Sir Aubrey Lewis zu erwähnen, die einem erst 1991 veröffentlichten Manuskript aus dem Jahre 1961 entnommen ist:

"Finally, the issue that is most frequently before the psychiatrist, although it is sometimes overlooked or ignored, is the question of his philosophical background. Nobody in psychiatry can do without a philosophical background, but very often it is an implicit and not an explicit one. If you consider the history of psychiatry, you can see that philosophical factors have weighed very heavily in determining its direction and course. At the present time the dominant philosophical schools in different countries differ very widely, and this must affect subtly or overtly the theoretical standpoint and the practical activity of psychiatrists exposed to their influence. This matter has received much less attention than it deserves. Philosophical influences, social influences, cultural influences, religious influences, ideological influences, all play their part in moulding the mental outlook of psychiatrists. We need to acknowledge and reckon with this when we are trying to establish a truly sound, scientific discipline of psychiatry." (Lewis 1991, S. 585)

Die Richtigkeit dieser These wird sich am Beispiel Kraepelins bestätigen lassen.

Nun hatte Kraepelin Zeit seines Lebens nicht viele persönliche Kontakte zu Philosophen. Sollte man Wilhelm Wundt zu den Philosophen rechnen, so müßte man ihn natürlich als eine ganz wesentliche Ausnahme von dieser Regel bezeichnen (vgl. IV.1.). Auf denjenigen, der Kraepelin einen entschieden unphilosophischen Psychiater nennt, wird die folgende Bemerkung aus seinen Lebenserinnerungen erstaunlich wirken; sie bezieht sich auf die Jahre 1874 bis 1876, als Kraepelin in Leipzig und Würzburg Medizin studierte:

"Daneben begann ich mich mit Philosophie zu beschäftigen und trat in den akademisch-philosophischen Verein ein, der damals unter der Leitung von Avenarius blühte, und in dem ich die Bekanntschaft der freilich weit älteren Herren Kehrbach, Vaihinger, Eduard Meyer, Moritz Wirth machte. ... Im Sommer 1876, wo die Staatsprüfung in weiter Ferne zu stehen schien, beschäftigte ich mich vor allem eifrig mit dem Lesen philosophischer Werke, Kant, Hume, Locke, Berkeley, Hobbes, Schopenhauer, de la Mettrie u.s.f. Der Anstoß dazu kam besonders aus dem Umstande, daß ein älterer Freund, Rieck, seine philosophische Doktorarbeit 'Studien zum Begriffe der Notwendigkeit' zu verfassen hatte und mich für die Frage nach dem Ursprunge des Kausalitätsbegriffes interessierte." (1983, S. 3/4)

Betrachtet man diese Schilderung isoliert, so könnte der Rückschluß auf ein tiefergehendes, sich spätestens seit der Studienzeit entwickelndes philosophisches Interesse naheliegen. Andererseits findet sich jedoch in Kraepelins psychiatrischem Werk gerade keine fundierte Auseinandersetzung mit philosophischen Argumenten.

Von den namentlich genannten Mitgliedern des "Akademisch-philosophischen Vereins" in Leipzig ist hinsichtlich eines möglichen Einflusses auf den gerade 18-jährigen Kraepelin vor allem Richard Avenarius (1843 - 1896) von Bedeutung. Dessen Philosophie war Teil der positivistischen und neukantianischen Bewegung in der zweiten Hälfte des 19. Jahrhunderts und vertrat eine strikt antimetaphysische Haltung, orientierte sich an der Empirie und zeigte - besonders typisch für den "Zeitgeist" - eine enorme Wertschätzung für die Ideen der Entwicklung und des Fortschrittes. Avenarius rückte einen radikalisierten Erfahrungsbegriff in das Zentrum seiner Theorie des "Empiriokritizismus". Um aus dem Dilemma der Subjekt-Objekt-Dichotomie zu entkommen, wollte er nur noch die "reine Erfahrung" gelten lassen, die sich, bereinigt von jedweder Metaphysik, in völlig gleicher Weise sowohl auf äußere Gegenstände wie auch auf inneres Erleben, auf die subjektive Seite, auf das "Ich" zu beziehen habe. Eine recht komplexe Zeichentheorie vernetzte die verschiedenen Bezugssysteme des Menschen, etwa die Umgebung, das Nervensystem, die Nahrung und die verbal-kommunikative Ebene. Ganz anders als bei seinem Lehrer Wundt, findet sich bei Kraepelin keine unmittelbare Auseinandersetzung mit dieser Philosophie, obwohl Avenarius' realistisch-antimetaphysisches, ja biologie-freundliches Konzept dem Selbstverständnis eines naturwissenschaftlich orientierten Mediziners entgegenkommen mußte. Allerdings sah sich der Empiriokritizismus seinerseits bald heftigen Angriffen aus verschiedenen Lagern ausgesetzt: Wundt prangerte ihn 1898 in seinen Schriften "Über naiven und kritischen Realismus" als verkappte, sich selbst überschätzende und verkennende Metaphysik an, und auch von materialistischer Seite wurde ihm philosophische Originalität abgesprochen.

Daß es sich bei dem von Kraepelin erwähnten Vaihinger um den Philosophen Hans Vaihinger (1852 - 1933) handelt, ist nicht sicher, aber immerhin möglich, nachdem Vaihinger auch in Leipzig studiert hat; allerdings war dieser Philosoph nicht wesentlich älter als Kraepelin selbst und entwickelte seine später unter den - wie alle derartigen Abbreviationen - wenig informativen Schlagworten "Fiktionalismus" oder "positivistischer Idealismus" bekannt gewordene Lehre erst einige Jahre nach einem möglichen Zusammentreffen mit Kraepelin in Leipzig.

Die jetzige Quellenlage gestattet es nicht, abschließende Aussagen darüber zu machen, wie intensiv sich Kraepelin wirklich mit der von Reihenfolge und Zusammenstellung her irritierend inhomogenen Gruppe von Philosophen auseinandergesetzt hat, deren Texte er in seiner Leipziger Studienzeit "eifrig studiert" hatte. Immerhin wird man davon ausgehen dürfen, daß sein sich während des Medizinstudiums formierendes Wissenschaftsverständnis von der damals aktuellen Diskussion um den Stellenwert der philosophischen Erkenntnistheorie im Zeitalter der "positiven Wissenschaften" nicht unbeeinflußt geblieben ist. Es findet sich aber in Kraepelins Werk kein weiterer Reflex dieser frühen Kontakte mit Philosophie. Nach jetzigem Kenntnisstand muß vielmehr davon ausgegangen werden, daß einzig durch die Person Wilhelm Wundts für Kraepelin ein dauerhafter Brückenschlag zu den Geisteswissenschaften ermöglicht wurde (vgl. IV.1.).

Kraepelin intendierte eine Psychiatrie, die möglichst unabhängig von theoretischen, philosophischen oder gar, was er oft gleichsetzte, spekulativen Vorannahmen sein sollte. Nichtsdestotrotz ist natürlich auch seine Position intensiv verbunden mit verschiedenen philosophischen Konzepten. Dieser Umstand als solcher ist noch nicht unbedingt ein gravierendes Problem, wohl aber Kraepelins Tendenz, philosophische Annahmen mehr oder weniger implizit zu machen, sie also weder klar zu benennen noch in ihrer Bedeutung kritisch zu hinterfragen. Sehr im Unterschied zu seinen gemäß den jeweils neuesten empirischen Befunden wechselnden nosologischen Akzentsetzungen hinterfragte er die philosophischen Grundlagen seines Psychiatrieverständnisses nicht mehr, nachdem sie einmal integraler Bestandteil seines Gesamtkonzeptes geworden waren. Dies mußte notwendigerweise zu einer Unterschätzung der beteiligten philosophischen Prämissen führen.

Auf diese Weise hat Kraepelin manche philosophischen Probleme zwar unbeabsichtigt, jedoch umso nachhaltiger in die psychiatrische Diskussion "importiert". Im Grunde gelingt somit ein Zugang zu Kraepelins wissenschaftstheoretischen Grundüberzeugungen nur indirekt, nämlich über sein psychiatrisches Handeln und Schreiben - eine ausschließlich fachphilosophische Einordnung, etwa als Realist oder Dualist, geht hingegen an seinem Denken vorbei. Auf dem jetzt erarbeiteten Hintergrund kann man sein Philosophie- und Wissenschaftsverständnis unter die folgenden *vier Oberbegriffe* fassen, wozu jeweils textgestützte Argumente angeführt werden sollen: Realismus, Parallelismus, "Experimentalismus" und Naturalismus.

Was den *Realismus* betrifft, so verhält es sich auch hier so, daß Kraepelin niemals explizit äußert, er sei - im philosophischen Sinne - ein Realist. Betrachtet man jedoch sein gesamtes psychiatrisches Werk unter diesem Gesichtspunkt, so geht daraus eine realistische Grundeinstellung eindeutig hervor. Ein Beispiel:

"Der von den Sinnen gelieferte und durch die Aufmerksamkeit geklärte Erfahrungsrohstoff bildet die Grundlage aller weiteren geistigen Arbeit und somit auch des gesammten Vorstellungsschatzes des Menschen. ... Je unvollkommener und verfälschter die Nachrichten von der Außenwelt zur Wahrnehmung gelangen, desto lückenhafter und unzuverlässiger wird die Anschauung bleiben, welche sich im Bewußtsein des Menschen von seiner Umgebung, vom eigenen Ich und von der Stellung dieses Letzteren zu seiner Umgebung entwickelt." (1899, Bd. 1, S. 126 - 127)

Wie sich diese Art von philosophischem Realismus konkret in Kraepelins Vorstellungen vom menschlichen Erkenntnisvermögen umgesetzt hat, wird im Kapitel V.1. dargestellt. Hier geht es um die allgemeinen philosophischen Annahmen. Die trotz der Erwähnung von Locke und Hume ausbleibende Diskussion der Ideen des Empirismus oder des Positivismus erstaunt insofern, als gerade in den letzten Jahrzehnten des 19. Jahrhunderts der Positivismus einen sehr starken Einfluß auf die Naturwissenschaften, aber auch auf Medizin und Psychiatrie, ja sogar auf die Rechtswissenschaft ausgeübt hat (vgl. III. und IV.5.). Außerdem gab es zu Beginn des 20. Jahrhunderts eine recht breit angelegte philosophische Kontroverse über die erkenntnistheoretischen Konsequenzen des Realismus. Einige der in diesem Diskurs engagierten Philosophen und Psychologen, wie etwa Oswald Külpe (1862 - 1915), Hans Driesch (1867 - 1941) und Erich Becher (1882 - 1929), waren sehr wohl an psychiatrischen Fragen interessiert. Zwei von ihnen, nämlich Külpe und Becher, arbeiteten wie Kraepelin an der Ludwig-Maximilians-Universität in München. Nach jetzigem Kenntnisstand hat sich Kraepelin in diese Diskussion nicht aktiv eingeschaltet. Dennoch kann es keinem begründeten Zweifel unterliegen, daß für ihn die Existenz einer vom Untersucher unabhängigen "wirklichen Welt" nicht in Frage stand. Diese Wirklichkeit beinhaltete natürlich auch andere Menschen und deren gesunde oder gestörte geistige Vorgänge.

Ganz selten in Kraepelins Werk kommt es vor, daß dieser strikt realistische Ansatz zumindest bei oberflächlicher Betrachtungsweise in die Nähe eines kritischen Realismus rückt. So etwa könnte man in Anbetracht der bisherigen Ausführungen über Kraepelins Einstellung zur Philosophie erstaunt sein, wenn man die folgenden Sätze zur Kenntnis nimmt:

"Alles Sein ist für uns zunächst inneres Erlebnis. Die Form dieser inneren Erfahrungen bezeichnen wir als Bewußtsein; unser Seelenleben stellt die Kette der sich aneinanderschließenden Bewußtseinsvorgänge dar." (1921b, Bd. 1, S. 1)

Kraepelin erklärt hier, daß wir Zugang zu den Objekten nur über unser Bewußtsein haben. Man könnte nun diesen Satz im Sinne des transzendentalen Ansatzes Kants oder gar Fichtes interpretieren - und ihn damit gründlich mißverstehen. Es geht hier Kraepelin keineswegs um die vom transzendentalen Idealismus postulierte fundamentale Abhängigkeit des Seins vom Bewußtsein; vielmehr handelt es sich um eine typisch Wundtsche Argumentation. Es wird nämlich die Bedeutung der mentalen Vorgänge für die Entstehung von Wissen hervorgehoben. Diese mentalen Akte sind aber für Kraepelin nun keineswegs, wie Kant argumentiert hatte, apriorisch vorhanden im Sinne der Kategorienlehre. Vielmehr betrachtet sie Kraepelin durchaus als aposteriorisch und empirischer, insbesondere psychophysiologischer Forschung zugänglich. Auch dieser Aspekt des Kraepelinschen Psychologieverständnisses gewinnt an Aktualität, wird doch in jüngster Zeit eine lebhafte Diskussion um die Möglichkeit der Evolution kategorialer Strukturen geführt (Hundert 1989, 1992).

Wiederholt weist Kraepelin darauf hin, daß nach seiner Auffassung der psychiatrische Untersucher in möglichst objektiver Weise zu beschreiben hat, was er *findet*, was wirklich existiert oder was die Natur ihm präsentiert, nicht aber etwas, was er bloß *konstruiert*. Die Formulierungen sind jeweils unterschiedlich, das Ergebnis ist jedoch eine klar realistische philosophische Vorgabe: So spricht er lobend von Erkenntnissen, "die ein getreues Abbild der Welt liefern", und vom "Spiegel der Wirklichkeit" (1904a, S. 209); es müsse "festgestellt werden ..., was ist" (1920b, S. 356/357), erforderlich sei die "genauere Fühlung mit der Wirklichkeit" (1909, S. 529), eine "künstliche" Grenzziehung, "von der die Natur nichts weiß" (1899, Bd. 2, S. 404), müsse aufgegeben werden. Die Beispiele ließen sich unschwer vermehren.

Auch nachdem Kraepelin ab der 7. Auflage des Lehrbuches eine autonome Tätigkeit der "Einbildungskraft" gleichsam als Garantin von Kreativität und Spontaneität einräumte (vgl. V.1.), hält er an seinem Realismus fest. Ja, er bekräftigt diesen noch mit der für das Wissenschaftsverständnis der 2. Hälfte des 19. Jahrhunderts sehr typischen Differenzierung zwischen Wissen, Glaube und Irrtum:

"Indessen zeigt uns die Geschichte der Verstandesentwicklung beim Einzelnen wie bei der Menschheit, dass mit zunehmender Reife immer schärfer diejenigen Erkenntnisse, die ein getreues Abbild der Welt liefern, sich abscheiden lassen von jenen, die aus der freien Umgestaltung der Erfahrung hervorgegangen sind. Die ersteren bilden den Inhalt unseres Wissens, die letzteren denjenigen unseres Glaubens ... . [Es vollzieht sich] mehr und mehr die oben angedeutete Scheidung, namentlich auf jenen Gebieten, auf denen eine stete und zuverlässige Berichtigung der Erkenntnis durch immer neue Erfahrung möglich ist. Auch hier können allerdings Abweichungen zwischen Wirklichkeit und Anschauung entstehen, die auf den natürlichen Unvollkommenheiten unserer Auffassung und unserer Denkgewohnheiten oder auf zufälligen Fehlervorgängen beruhen. Wir nennen sie Irrtümer." (1904a, S. 209)

Berrios (1991b) hat kürzlich darauf hingewiesen, wie sehr gerade die Problemgeschichte des Wahns mit dieser Trennung von Wissen und Glaube ("knowledge and belief") verknüpft ist (vgl. V.1.).

Die Konsequenzen des Kraepelinschen Realismus für die psychiatrische Nosologie liegen auf der Hand: Sein Ansatz führt nämlich zu der Hypothese, daß es natürliche Krankheitseinheiten gibt, die dem Untersucher von der Natur präsentiert werden, die völlig unabhängig von ihm existieren. Der Wissenschaftler beschreibt also das, was er objektiv vorfindet oder, noch knapper formuliert, er beschreibt "Gegebenes". Seine eigene mentale Aktivität, etwa bei der Aufstellung wissenschaftlicher Hypothesen oder gar diagnostischer Systeme in der Psychiatrie, wird aufgrund dieses Ansatzes eher unterschätzt.

Kraepelin benutzt recht gerne den Terminus "das Wesen". So etwa spricht er immer wieder vom "Wesen des Krankheitsvorganges". Dies könnte zu dem Fehlschluß führen, daß sein Verständnis von "Wesen" ähnlich demjenigen Husserls oder Binswangers als bedeutendem Repräsentanten der anthropologischen Psychiatrie ist. Davon kann aber gar keine Rede sein. Die fundamentalen Unterschiede zwischen Kraepelins philosophischen Vorannahmen und der Husserlschen Phänomenologie liegen auf der Hand. In Anbetracht dieser drastischen theoretischen Inkompatibilität ist es aber umso bemerkenswerter, daß gerade anthropologisch orientierte psychiatrische Autoren sich oft auf Kraepelins klinische

Einteilung beziehen und vor allem die Bedeutung seiner Dichotomie der endogenen Psychosen herausstreichen; besonders augenfällig wird dies bei Binswanger selbst (Binswanger 1957, 1960).

Kraepelin vertrat bezüglich des Leib-Seele-Problemes den Standpunkt des *psychophysischen Parallelismus*. Wie Wilhelm Griesinger, den er wegen seiner ausgesprochen kritischen Position gegenüber spekulativen psychiatrischen Theorien lobte, kritisierte Kraepelin die reduktionistischen Ansätze vor allem materialistischer Art, die seelische Phänomene für schlechthin identisch mit neurophysiologischen Prozessen erklärten. Er spricht wiederholt von zwei Reihen von Phänomenen, die somatische und die psychische, die zwar eindeutig unterschiedlich, jedoch aufs Engste verbunden seien:

"Allein, so fest wir auch an dem Grundsatz hängen, ohne den eine wissenschaftliche Psychiatrie überhaupt unmöglich wäre, daß nämlich ein gesetzmäßiger Parallelismus zwischen körperlichem und geistigem Geschehen existirt, so wichtig ist es doch, sich immer zu vergegenwärtigen, dass diese Beziehung mit der Annahme eines einfachen ursächlichen Zusammenhanges nicht erschöpft ist, wie das etwa Griesinger in dem bekannten Satze 'Geisteskrankheiten sind Gehirnkrankheiten' unzutreffend formuliert hat." (1887b, S. 17/18)

Auf die Tatsache, daß Kraepelin Griesingers Position hier in unzulässiger Verkürzung wiedergibt, ist im Kapitel III. eingegangen worden. Kraepelin verteidigte in Anlehnung an Wundt die Existenz seelischer Phänomene gegen alle Arten von "Hirnmythologien". Diese polemische Bezeichnung wendete er auch auf die Thesen des Wiener Psychiaters Meynert an, dessen Persönlichkeit ihn im übrigen offenbar beeindruckt hatte (vgl. II.). An einer anderen Stelle polemisiert Kraepelin gegen den

"Standpunkt eines naiven Materialismus ... , dem mit der Untersuchung der physischen Grundlagen unseres Seelenlebens die Arbeit der Psychologie und Psychiatrie bereits vollkommen gethan erscheint. Dass dieser Standpunkt nicht etwa bloß überwundenen Epochen unserer geschichtlichen Entwicklung angehört, sondern noch heute mehr oder weniger klar bewußt den Anschauungen unserer psychiatrischen Schriftsteller vielfach zugrundeliegt, das beweisen Ausdrücke wie 'moralische Fasersysteme', 'Logik des Hirnprocesses', 'corticale Schlussbildungen', 'Herde von Innervationsgefühlen', 'Vorrathsstellen von Erinnerungsbildern' und Aehnl." (1887b, S. 12)

Auch eine noch so genaue Erfassung somatischer Vorgänge, die "durchaus vollständige Anschauung von den feinsten molekularen Prozessen im Gehirn" (1883d, S. 3), ist also eo ipso keine psychopathologische Erkenntnis. Insoweit kann der Argumentation Hoenigs (1983) nicht gefolgt werden, wonach Kraepelin eine "ausschließlich somatische Zugangsweise" zum Seelenleben vertreten habe. Kraepelins wesentliche Intention ist vielmehr gegen jede Art von metaphysischer Konstruktion des Leib-Seele-Zusammenhangs gerichtet: Recht eindeutig geht aus seinen Texten hervor, daß er den strikt idealistischen und materialistischen Standpunkt ablehnt. Konsequenterweise - und hier kommen philosophisch komplexe Sachverhalte ins Spiel, die Kraepelin selbst nicht anspricht - wendet er sich aber auch gegen einen metaphysischen Dualismus, also gegen die Annahme zweier völlig getrennter Wesenheiten, die allenfalls zufällig einmal miteinander verbunden sein könnten; dies nennt er schon in seinen frühen Texten geradezu abschätzig "die landläufige dualistische Hypothese einer selbständigen immateriellen, vom Körperlichen loslösbaren Seele", die

"einer wissenschaftlichen Entwicklung der Psychiatrie ausserordentlich hindernd im Wege gestanden hat, da sie das Forschungsobjekt derselben aus dem Bereiche der Erfahrungswissenschaften in denjenigen der Spekulation verpflanzte." (1883d, S. 1)

Seine Argumentation läuft demgegenüber auf einen weit eher forschungspraktisch denn erkenntnistheoretisch fundierten Parallelismus von Leib und Seele hinaus; sein Kommentar zu den Versuchen, diesen Hiatus philosophisch zu erhellen oder gar zu überwinden, entbehrt nicht eines ironischen, ja spöttischen Untertons:

"Wir haben es eben in der Psychiatrie nicht, wie in der übrigen Medicin, mit einer einheitlichen, sondern mit zwei prinzipiell von einander verschiedenen Klassen von Erscheinungen zu thun ... . Je nachdem das Streben nach Erkenntniss seinen Ausgangs- und Zielpunkt in der somatischen oder in der psychischen Seite des Irreseins sich wählt, müssen Aufgabe und Methode der Forschung so unvergleichbar verschieden sich gestalten, dass der innere Zusammenhang beider Richtungen nur von sehr erhabenem theoretischen Standpunkte aus noch construirt werden kann." (1887b, S. 4/5)

Erwartungsgemäß rief Kraepelins zwar philosophisch nicht fundiert begründete, aber doch deutlich artikulierte Position hinsichtlich der Leib-Seele-Frage die Kritiker des historisch-materialistischen Lagers auf den Plan. Er falle nämlich

"mit der Leugnung der Materialität psychischer Prozesse historisch hinter den Erkenntnisoptimismus der materialistischen Naturwissenschaftler auf die Positionen der somatischen Schule zurück." (Güse und Schmacke 1976, S. 182)

Dergestalt grobkörnige Einwände werden aber dem komplexen Ideengefüge des späten 19. Jahrhunderts, in das auch Kraepelins Psychiatrie eingebettet war, ebensowenig gerecht wie seine - im selben Kontext vorgenommene - pauschale Disqualifizierung als "reaktionärer Klassifizierer".

Im Gegensatz zu Wundt selbst, der sich intensiv mit der Frage des psychophysischen Parallelismus auseinandergesetzt hat (Wundt 1894), geht Kraepelin auf die im engeren Sinne philosophischen Aspekte des Leib-Seele-Problemes nicht ein. Insbesondere differenziert er nicht zwischen der "starken" Variante eines strikten Parallelismus und dem - erkenntnistheoretisch "schwächeren" - Konzept der psychophysischen Wechselwirkung, welches in der jüngeren Literatur zumeist als Interaktionismus bezeichnet wird. Daher wird auch ein schwerwiegendes Problem jedes parallelistischen Ansatzes bei Kraepelin gar nicht deutlich, der Umstand nämlich, daß jeder auch nur annähernd strikt definierte Parallelismus im Grunde mit der wirklichen Eigenständigkeit seelischer oder geistiger Phänomene gar nicht vereinbar ist. Denn schließlich gerät man unversehens in den Bereich des Kausaldeterminismus, wenn man seelische Phänomene als wirklich parallel, als in einer Art 1:1-Beziehung mit somatischen Vorgängen stehend, begreift.

Viele weitere Fragen bleiben nach der Lektüre der Kraepelinschen Ausführungen zum Leib-Seele-Problem offen. So etwa vermißt man eine Diskussion der wichtigen Frage, ob in seiner Variante des Parallelismus das Geistige mehr als eine bloße Funktion des materiellen Substrates ist, inwieweit also dem Geistigen tatsächlich - unbeschadet seiner postulierten Erforschbarkeit durch experimentelle Methoden - eine erkenntnistheoretische Selbständigkeit zukommt oder nicht. Zwar wird man Kraepelins auf die Gedankenwelt des späten 19. Jahrhunderts gestützter pragmatischer Grundeinstellung nicht gerecht, wenn man sie unbesehen an dem sich 100 Jahre später ausdifferenzierenden philosophischen Diskurs zum leib-seelischen Epiphänomenalismus, Funktionalismus oder Emergentismus mißt (Feigl 1958, Hastedt 1988). Andererseits überzeugt es aber auch nicht, wenn Kraepelin die von ihm immer wieder - und sehr zu Recht - aufgeworfenen Fragen letztlich mit der Bemerkung abtut, man könne sich hinsichtlich der Leib-Seele-Frage

"für die Bedürfnisse unserer Wissenschaft ... mit rein erfahrungsmäßigen Feststellungen begnügen, ohne die letzte Grundfrage nach dem inneren Wesen dieses Zusammenhanges zu berühren." (1918c, S. 179)

Als eine Konsequenz dieser nur bei oberflächlicher Betrachtung fest gefügt erscheinenden Position ist bei Kraepelin eine implizite Tendenz zum methodischen Monismus auszumachen. Dies bezieht sich natürlich vorwiegend auf seine Gedanken über die Psychologie als experimentell arbeitende Naturwissenschaft. Jedoch dürfen hier keine Mißverständnisse entstehen. Kraepelin vertrat mit Sicherheit keinen metaphysischen Monismus und, wie bereits mehrfach erwähnt, vor allem keinen materialistischen Standpunkt. Daher darf man ihn nicht in die unmittelbare Nähe von Ernst Haeckels Monismus rücken, worauf im Zusammenhang mit seinem Naturalismus noch einzugehen sein wird (Hoppe 1904). Wenn man Kraepelins pragmatische Haltung gegenüber der Philosophie im Auge behält, so kann man - dies aber mit gutem Grund - von einer schwachen Version eines methodologischen Monismus sprechen. Damit wird zum Ausdruck gebracht, daß Kraepelin ganz entschieden für quantitative Methoden votierte, wie sie von den Naturwissenschaften entwickelt und angewandt wurden. Andererseits erwähnte er weder den Terminus "methodologischer Monismus" noch zitierte er zeitgenössische Philosophen, die sich mit diesem Konzept eingehend auseinandergesetzt haben, wie etwa F. A. Lange (Verwey 1985) (vgl. III.).

Ohne Frage waren es Wundts Ideen, die Kraepelin daran hinderten, sich noch mehr, zumindest in methodischer Hinsicht, auf ein monistisches Wissenschaftsverständnis zuzubewegen. Kraepelins Konzeption des Leib-Seele-Problemes wird zwar von ihm selbst als parallelistisch bezeichnet, entbehrt aber gerade wegen des Mangels an philosophischer Reflexion nicht mancher Inkonsistenz und wirft so mehr Fragen auf, als sie beantwortet.

Die sprachlich unschöne Bezeichnung *"Experimentalismus"* soll darauf hinweisen, wie sehr Kraepelin, was die konkrete psychiatrische Forschung anbetrifft, dem damaligen naturwissenschaftlichen Ideal verpflichtet war. Wie im Kapitel IV.4. mit Blick auf seine psychopharmakologischen Untersuchungen erläutert werden wird, sollte nach seiner Auffassung das Experiment, insbesondere das psychologische, zum entscheidenden wissenschaftlichen Werkzeug gemacht werden. Dabei schwebte ihm durchaus nicht nur die Erforschung seelischer

Krankheiten, sondern auch des gesunden Seelenlebens vor, etwa im Hinblick auf den leistungspsychologischen Aspekt der "Arbeitskurve".

Wundt und Kraepelin war der theoretische Unterschied zwischen einem physikalischen und einem psychologischen Experiment zweifellos bewußt. Vor allem Kraepelin thematisierte diesen Punkt aber kaum. Die jeweiligen praktischen Versuchsanordnungen und die Auswertungen dürften sich kaum von physikalischen Versuchen unterschieden haben. Die folgenden Bemerkungen beleuchten Kraepelins starke Betonung des experimentellen Ansatzes und, ganz allgemein, seinen immer wieder durchscheinenden wissenschaftlichen Optimismus. Dieser war freilich eminent typisch für viele Wissenschaftler in der 2. Hälfte des 19. Jahrhunderts (vgl. III.):

"Alle leichteren Erkrankungsformen, ferner der Beginn und das Abklingen stürmischerer Störungen, namentlich aber das weite Zwischengebiet zwischen geistiger Gesundheit und Krankheit ... sind dem psychologischen Versuche in weitestem Umfange zugänglich. Dazu kommt, daß er uns erst in den Stand setzt, das Verhalten seelisch Gesunder zahlenmäßig zu umgrenzen und so den Maßstab festzulegen, nach dem die Größe der gefundenen Abweichungen beurteilt werden kann." (1920b, S. 359)

Über Psychosen, die während einer Inhaftierung auftreten, bemerkt Kraepelin, man könne "die Entstehung von Verfolgungsideen unter dem Drucke widriger Lebensschicksale mit der Klarheit des Versuches verfolgen ..." (1915, S. 1760). Und, in einer gleichsam noch stärkeren Version:

"Wir besitzen in den von der experimentellen Psychologie ausgearbeiteten Verfahren die Hilfsmittel, ein genaueres Bild von den Veränderungen des Seelenlebens festzulegen, wie sie die Natur durch ihre krankmachenden Eingriffe erzeugt." (1918c, S. 187)

Für Kraepelin wurde der experimentelle Zugang zum menschlichen Seelenleben eine Art Garant für die Wissenschaftlichkeit psychiatrischer Forschung. Diese Position verband, wie Schmiedebach (1985) herausgearbeitet hat, zahlreiche Vertreter der sich formierenden naturwissenschaftlichen Psychiatrie des späten 19. Jahrhunderts. Auch Kraepelin schätzte psychologische Experimente von ihrer Aussagekraft her zweifellos höher ein als die bloße Beschreibung klinischer Phänomene, so wichtig diese auch in nosographischer Absicht für ihn gewesen sein mag. Die so typische Verbindung von Parallelismus und experimenteller Methode einerseits mit tief verwurzelter, dabei mitunter naiv wirkender Skepsis gegenüber philosophischen Argumenten andererseits wird besonders augenfällig in einer Bemerkung des "späten" Kraepelin:

"Uns tritt nämlich weiterhin die ungleich schwierigere Frage entgegen, welche Beziehungen zwischen den nachgewiesenen Störungen der Hirnleistungen und den im Krankheitsbilde auftauchenden seelischen Veränderungen bestehen. Es ist ein weiter Weg, der zu diesem höchsten, vielleicht niemals ganz erreichbaren Ziele führt. ... Sind diese Anschauungen richtig, so wäre es zum Verständnis der Beziehungen zwischen Hirnleistung und Seelenäußerung zunächst erforderlich, ein klares Bild von dem Aufbau des Hirns aus seinen zahllosen einzelnen Werkzeugen und Werkzeuggruppen zu gewinnen. ... Um diese Fragen bearbeiten zu können, bedürfen wir aber andererseits auch einer bis in alle Feinheiten eindringenden Kenntnis unseres Seelenlebens. ... Auf dieser Grundlage könnte es dann möglich werden, allgemeinere und allmählich auch mehr ins einzelne gehende Beziehungen zwischen Hirnbau und seelischen Leistungen aufzufinden." (1918c, S. 179/180)

Introspektive Methoden werden von Kraepelin mit Skepsis betrachtet, sie seien zu subjektiv, mit zu vielen Fehlerquellen behaftet und vor allem experimenteller Aufschlüsselung nicht zugänglich. Besonders hart, oft polemisch geht Kraepelin mit der Psychoanalyse ins Gericht, worauf im Kapitel IV.4. näher eingegangen wird. Die von ihm offensichtlich selbst wahrgenommene Tendenz zur Vernachlässigung des idiographischen zugunsten des nomothetischen Momentes in der psychiatrischen Forschung veranlaßte Kraepelin nach 1918 allerdings zu einer vorsichtigen, aber nicht grundsätzlichen Kurskorrektur (vgl. IV.3.).

Schließlich ist noch auf Kraepelins *naturalistische* Perspektive einzugehen. In seinen frühen Schriften, vor allem in forensischem Zusammenhang (vgl. IV.5.), spricht er sich ausgesprochen dezidiert, ja hart gegen die Existenz apriorischer Ideen aus, wie etwa Willensfreiheit oder unveränderliche moralische Werte. Vielmehr hänge alles, was mit dem menschlichen Leben in Beziehung stehe, von der jeweiligen Zeit und den soziokulturellen Bedingungen ab, unter denen es auftrete. Für den frühen Kraepelin war demnach der Mensch nichts als ein Teil der Natur, und was auch immer ein Mensch tue, sei ausschließlich Produkt dieser natürlichen Existenz. Evolutionistischer Naturalismus steht Pate, wenn Kraepelin insbesondere die Moral als etwas explizit Relatives versteht:

"Mit dieser Anschauung verliert die Moral völlig ihren absoluten Werth und wird zum Produkt der kulturhistorischen Entwicklung; sie bleibt nicht etwas außerhalb des Menschen Existirendes, sondern ist damit an den Begriff der menschlichen Gesellschaft gebunden und wird aus den mannichfaltigen Wechselbeziehungen des Verkehrs heraus entstanden und durch sie begründet gedacht." (1880, S. 3)

Die stark vergröberte Unterteilung in eine "genetische" und eine "transzendentale" Moral hat für Kraepelin vor allem für die forensische Psychiatrie Bedeutung (vgl. IV.5.). Im jetzigen Kontext ist entscheidend, daß er - wie viele Naturwissenschaftler seiner Epoche - keinen Unterschied macht zwischen "transzendental" und "transzendent" und so den Kernpunkt der kritischen (Transzendental-) Philosophie Kants verkennt (vgl. Hoff 1990, Lauth 1984). Nach Kraepelins Auffassung seien nämlich für die "transzendentale" Moral

"die Grundsätze sittlichen Handelns ... ein für alle Mal durch die göttliche Weltordnung bestimmt, und die Strafrechtspflege hätte keine andere Aufgabe, als die Uebertretung derselben einerseits möglichst zu verhüten, andererseits aber jedem Fehltritte gegenüber als Vollstreckerin der in den göttlichen Satzungen ausgesprochenen, für die Praxis bestimmt formulirten Drohungen aufzutreten." (1880, S. 2/3)

Nur die "genetische", also "historisch gewordene" Moral in ihrer gesellschaftlichen Relativität will Kraepelin als wissenschaftliches Argument gelten lassen. Vor allem in seinen frühen Schriften treibt er die naturalistische Perspektive sogar noch weiter, verknüpft alle nicht-historistischen Moralbegriffe flugs mit einer "theistischen Weltanschauung", um dann - in einem knappen Absatz - die Umrisse einer psychologischen Religionstheorie zu skizzieren:

"Leider würde es uns viel zu weit führen, die mit psychologischer Nothwendigkeit vor sich gehende Entwicklung der Gottesidee hier näher ins Auge zu fassen; dennoch aber dürfen wir den Satz festhalten, daß wir in der Idee des vergeltenden Richters, der die sittliche Ordnung eingesetzt hat und schützt, nichts weiter als eine anthropomorphe Vergöttlichung der primitivsten Formen menschlichen Gerechtigkeitsgefühls zu sehen haben." (1880, S. 5)

Später wurde Kraepelin bezüglich dieser weltanschaulichen Themen etwas vorsichtiger, zumindest vermied er vergleichbar drastische Aussagen zur Moral und Religion. Es gibt aber keinen aus seinen Texten zu begründenden Anlaß anzunehmen, daß er seine Position grundsätzlich geändert hat. Noch 1907 nennt er Krankheit und Tod "Naturereignisse ..., die von bestimmten Gesetzmäßigkeiten beherrscht werden" (1907, S. 257).

Sein naturalistischer, antimetaphysischer Standpunkt führte zweifellos zu Sympathien für darwinistische und manche biologistischen Konzepte. Dennoch darf man ihn - was in anderem Kontext bereits deutlich wurde - nicht in die Nähe der ebenso radikalen wie vereinfachenden monistisch-biologistischen Theorien Ernst Haeckels (1834 - 1919), Jakob Moleschotts (1822 - 1893) und Ludwig Büchners (1824 - 1899) rücken.

Seine Distanz zu diesen Positionen entspricht im übrigen recht genau der Position zahlreicher (Natur-) Wissenschaftler am Ende des 19. Jahrhunderts, für die philosophische Strömungen unterschiedlichster Provenienz, darunter eben auch Monismus und (Vulgär-) Materialismus, rasch unter "Metaphysikverdacht" gerieten (Nipperdey 1990, S. 624). Freilich ist ebenso unbestreitbar, daß Kraepelins naturalistische Einstellung einer derjenigen Punkte war, an denen er die Grundlage der Wundtschen Psychologie und insbesondere Philosophie verließ, obwohl er auch diesen Sachverhalt nicht zum Gegenstand einer kritischen Auseinandersetzung gemacht hat.

Paradoxerweise muß man nach der Betrachtung von Kraepelins Einstellung zur Philosophie zu dem Ergebnis kommen, daß gerade das Beispiel dieses sehr einflußreichen Psychiaters, der nicht an philosophischen Fragen im engeren Sinne interessiert gewesen ist, die Bedeutung philosophischer Vorannahmen für die Psychiatrie beweist. Es wird nämlich klar, in welchem Ausmaß die beiden Extrempositionen in dieser Diskussion von Nachteil sein müssen: Ignoriert der psychiatrisch Tätige die Philosophie oder reduziert sie bloß auf den wissenschaftstheoretischen und methodologischen Hintergrund der biologischen Psychiatrie - wie es Kraepelin zumindest implizit getan hat -, so wird er notwendigerweise die einflußreichen philosophischen Vorannahmen oder Vorurteile übersehen, die am Werke sind. Dies muß zu einer unzulässigen Verkürzung psychopathologischer Arbeit führen.

Unterschätzt er hingegen auf der anderen Seite die klinische, insbesondere die empirische Arbeit, indem er vorschnell spekulative philosophische Theorien unterstützt, seien sie nun eher "romantischen" oder materialistischen Gepräges, so wird er die Psychiatrie auf den Status einer bloßen Illustration einer metaphysischen Doktrin reduzieren und ihr Wesen damit verfehlen (vgl. VI.).

Unter kritischer Würdigung aller von ihm selbst herbeigeführten philosophischen Unwägbarkeiten kommt die Einschätzung Kraepelins als *vorwiegend empirisch arbeitenden Pragmatiker mit deutlich erkennbarem, aber nicht durchgearbeitetem parallelistischen und naturalistischen Hintergrund* seinen jahrzehntelang wirksamen wissenschaftlichen Grundintentionen am nächsten, seien ihm diese nun stets bewußt gewesen oder nicht. Erstaunlich ist in diesem Kontext, daß die ideenreiche Debatte um die Abgrenzung von Geistes- und Naturwissenschaften, die um die Jahrhundertwende geführt worden ist, bei Kraepelin so gut wie keinen Niederschlag fand. Auch sein spätes Zugeständnis an die Theorien Birnbaums (vgl. IV.3.) verläßt den engeren psychopathologischen Rahmen nicht.

# IV.3. Forschung in der Psychiatrie

Dieses Kapitel entwickelt die Grundgedanken, die Kraepelins Verständnis von psychiatrischer Forschung prägen. An dem zentralen Begriff der "natürlichen Krankheitseinheiten" wird dies exemplifiziert.

Drei Arbeiten, zeitlich weit auseinanderliegend, nehmen zu der Thematik unmittelbar Stellung: Anläßlich der Übernahme des Lehrstuhles für Psychiatrie an der Universität Dorpat 1886 sprach er über "Die Richtungen der psychiatrischen Forschung" (publiziert 1887); 1897 berichtete er dem "Verein der deutschen Irrenärzte" in Heidelberg über "Ziele und Wege der klinischen Psychiatrie" und 1918 schließlich eröffnete er mit dem Aufsatz "Ziele und Wege der psychiatrischen Forschung" die Reihe seiner "späten" programmatischen Arbeiten (vgl. V.2.9.).

Die Arbeit von 1887 ist eine kritische Bestandsaufnahme damals gebräuchlicher psychiatrischer Methodiken, aber auch ein selbstbewußtes Programm hinsichtlich anzustrebender Änderungen. Es gebe eine viel zu starke Methodendivergenz, noch nicht einmal in den fundamentalsten Voraussetzungen psychiatrischer Forschung seien sich die Autoren einig: Man habe keine ausreichend entwickelte wissenschaftliche Sprache als "Bindemittel". Kraepelin hält der Psychiatrie die Entwicklung der Psychologie als Vorbild vor Augen, einer Psychologie, die in den davorliegenden Jahren eine Naturwissenschaft geworden sei (vgl. IV.4.).

Es ist durchaus als Vorwurf an die zeitgenössische psychiatrische Forschung gemeint, wenn Kraepelin beklagt, daß man sich in Anbetracht des empirisch so schwer zu fassenden Gegenstandes nur allzu leicht auf Spekulationen aller Art eingelassen habe. Außerdem habe die Psychiatrie ihre Autonomie zu wenig selbstbewußt vertreten, habe den Nachbarwissenschaften zuviel Raum gegeben:

"Aeusserst charakteristisch für die eigenthümliche Lage, in der sich unsere Wissenschaft heute befindet, ist der Umstand, dass ein ganz unverhältnissmässig grosser Theil unserer Lehrbücher der Darstellung von allerlei Hülfsdisciplinen gewidmet zu sein pflegt, welchen dann eben die eigentlichen Grundlegungen der Psychiatrie entnommen werden." (1887b, S. 10/11)

Alle Hilfswissenschaften, sei es die pathologische Anatomie, die experimentelle Psychologie oder die Pathophysiologie, sollten, so Kraepelins Hauptforderung, ein gemeinsames Ziel anerkennen,

"nämlich das klinische Studium der psychischen Störungen, die empirische Feststellung der einzelnen Formen des Irreseins nach Ursache, Verlauf und Ausgang. " (1887b, S. 16)

So sehr er an anderer Stelle Griesinger wegen dessen antispekulativer Grundtendenz lobend hervorhebt, so wenig kann sich Kraepelin mit der Idee der Einheitspsychose anfreunden; im Gegenteil, seine Kritik an diesem Konzept fällt ungewöhnlich deutlich aus, spricht er doch von einer "dogmatischen Auffassung", deren "nothwendige Folge ... Fälschung und Verkünstelung der tatsächlichen Beobachtung und damit ein Stillstand der klinischen Forschung überhaupt" gewesen seien (1887b, S. 16).

Kraepelin will diesen "Stillstand" mit der klaren Aussage überwinden, daß die Psychosen eben nicht ein einziger, sondern verschiedene, "in sich gesetzmässig ablaufende Krankheitsprocesse" (1887b, S. 20) sind. Die wissenschaftliche Entwicklung der Psychiatrie solle sich nach seiner Auffassung in drei Etappen vollziehen: Zunächst gehe es um die "rein klinische Forschungsrichtung", dann, unter Einbeziehung aller Hilfswissenschaften, um die "Zurückführung der Krankheitsformen auf ihre pathologischen Grundlagen". Der Aufsatz schließt mit einer eindringlichen, ja fast beschwörenden Formulierung, die Kraepelins ausgeprägte Hoffnung auf die potentielle Tragweite seines Forschungskonzeptes spüren läßt: Die einzelnen methodischen Zugangswege steuerten auf eine Vereinigung zu, um das Ziel "eines naturwissenschaftlichen Verständnisses der psychischen Krankheiten" zu erreichen (1887b, S. 22).

Im Grunde finden sich in dieser frühen Arbeit aus dem Jahre 1887 bereits die tragenden Elemente der Kraepelinschen Psychiatrie. In der zweiten, kurzen Arbeit (1897) wiederholt er in knapper Form sein Wissenschaftsverständnis. Interessanter ist, auf welch skeptische Zuhörer Kraepelin bei seinem Vortrag stieß: Die Kollegen Meschede, Siemerling, Mendel, Jolly und Hitzig erhoben Einwände gegen die Schaffung neuer nosologischer Konzepte wie etwa die Neufassung der Melancholie (vgl. V.2.1.), vor allem aber gegen die sehr starke Betonung des Verlaufs auch in diagnostischer Hinsicht; man dürfe, so etwa Jolly, nicht "von der Prognose auf die Diagnose ... schließen". Doch Kraepelin, selbstbewußt auf sein Lehrbuch verweisend, verteidigt seine Konzeption mit sehr charakteristischen Formulierungen: Die Zahl der Psychosen sei nicht abhängig von der einen oder anderen Nosologie, vielmehr seien so viele Formen zu "unterscheiden ..., wie in der Natur vorhanden sind", die Ätiologieforschung solle von den "rohen" zu den "wahren" Ursachen vorstoßen, seine Diagnostik habe "im Laufe der letzten Jahre an Schärfe und Zuverlässigkeit ungemein gewonnen" (1897, S. 847/848).

Die spätere Studie von 1918 führt natürlich in Anbetracht der in der Zwischenzeit geleisteten Forschungsarbeit eine Fülle neuerer Einzelaspekte an, unterscheidet sich aber in den Grundintentionen kaum. Insbesondere sind es dieselben Aufgaben, die der psychiatrischen Forschung zugewiesen werden. Die erfolgreiche Planung und Eröffnung der Deutschen Forschungsanstalt für Psychiatrie läßt Kraepelin seinen Standpunkt eher noch hartnäckiger vertreten; sich unmittelbar zu sozialpolitischen Fragen äußernd, weist er hier der Psychiatrie eine maßgebliche gesellschaftliche Rolle zu, vor allem hinsichtlich der Prophylaxe seelischer Störungen (vgl. IV.6.).

Als Zwischenstand ist festzuhalten, daß Kraepelin vom Beginn seiner psychiatrischen Laufbahn an unverändert an der Vorstellung festhielt, die Psychiatrie müsse unter Einsatz aller, vor allem der experimentalpsychologischen und naturwissenschaftlichen Hilfswissenschaften, zu einer selbständigen, insbesondere von der inneren Medizin und der Neurologie unabhängigen medizinischen

Fachdisziplin werden (vgl. Plaut 1927, Spielmeyer 1927). Dabei fungiert ein nosologisches Konzept als sowohl - im Querschnitt - die verschiedenen Forschungsansätze als auch - im Längsschnitt - die gesamte Kraepelinsche Entwicklung verbindende Klammer: Gemeint ist die Idee der "natürlichen Krankheitseinheiten".

Anhand dieses Konzeptes sollen nun die Grundlagen sowie die praktischen Auswirkungen der darauf abzielenden psychiatrischen Forschung dargestellt werden. Zwei Vorbemerkungen sind erforderlich: Zum einen muß man sich stets vor Augen halten, daß die klinische Nosologie zwar eine zentrale Thematik Kraepelins gewesen ist; nicht zuletzt sie war es ja, die seinen weitreichenden Einfluß auf die psychiatrische Entwicklung begründet hat. Dennoch war dieser Aspekt seiner Lehre nie Selbstzweck. Von der Wertigkeit deutlich höher stand für Kraepelin das Ideal einer Psychiatrie als empirischer, experimenteller Prüfung zugänglicher Wissenschaft. Dies war und blieb das Zentrum seines psychiatrischen Selbstverständnisses, von dem er jedoch stets genau wußte, daß es nur dann realisierbar sein würde, wenn es von einer empirischen und vor allem am Langzeitverlauf validierten klinischen Nosologie getragen würde. Pointiert ausgedrückt, muß Kraepelin also in erster Linie als Vorkämpfer einer selbständigen, naturwissenschaftlich orientierten Psychiatrie verstanden werden und erst in zweiter, wenn auch notwendiger Linie als nosologischer Systematiker.

Die zweite Vorbemerkung betrifft die Frage, ob Kraepelin seine Grundauffassungen im Laufe seiner Entwicklung grundsätzlich geändert hat oder nicht. Es gibt hier kontroverse Auffassungen. Um die Richtung der folgenden Argumentation klar anzugeben, sei bereits hier darauf hingewiesen, daß textgestützte Argumente für die These, es gebe grundsätzliche Änderungen in seinem Psychiatrieverständnis, nicht gefunden werden können. Sichtet man die etwa ab 1915 publizierten Arbeiten, so wird zwar einerseits die Bereitschaft Kraepelins deutlich, sein Konzept aufgrund neuerer empirischer Befunde und theoretischer Überlegungen anzupassen, was anhand der konkreten klinischen Beispiele in den Kapiteln V.2.1. - 5. dargestellt werden wird. Jedoch bleibt nach meiner Auffassung die Grundidee der "natürlichen Krankheitseinheiten" unverändert. Warum dies einer inneren Logik der Kraepelinschen Psychiatrie entspricht, wird im folgenden zu erörtern sein.

Als erster Beleg für die These, daß Kraepelin seine Vorstellung von den "natürlichen Krankheitseinheiten" nicht wesentlich geändert, sondern nur in manchen Punkten der veränderten theoretischen Debatte angepaßt hat, bietet sich wiederum die Gegenüberstellung zweier zeitlich weit auseinanderliegender Textstellen an. Es handelt sich dabei um die jeweils am Beginn des Lehrbuchkapitels über die spezielle Nosologie stehenden Abschnitte. Hier sollen die 2. Auflage von 1887 mit der 9. von 1927 verglichen werden. Deren erster Band ist von Kraepelins Schüler Johannes Lange verfaßt worden, wohingegen der im folgenden zitierte Text aus dem zweiten Band, der Klinischen Psychiatrie, stammt, deren wesentliche Grundgedanken noch von Kraepelin selbst formuliert worden sind. Auf diesen Umstand weist Lange hin:

"Die unbedingte Unterwerfung unter das, was ist, ließ ihn alles daran setzen, Irrtümer auch der nebensächlichsten Art zu beseitigen. Infolge der überaus peinlichen Sorgfalt, mit der alles, was noch zu tun blieb, vorbereitet war, beschränkte sich meine Tätigkeit im wesentlichen auf rein äußere Maßnahmen." (1927, Bd. 2, S. IX)

Als zentrale Aufgabe der Nosologie bezeichnet Kraepelin 1887 "die Definirung und Umgrenzung einzelner Krankheitsformen" (1887a, S. 209). 1927 lautet die entsprechende Formulierung sehr ähnlich:

"Die nächste Aufgabe einer klinischen Betrachtung der Geistesstörungen ist die Umgrenzung einzelner Krankheitsformen und deren Gruppierung nach einheitlichen Gesichtspunkten." (1927, Bd. 2, S. 1)

Noch zentraler ist aber Kraepelins Aussage über die Konvergenz verschiedener methodischer Zugangswege in der psychiatrischen Forschung. Er grenzt als die drei großen Gebiete jeweils die pathologische Anatomie, die ätiologische Forschung und schließlich den psychopathologisch-symptomatologischen Ansatz voneinander ab. Die 9. Auflage behält diese Dreiteilung zwar bei, ergänzt sie jedoch mit ausführlichen Beispielen und Literaturangaben. Bemerkenswerterweise stützt sich die erste Auflage von 1883, das "Compendium", noch stark auf den symptomatologischen Zugang; er gestatte

"noch am ungezwungensten, die verschiedenen Formenkreise des Irreseins zu gruppiren. Auch wir werden uns daher im Nachfolgenden von ihr leiten lassen ... . Nur sei hier nochmals betont, dass auch dieses Prinzip der Klassifikation ein durchaus unvollkommenes ist und seine grossen Mängel hat. Was es uns bietet, sind nicht etwa Krankheiten, sondern lediglich Symptomenkomplexe." (1883d, S. 189)

Entscheidend für die Grundstruktur von Kraepelins Krankheitsbegriff ist der folgende Passus, bei dem nun keinerlei inhaltliche Differenzen zwischen 1887 und 1927 festzustellen sind:

"Besäßen wir auf einem der drei Gebiete, der pathologischen Anatomie, der Aetiologie oder der Symptomatologie des Irreseins eine durchaus erschöpfende Kenntniss aller Einzelheiten, so würde sich nicht nur von jedem derselben her eine einheitliche und durchgreifende Eintheilung der Psychosen auffinden lassen, sondern jede dieser Classificationen würde auch - diese Forderung ist das Fundament unserer wissenschaftlichen Forschung überhaupt - mit den beiden anderen wesentlich zusammenfallen." (1887a, S. 211)

In der 9. Auflage lautet der entsprechende Text:

"Vermögen wir das uns vorschwebende Ziel einer Erfassung der wirklichen Krankheitsvorgänge durch unsere Krankheitsbezeichnungen tatsächlich zu erreichen, so sollten die verschiedenen Abgrenzungen, mögen sie nun vom pathologisch-anatomischen, vom ursächlichen oder vom rein klinischen Standpunkte aus geschehen, schließlich miteinander zusammenfallen. Diese Forderung betrachte ich als den Grundpfeiler unserer wissenschaftlichen Erforschung der Seelenstörungen überhaupt." (1927, Bd. 2, S. 17)

Zwischen diesen beiden zeitlichen Eckpfeilern findet sich eine ganze Reihe von Stellen ähnlichen Inhaltes, besonders pointiert etwa in der Studie über die "Erforschung psychischer Krankheitsformen" (1919c).

  Man muß sich klarmachen, welch hoher - Hoche meinte: uneinlösbarer - Anspruch sich hier artikuliert: Kraepelin stellt nämlich das Postulat auf, daß sich die Psychosen - hinreichende wissenschaftliche Erkenntnismöglichkeiten einmal unterstellt - mit Notwendigkeit eindeutig klassifizieren lassen. Dies gelte sogar unabhängig von der angewandten Forschungsmethodik. Alle unterschiedlichen Methoden müßten früher oder später unabhängig voneinander auf dieselben Einheiten hin konvergieren, nämlich auf die "natürlichen Krankheitseinheiten" (Hoff 1985). Je mehr sich bei gleichzeitiger Anwendung der unterschiedlichen Forschungsmethoden die Ergebnisse deckten,

"desto grösser ist die Sicherheit, dass diese letzteren wirklich eigenartige Krankheitszustände darstellen." (1899, Bd. 2, S. 5)

Irritierend ist mitunter Kraepelins inkonsistenter Gebrauch zentraler Termini wie "Krankheitszustand", "-form" und "-vorgang". Im Regelfall meint "Krankheitsvorgang" das ätiologisch wie pathogenetisch spezifische Moment, wohingegen der Ausdruck "Krankheitszustand" auf das nosologisch unspezifische klinische Bild abzielt. Das letzte Zitat stellt eine der Ausnahmen von dieser Regel dar.

Zurück zu den Kernpunkten. Das folgende Schema veranschaulicht das angesprochene nosologische Hauptpostulat:

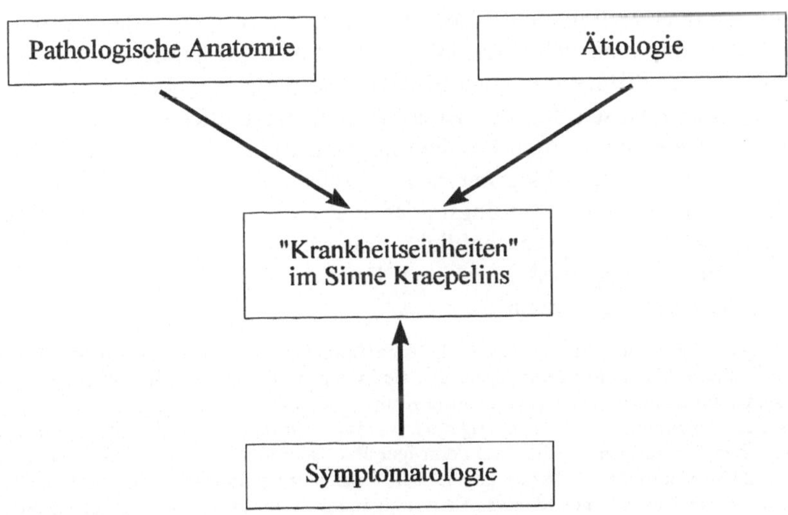


Schema 1: Kernstruktur des Kraepelinschen Krankheitsbegriffes

Einem Mißverständnis hinsichtlich der Bedeutung der Symptomatologie ist vorzubeugen: Kraepelin hatte ja, sieht man einmal von dem in mancherlei Hinsicht untypischen Text des "Compendiums" (1883) ab, immer wieder vehement gegen

eine nosologische Systematik Stellung bezogen, die sich bloß nach dem psychopathologischen Querschnittsbefund richtete. Diese habe vor allem dazu geführt,
daß man es in der psychiatrischen Nosologie des frühen 19. Jahrhunderts so häufig "mit einem Gemisch der verschiedenartigsten Vorgänge" zu tun gehabt habe
und daß es zu einer "hoffnungslosen Unklarheit in der alten Ursachenlehre" gekommen sei. Kraepelin hingegen spricht selbstbewußt von dem Leitsatz,

"daß hinter den gleichen Krankheitsvorgängen auch irgendwo eine gemeinsame Schädlichkeit
stecken muß, die sie erzeugt hat, und daß man aus der vorliegenden Wirkung auf eine bestimmte Ursache zurückschließen kann." (1918c, S. 173)

Dies bedeutet nun gerade nicht, daß rein symptomatologische Befunderfassung
für sich alleine zu gültigen Krankheitseinheiten führen könne. Kraepelin postuliert nämlich einen eindeutigen und kausalen Zusammenhang lediglich zwischen
dem ätiologischen Agens und dem Krankheits*vorgang*, nicht aber zwischen jenem Agens und dem klinischen Krankheits*bild*, also der Symptomatologie. Der
Terminus Krankheitsvorgang ist nun bei Kraepelin zwar enorm wichtig, wird jedoch - wie manch anderer Begriff - nicht eindeutig definiert. Entscheidend ist,
daß ein Krankheitsvorgang wesentlich mehr mit der pathogenetischen Ebene als
mit der symptomatologischen zu tun hat. Dies wird insbesondere deutlich, wenn
man die Position des "späten" Kraepelin weiter analysiert.

Natürlich blieb es ihm nicht verborgen - und er sprach es in den Lehrbüchern
immer wieder an -, daß sich in der klinischen Praxis sehr häufig enorme Schwierigkeiten bei der differentialdiagnostischen Zuordnung ergaben. Es ist nun besonders charakteristisch für die Konstanz der wesentlichen Grundannahmen
Kraepelins, wie er mit diesem Problem umgeht. Zum einen werden die Schwächen des von ihm vorgeschlagenen nosologischen Systems nicht bestritten, was
die Grenzen der einzelnen Störungsbilder untereinander anbetrifft. Er betont im
Gegenteil, daß es für wissenschaftliche Fragestellungen förderlich sein könne,
wenn anhand von diagnostisch unklaren Patienten Schwachstellen der Diagnostik selbst klargemacht würden. So sei es

"unbestreitbar, daß es uns heute, trotz redlichsten Bemühens, noch in einer recht erheblichen
Zahl von Fällen schlechterdings nicht gelingt, sie in dem Rahmen einer der bekannten Formen
des 'Systems' unterzubringen, sei es, daß die Krankheitsbilder fremdartige Züge tragen, sei es,
daß ihre Zeichen zu unklar und vieldeutig sind, um eine bestimmte Einordnung zu gestatten. Ja,
nach manchen Richtungen hat die Zahl derartiger Beobachtungen sogar zugenommen, und an
die Stelle zuversichtlichen Wissens ist vielfach Unsicherheit und Zweifel getreten. Für den
Schüler hat diese Tatsache gewiß etwas Beunruhigendes - dem Forscher bedeutet sie nichts als
den Bruch mit der herkömmlichen Verschwommenheit unserer Diagnosen zugunsten einer
schärferen Begriffsbestimmung und eines tieferdringenden Verständnisses der klinischen Erfahrung." (1927, Bd. 2, S. 26)

Zum anderen - und dies ist der theoretisch wesentlichere Punkt - nahm Kraepelin
immer mehr zu Kenntnis, daß es jenseits der gleichsam äußeren Abgrenzung der
Psychosen untereinander auch auf deren inneren Aufbau ankomme. Vor allem
reflektiert er in der 1920 erschienenen Arbeit "Die Erscheinungsformen des Irreseins" das bereits angesprochene Problem, daß bei psychischen Krankheiten die
Symptome noch viel weniger einen unmittelbaren Zugang zu dem hypothetisch

angenommenen Krankheitsvorgang darstellen als etwa im Bereich der inneren Medizin.

Unter Bezugnahme auf Birnbaums Arbeiten (1918, 1920), die dieser 1923 in der einflußreichen Monographie "Der Aufbau der Psychose - Grundzüge der psychiatrischen Strukturanalyse" zusammengefaßt hat, erkennt Kraepelin die Bedeutung und enge Verflechtung von pathoplastischen und pathogenetischen Faktoren ausdrücklich an. Er geht aber noch einen wesentlichen Schritt weiter und gibt zu bedenken, daß die klinischen Einheiten wie Dementia praecox, manisch-depressive Erkrankung, Hysterie und Epilepsie mit einiger Wahrscheinlichkeit nicht die *un*mittelbare Äußerungsform eines jeweils distinkten Krankheitsvorganges sind, sondern daß die unterstellten Krankheitsvorgänge ganz anderen Einteilungsprinzipien gehorchen könnten als die deskriptiv erfaßbare Psychopathologie.

Kraepelin erreicht durch dieses Argument, daß er einerseits die unverkennbare Abhängigkeit des klinischen Bildes von Faktoren wie der Persönlichkeit des Erkrankenden und dessen psychosozialem Umfeld konzedieren kann, ohne - und dies ist das Entscheidende - seine Konzeption der "natürlichen Krankheitseinheiten" aufgeben zu müssen. Dies gelingt ihm durch die bereits in der 8. Auflage des Lehrbuches vorbereitete und in der Arbeit von 1920 ausformulierte Einführung eines neuen Konzeptes: Er spricht nämlich von jetzt ab von "Hauptgruppen von Ausdrucksformen", von "Registern" psychopathologischer Erscheinungsbilder.

In erster Näherung kann man diesen Gedanken durchaus mit dem syndromalen Ansatz Hoches in Verbindung bringen, freilich ohne daß Kraepelin grundsätzlich auf die Hochesche Argumentationslinie einschwenkt. Wörtlich äußert er, es habe sich ergeben,

"daß wir etwa drei Hauptgruppen von Ausdrucksformen, Registern, des Irreseins auseinanderhalten konnten. Die erste wird von der deliranten, paranoiden, emotionellen, hysterischen und triebhaften Form gebildet, die letzte von der encephalopathischen, oligophrenen und spasmodischen Form, während in der Mitte die schizophrene, vielleicht auch die sprachhalluzinatorische Form steht. Wenn unsere Anschauungen Richtiges enthalten, so würde man erwarten würden, daß die weniger tiefgreifenden Störungen der ersten Gruppe sich im allgemeinen zwar untereinander, sonst aber höchstens noch mit solchen der zweiten, nicht aber der dritten Gruppe verbinden, während die Erscheinungsformen dieser letzteren beiden häufig oder regelmäßig auch von solchen der ersteren begleitet sind. Bei der zweiten Gruppe endlich werden wir gelegentlich Beimischungen aus der ersten wie aus der dritten Gruppe erwarten dürfen." (1920a, S. 25)

Der Übersichtlichkeit halber soll diese Einteilung schematisch dargestellt werden:

Hauptgruppe ("Register") I          delirant

                                    paranoid

                                    emotionell

                                    hysterisch

                                    triebhaft

Hauptgruppe ("Register") II         schizophren

                                    sprachhalluzinatorisch

Hauptgruppe ("Register") III        encephalopathisch

                                    oligophren

                                    spasmodisch

Schema 2: Psychopathologische "Register" nach Kraepelin (1920a)


Neben dieser deutlich hierarchischen Strukturierung der Psychopathologie nach Syndromen kommt er jedoch auch auf die nosologische Ebene zu sprechen; hier zeigt sich dann unverkennbar die Konstanz der entscheidenden Grundannahme (vgl. Mayer-Groß 1929, Schneider 1956):

"Die immer deutlicher zutage tretende Unmöglichkeit, die Abgrenzung der ... beiden Krankheiten (Dementia praecox und manisch-depressive Erkrankung; P.H.) befriedigend durchzuführen, [muß] den Verdacht nahelegen, daß unsere Fragestellung fehlerhaft sei. Allerdings werden wir, wie ich glaube, unbedingt an der grundsätzlichen Verschiedenheit der Krankheitsvorgänge selbst festhalten müssen." (1920a, S. 27)

Die nicht einfach zu durchschauende, da nicht durchgängig konsequent ausformulierte Position Kraepelins impliziert nunmehr drei Erkenntnisebenen, nämlich diejenige der Krankheitsvorgänge, die der präformierten Reaktionsmuster - er spricht von "gegebenen Vorbedingungen" - und schließlich die Ebene der klinischen Symptomatologie. Es bleibt aber festzuhalten, daß die nosologische Grundidee unverändert beibehalten wird. Man könne nämlich davon ausgehen,

"daß die emotionelle und die schizophrene Äußerungsform des Irreseins an sich nicht den Ausdruck bestimmter Krankheitsvorgänge darstellten, sondern lediglich die Gebiete unserer Persönlichkeit anzeigen, in denen sich jene abspielen. Ihre kennzeichnende Bedeutung würde dann nur darin liegen, daß eben für gewöhnlich die schizophrenen Erkrankungen andere Teile unseres inneren Getriebes ergreifen als das manisch-depressive Irresein. ... Wir werden uns somit an den Gedanken gewöhnen müssen, daß die bisher von uns verwerteten Krankheitszeichen nicht ausreichen, um uns die zuverlässige Abgrenzung des manisch-depressiven Irreseins von der Schizophrenie unter allen Umständen zu ermöglichen, daß vielmehr auf diesem Gebiete Überschneidungen vorkommen, die auf dem Ursprung der Krankheitserscheinungen aus gegebenen Vorbedingungen beruhen." (1920a, S. 25 - 28)

In schematischer Darstellung hat diese Argumentation die folgende Struktur:

I     Hypostasierte distinkte "Krankheitsvorgänge"
      ("natürliche Einheiten")

**wirken auf**

II     Präformierte biologische und/oder psychologische
       Reaktionsmuster ("gegebene Vorbedingungen")

**führen zu**

III     Symptomen und Syndromen
        ("Äußerungsformen des Irreseins")

Schema 3. Nosologische Grundpostulate des "späten" Kraepelin

Kraepelin unterstellt nach wie vor die Existenz distinkter, natürlicher Krankheitseinheiten. Diese Krankheitsvorgänge beruhen auf der schädigenden Wirkung genau einer ätiologischen Einflußgröße. Der eindeutig kausale Zusammenhang besteht also zwischen den verschiedenen Ätiologien und den dazu gehörigen Krankheitsvorgängen. Nur dies sind "natürliche Krankheitseinheiten", wohingegen die klinischen Einheiten durch die notwendige Einbeziehung der beiden folgenden Ebenen stets den Charakter vorläufiger Konstrukte behalten werden (Hoff 1988, 1992e).
Die gleichsam von der Natur vorgegebenen distinkten Krankheitsvorgänge treffen nun aber auf ein plastisches Organ, nämlich das zentrale Nervensystem. Dieses hat präformierte Reaktionsmuster zur Verfügung, wobei Kraepelin offen läßt, ob er hier neben den vorwiegend biologisch geprägten auch psychologisch oder sozial beeinflußbare bereitliegende Reaktionstendenzen im Auge hat. Entscheidend ist, daß die so ausgelösten Phänomene nicht mehr eindeutig einem bestimmten Krankheitsvorgang zugeordnet, sondern durch unterschiedliche ätiologische Faktoren hervorgerufen werden können. Andererseits sind diese, wenn man so will, Syndrome auch nicht völlig unspezifisch, da nach klinischer Erfahrung unterschiedliche Krankheitsvorgänge doch eher zu einem bestimmten äußeren Erscheinungsbild tendieren als zu einem anderen.

Schließlich differenziert er als dritte Ebene diejenige der klinischen Symptomatologie. Sofern hier von Syndromen gesprochen wird, so meint der Begriff nur die deskriptive Koppelung von Einzelsymptomen, nicht aber eine vorwiegend biologisch determinierte Reaktionstendenz des ZNS wie im Falle der zweiten Ebene. Das klinische Erscheinungsbild wurde von Kraepelin während seiner ganzen Entwicklung stets als nosologisch unspezifisch bezeichnet, weswegen er auch immer wieder scharf gegen diejenigen Systematiken Stellung bezog, die sich lediglich auf den psychopathologischen Querschnittsbefund beriefen. Dies war einer der wesentlichen Berührungspunkte zwischen Kahlbaum und Kraepelin (vgl. III.).

Wegen des enormen Gewichtes, das Kraepelin seinem Konzept der natürlichen Krankheitseinheiten gegeben hat (Kendler 1986), wird eine ganz andere, für die psychiatrische Diagnostik nicht minder wichtige Problematik oft übersehen: Gemeint ist die Frage, welcher Art der Übergang von seelischer Gesundheit zur Krankheit denn sei - kategorialer Sprung oder fließendes Kontinuum? Hier hat Kraepelin nun keineswegs auf der kategorialen Lösung bestanden; vielmehr differenzierte er in klinisch plausibler Weise zwischen den nosologischen Gruppen. Das Problem selbst wird klar benannt:

"Weit schwieriger jedoch gestaltet sich die Sachlage, sobald nicht über das Bestehen eines krankhaften Processes, sondern über das Vorhandensein eines krankhaften Zustandes entschieden werden soll." (1887a, S. 166)

Wegen der gerade in diesem Kontext so häufigen Fehleinschätzungen der Kraepelinschen Positionen müssen drei Aspekte klar getrennt werden:

1. Die Krankheitsvorgänge entsprechen "natürlichen Einheiten"; hier gibt es keine Übergänge. Ein bestimmter Krankheitsvorgang liegt vor, oder er liegt nicht vor.

2. Wo klar umschreibbare Krankheitsvorgänge entweder nicht bestehen oder durch die enge Vernetzung mit ererbter Anlage und Lebensgeschichte nicht von der Persönlichkeit und deren möglicher Verformung zu trennen sind, ist ein breiter Überlappungsbereich zwischen unterschiedlichen Erkrankungen zu erwarten. Dies gilt vor allem für die Persönlichkeitsstörungen.

3. Ganz unabhängig von der Art der seelischen Erkrankung kann deren Beginn durchaus schleichend sein, muß also durchaus keinen kategorialen Sprung vom Gesunden zum Kranken anzeigen. An diesem Punkt zeigt sich das zugrundeliegende, in den wesentlichen Zügen stark von Wundt geprägte Psycho(patho)logieverständnis Kraepelins besonders deutlich:

"Die psychopathischen Symptome sind eben durchaus nicht absolut fremdartige und durch das Irresein neu erzeugte Erscheinungen, sondern sie haben ihre Wurzeln in normalen Vorgängen und verdanken ihren eigenartigen Charakter nur der einseitigen, masslosen Ausbildung oder dem Untergange dieser oder jener Functionen, sowie der besonderen Verbindung der verschiedenartigen Elementarstörungen. Wir haben somit ein ausgedehntes Uebergangsgebiet zu verzeichnen, auf dem es sich lediglich um die Abschätzung gradueller Differenzen handelt, sodass es durchaus dem Belieben und dem Standpunkte des Beobachters

überlassen bleibt, wie weit oder wie eng er die Grenze der Geisteskrankheit stecken will."
(1887a, S. 165)

Die Auswirkungen dieses Konzeptes werden jeweils im Zusammenhang mit den Fragen der speziellen Nosologie zur Sprache kommen (vgl. V.2.1. - 5.)

Kraepelins Konzept in seiner zeitlichen Entfaltung ist in der zeitgenössischen Literatur breit und durchaus kontrovers diskutiert worden. Dies kann hier nicht im Einzelnen nachgezeichnet werden (vgl. Pichot 1983, 1988). Wegen ihrer Bedeutung für die weitere Entwicklung bis hin zur aktuellen Diskussion können aber drei Argumentationsstränge nicht unerwähnt bleiben.

Zum einen wandte sich, was bereits zur Sprache kam, Alfred Hoche (1865 - 1943) ebenso scharf wie hartnäckig gegen die Kraepelinsche Annahme echter, abgrenzbarer Krankheitsentitäten und verurteilte dessen Standpunkt als verfrüht und spekulativ. Die forschende Psychiatrie solle sich vorerst, so Hoche, als Syndromenlehre begreifen und ihre Kräfte nicht in fruchtlosen Debatten um die Abgrenzung einzelner Krankheiten verschwenden. Syndrome sind für ihn "Einheiten zweiter Ordnung" zwischen den elementaren Symptomen und den - (noch) nicht erkennbaren - Krankheiten (Hoche 1912). Der psychiatrische Theoretiker Hoche ist seit einigen Jahren wieder vermehrt Gegenstand lebhafter, teilweise sogar polemischer Auseinandersetzungen (Berrios und Dening 1991, Schimmelpenning 1990, Seidler 1986).

Es bedürfte einer eigenen Untersuchung, wollte man den Reflex der Kontroverse zwischen Kraepelin und Hoche in der zeitgenössischen Literatur eingehend darstellen. Daß Kraepelin nicht auf Hoches Argumentation eingeschwenkt ist, wurde bereits belegt. Im jetzigen Kontext soll zur Verdeutlichung noch auf eine besonders prononcierte Äußerung aus dem Jahr 1912 eingegangen werden, demselben Jahr, in dem Hoches kritische Arbeit erschienen war. Kraepelins persönliches Engagement und die Wichtigkeit, die er dem Thema zumißt, sind spürbar, wenn er berichtet, Hoche habe "in mehreren eindringlichen Vorträgen" seine, Kraepelins, Forschungsstrategie "als ein Jagen nach Phantomen bezeichnet". Wenn er auch der Hocheschen "Syndromenlehre" eine vorläufige klinische Plausibilität nicht abspricht, so bleibt er in der eigentlichen Sache kompromißlos. Man könne nämlich Hoche durchaus zustimmen,

"ohne darum auf die Annäherung an das letzte Ziel jeder klinischen Forschung, die Erkenntnis von Krankheitsvorgängen, zu verzichten." (1912, S. 617)

Und, eine besonders harte Kritik aus dem Mund des Prognostikers Kraepelin:

"Werden uns auch die Aufschlüsse, die wir nunmehr von Hoche und seinen Schülern erwarten dürfen, keine tieferen Einblicke in das Wesen der Krankheitsvorgänge liefern, werden sie uns auch kein Urteil über die weiteren Schicksale unserer Kranken gestatten, so können sie doch geeignet sein, unsern Blick für die klinischen Einzelzüge zu schärfen." (1912, S. 617)

Ein weiterer Zeitgenosse Kraepelins, Karl Bonhoeffer (1868 - 1948), hatte eine häufige klinische Erfahrung präzise auf den Punkt gebracht: Psychopathologische Syndrome - und noch viel mehr die einzelnen Symptome - sind nosologisch unspezifisch. Das Gehirn - so die plausible Begründung - reagiere auf unterschiedlichste Schädigungen mit je ähnlicher Symptomatik. Zwar sei es möglich, diese Symptomatik zu beschreiben und als "exogenen psychischen Reaktionstyp" anderen Syndromen gegenüberzustellen; ein Schluß von der klinischen Erscheinungsform auf das auslösende Agens aber sei in keinem Fall zulässig (Bonhoeffer 1910).

Diese These war weder als Kritik an Kraepelins Nosologie gemeint noch widerspricht sie seiner in diesem Kapitel erarbeiteten "späten" Position. Zur Klarstellung: Kraepelin postulierte einen eindeutigen und kausalen Zusammenhang zwischen ätiologischem Agens und Krankheits*vorgang*, nicht etwa zwischen jenem Agens und dem Krankheits*bild*, i.e. der Symptomatologie. Bonhoeffers Unspezifitätshypothese meint aber gerade die Beziehung zwischen klinischem Bild und zerebralem Vorgang.

Carl Wernickes Lokalisationslehre (Wernicke 1899, 1906) hat Kraepelin zwar nicht grundsätzlich abgelehnt, jedoch als zu spekulativ kritisiert; insbesondere weist er darauf hin, daß sowohl über die Hirnfunktion als auch über die Struktur seelischer Abläufe noch viel zu wenig bekannt sei, um Rückschlüsse hinsichtlich einer etwaigen Lokalisation der höheren kognitiven Leistungen ziehen zu können (vgl. 1909, S. 34/35). Der kontroverse und ideenreiche Dialog zwischen beiden Autoren wurde durch Wernickes unerwartet frühen Tod - er starb 1905 im Alter von nur 57 Jahren nach einem Verkehrsunfall - beendet (Lanczik und Keil 1991).

Einige Forschungsbereiche, denen Kraepelin wichtige Impulse gegeben hat, können im Rahmen einer Studie, die sich vorwiegend mit den Grundlagen des psychiatrischen Krankheitsbegriffes und der Diagnostik befaßt, nicht umfassend dargestellt werden. Es handelt sich um die Genetik, die Epidemiologie und die damals "vergleichend", heute "transkulturell" genannte psychiatrische Forschungsrichtung. Die Richtungen einer noch zu leistenden wissenschaftlichen Aufarbeitung sind kurz anzusprechen.

Der Begriff Genetik darf hier nicht mit der gerade in der Psychiatrie des späten 19. Jahrhunderts dominierenden Degenerationslehre kontaminiert werden. Gemeint ist vielmehr eine genetische Forschung im engeren Sinne, die erst nach dem Wiederaufleben des Interesses an Gregor Mendels Hypothesen zu Beginn dieses Jahrhunderts möglich wurde.

Freilich kann von einem Paradigmenwechsel von der Degenerationslehre zur modernen Genetik zumindest im Falle Kraepelins gar keine Rede sein. Für ihn blieb das Konzept und der Begriff der "Entartung" von tragender Bedeutung. Allerdings nahm sein Interesse für die statistisch arbeitende psychiatrische Familienforschung parallel zu den Arbeiten seines Münchner Mitarbeiters Ernst Rüdin zu (Weber 1993), wie vor allem an der zunehmenden Berücksichtigung dieses Themas in den späten Auflagen des Lehrbuches abzulesen ist. Zu einer - im Grunde naheliegenden und von Kraepelins späterem Nachfolger auf dem Münchner Lehrstuhl bereits 1912 sehr gründlich besorgten - kritischen Auseinandersetzung mit den Grundlagen der Degenerationslehre kam es bei ihm nicht (Bumke 1912).

Über die Notwendigkeit umfassender Erhebungen zu psychischen Auffälligkeiten in der Bevölkerung hat sich Kraepelin vor allem im Kontext des Aufbaus und der Eröffnung der Deutschen Forschungsanstalt für Psychiatrie in München geäußert; die Epidemiologie sollte, so sein Plan, zu einer tragenden Säule der Forschung werden. Charakteristischerweise insistiert er darauf, daß

"an eine Bearbeitung dieser Fragen ... erst gedacht werden [kann], seitdem sich unsere Krankheitsbegriffe überhaupt zu klären beginnen." (1918c, S. 190)

Er hält es für möglich, wenn auch methodisch für schwierig,

"wenigstens von der Häufigkeit der wichtigsten Krankheitsformen in den einzelnen Bevölkerungsgruppen ein allgemeines Bild zu gewinnen und daraus Schlüsse über die in ihnen wirksamen ursächlichen Bedingungen abzuleiten." (1918c, S. 190)

Das Interesse für vergleichende Psychiatrie schließlich hat Kraepelin zeitlebens nicht verloren. In den Lebenserinnerungen schildert er seine fast immer mit psychiatrischen Besichtigungen und persönlichen Kontakten verbundenen Reisen. Als wissenschaftlich besonders ergiebig schätzte er die mehrmonatige Forschungsreise nach Java ein (1903/04), über die er sowohl in zahlreichen Briefen als auch in Veröffentlichungen berichtet hat (Bendick 1989, Boroffka 1988, Friessem 1980, Kraepelin 1904c, 1904d, Lauter 1965, Weidner 1972).

Zusammenfassend kennzeichnen die folgenden fünf Momente Kraepelins Einstellung zur Psychiatrie als Wissenschaft:

1. An der Wurzel seines Krankheitskonzeptes liegt die Unzufriedenheit mit den zahlreichen inkompatiblen Ansätzen in Diagnostik und Forschung; Kraepelin fordert die Verbindung unterschiedlicher Forschungsansätze, deren gemeinsames Fundament die Ausrichtung auf die zu entdeckenden "natürlichen Krankheitseinheiten" sind.

2. Spekulative Hypothesen materialistischer oder idealistischer Provenienz werden zurückgewiesen, wenn sie keinen empirischen Rückhalt aufweisen können.

3. Die Forschung hat sich am naturwissenschaftlichen Methodenideal zu orientieren, daher die Betonung der experimentellen Psychologie, daher das schwerpunktmäßig nomothetische Programm. Dies führt zwangsläufig zu einer eher skeptischen Einstellung gegenüber heuristischen, dem je individuellen Moment zugewandten Ansätzen; ein tatsächlich idiographisches Vorgehen wird eher als Forschungshemmnis betrachtet, da es in seiner Unberechenbarkeit den Blick auf das Gesetzmäßige verstellen könne.

4. Psychiatrische Forschung muß sich an klinischen Maßstäben messen lassen; sie muß zu praktikablen Handlungsstrategien hinsichtlich Prophylaxe, Diagnostik, Therapie und Prognose beitragen. Besonderes Gewicht kommt dabei der Verlaufsbeobachtung zu: "Das einzig sichere Merkmal dafür, daß ein wirklicher Krankheitsvorgang aufgedeckt wurde," liegt für Kraepelin dann vor, wenn

"es gelang, aus einem gegebenen Zustandsbilde bestimmte Schlüsse auf die voraufgegangenen und die mutmaßlich folgenden Abschnitte des Leidens zu ziehen." (1918c, S. 172/173)

5. Kraepelin teilte mit zahlreichen zeitgenössischen Wissenschaftlern einen ausgesprochenen Optimismus hinsichtlich zukünftig zu erwartender Resultate. Diese Grundeinstellung und sein hartnäckig verfolgtes Bestreben, das gesamtgesellschaftliche und "inner-medizinische" Gewicht der Psychiatrie zu erhöhen, führten ihn zu einer erheblichen Ausweitung psychiatrischer Kompetenz in Richtung auf Fragen der Erziehung, Schulbildung, Strafrechtsreform und Sozialpolitik. Ganz in diesem Sinne äußert er selbstbewußt:

"Vielleicht sind wenige Gebiete menschlichen Strebens so geeignet wie die Irrenheilkunde, den ungeheuren Einfluss klarzulegen, den die rein wissenschaftliche Forschung auf das Wohl und Wehe der Menschen ausübt." (1903a, S. 447)

Später wird zu prüfen sein, ob und inwieweit der "Neo-Kraepelinianismus" des ausgehenden 20. Jahrhunderts wesentliche Momente dieses Wissenschaftsverständnisses übernimmt (vgl. VI.1. - 3.). Auf dem jetzigen Stand der Argumentation erschließt sich zunächst die ganze Tragweite des ebenso knappen wie typischen Kraepelinschen Diktums, wonach die psychiatrische Wissenschaft darauf abziele,

"umgrenzte Erfahrungsgebiete unter möglichst genauer Anlehnung an die Natur in allen Einzelheiten zu durchforschen und darzustellen." (1918a, S. 239)

Der bislang erarbeitete Hintergrund läßt das erstaunliche Phänomen verständlich werden, daß Kraepelins Ansatz trotz nie verstummender und teilweise heftiger Kritik letztlich doch eine so außerordentlich große, nachhaltige, auch internationale Resonanz und, wichtiger, Akzeptanz hatte: Sein allgemeines psychiatrisches Wissenschaftsverständnis und seine spezielle Nosologie - beide Bereiche waren *wohl strukturiert, rasch überschaubar* und nach *pragmatisch-klinischen* Gesichtspunkten ausgerichtet. Zumindest im deutschen Sprachraum stellten sie erstmalig in der Geschichte der Psychiatrie ein derart geschlossenes und "modernes" wissenschaftliches Konzept dar. Dieses konnte aufgrund seiner inneren Struktur der Fülle von klinisch-psychopathologischen, physiologischen, anatomischen und psychologischen Daten weitaus besser und - aus der Sicht des Klinikers und des Forschers - überzeugender gerecht werden als frühere Ansätze.

# IV.4.    Psychologie und Psychopharmakologie

In Ergänzung zu der wissenschaftstheoretischen Thematik der Kapitel IV.1. und
IV.2. steht hier die Frage im Mittelpunkt, welcher konkrete Platz der psychologischen Forschung eingeräumt und welche Erwartungen damit verbunden wurden.
Auf dem Hintergrund der Beziehung Kraepelins zu Wundt lag es nahe, in diesem
Kapitel - für den heutigen Leser möglicherweise irritierend - Psychologie und
Psychopharmakologie in einem Atemzug zu nennen: Für Kraepelin war die Psychologie ein angewandter empirischer Forschungszweig, auf das engste verknüpft mit den Hypothesen zur Genese, möglicherweise auch Therapie seelischer Störungen.

Es hat sich eingebürgert, Kraepelin als den Begründer der Psychopharmakologie zu bezeichnen und dabei auf sein 1892 erschienenes Buch "Ueber die Beeinflussung einfacher psychischer Vorgänge durch einige Arzneimittel" Bezug
zu nehmen. Nun hat er aber schon 1881/82, also ein Jahrzehnt zuvor, erste Ergebnisse seiner im Wundtschen Labor durchgeführten psychophysiologischen
Experimente mitgeteilt und später ergänzt (vgl. 1881/82, 1882, 1883a,b,c,
1883/84, 1885a,b, 1886, 1888a,b, 1889, 1890, 1891a,b). Die gesamte Reihe von
Kraepelins Arbeiten zu diesem Themenbereich umfaßt einen Zeitraum von 45
Jahren (1881 - 1926) und ist selbst dann noch beeindruckend lang, wenn man die
Gruppe der populärwissenschaftlichen, teils auch polemischen Schriften gegen
den Alkoholismus nicht einbezieht (Hoff 1992b).

In seinem Buch von 1892 vergleicht Kraepelin den Forschungsgegenstand der
experimentellen Psychologie mit einer am Meeresgrund verankerten Boje, die
zwar sehr viel Spielraum, aber eben auch feste Grenzen habe, die es festzustellen
gelte. Und:

"Ganz ähnlich liegt die Sache bei der exacten Messung psychischer Vorgänge. Auch hier ist die
feste Verankerung in dem Umstande gegeben, dass alle die einzelnen Bewusstseinsthatsachen
in der psychophysischen Constitution des Individuums ihre Wurzel haben und somit unter dem
Einflusse äusserer Einwirkungen immerhin um eine und dieselbe Gleichgewichtslage herum
schwanken. Wenn dabei auch die einzelne Beobachtung das Typische und Gesetzmässige nicht
klarzustellen vermag, so muss es doch hier ebenfalls gelingen, durch immer wiederholte Mes-
sungen am Ende ein zutreffendes Bild von dem Zusammenhange der Erscheinungen zu gewinnen." (1892, S. 2).

Was sich Kraepelin von "seiner" experimentellen Psychologie für die klinische
Psychiatrie als Fernziel erhofft hat, ist nicht mehr und nicht weniger als einen
wesentlichen Beitrag zur Entwicklung einer gemeinsamen wissenschaftlichen
Sprache. An ihr als leistungspsychologischem Referenzsystem hätte sich die Erforschung des gesunden, aber auch des kranken Seelenlebens orientieren sollen
(vgl. IV.3.). Die nuancenreiche Darstellung Kraepelins über den auf jeder Stufe
krankheitsbedingt störbaren menschlichen Erkenntnisprozeß vom Sinnesdatum
über die "Apperzeption" zur "Weltanschauung" - kurz, seine allgemeine Psychopathologie - wird im Kapitel V.1. erörtert. Hier geht es um seine immer wieder

bekräftigte Hoffnung, eine experimentalpsychologisch fundierte, von spekulativen Inhalten gereinigte Psychiatrie zu entwickeln, um so der verwirrenden Vielfalt psychopathologischer und nosologischer Termini, mit denen er zu Beginn seiner psychiatrischen Laufbahn konfrontiert war, wirksam entgegentreten zu können.

Sein Weg führte ihn dabei von der Wirkung künstlich zugeführter psychotroper Substanzen über die Erkenntnis der Bedeutung individuell prädisponierender Faktoren und über konkrete psychopharmakologische Fragestellungen bis hin zu dem komplexen, von ihm wissenschaftlich besonders hochgeschätzten Konstrukt der "Arbeitskurve" (1902b). Nun geht Kraepelin zwar auf die - keineswegs geradlinige - ideengeschichtliche Tradition von David Hume über James Mill, John Stuart Mill, Johann Friedrich Herbart bis hin etwa zu Herbert Spencer nicht explizit ein; es besteht aber zweifellos eine gedankliche Verbindung von elementaristischen, assoziationspsychologischen Ansätzen zu seiner eigenen experimentellen Psychologie. Schließlich waren es ja zunächst die Daten über "einfache psychische Vorgänge", von deren Gesamtschau sich Kraepelin für die Zukunft sehr wohl Einblicke in "nicht-einfache", also komplex interagierende seelische Phänomene, etwa die Persönlichkeit, versprach. Hier ist ein besonders sorgfältiges Umgehen mit den Begriffen erforderlich, um Kraepelin nicht mißzuverstehen: So etwa meint er mit der von ihm geforderten "verfeinerten 'Individualpsychologie'" eben gerade nicht eine heuristisch-idiographische Methode; ganz im Gegenteil hat er die "nomothetische" Experimentalpsychologie im Auge, die allgemeine (Natur-) Gesetze auf das Individuum und dessen seelische Funktionen anwendet. Erforderlich sei nämlich, so Kraepelin, "die psychologische Zergliederung der einzelnen Persönlichkeit mit Hilfe des Versuches" (1909, S. 9). Freilich blieb ihm die methodische Problematik dieses Ansatzes nicht völlig verborgen; eine grundsätzliche Skepsis oder gar ein gänzliches Abwenden von seinen Auffassungen hatte dies hingegen nicht zur Folge:

"Wenn auch die fast unentwirrbare Verflechtung der nebeneinander herlaufenden Einzelvorgänge unsere Bemühungen, zu Maßbestimmungen zu gelangen, auf das äußerste erschwert, so lassen sich doch ... eine Reihe der bisher begangenen Fehler in unserer Versuchsanordnung einigermaßen vermeiden. Die Zukunft muß lehren, ob wir damit dem angestrebten Ziele so weit nahe kommen, daß wenigstens ein praktisch brauchbares Verfahren zur Kennzeichnung der seelischen Eigenart, wie es uns dringend nottut, erreicht werden kann." (1925, S. 185)

Insoweit können Kraepelins pragmatische, aber eben nicht grundsätzliche Zweifel an der Durchführbarkeit "seines" experimentalpsychologischen Programms verglichen werden mit seiner Einstellung zur psychiatrischen Nosologie. Im Zentrum stand dabei die Frage nach der Existenz und wissenschaftlichen Erkennbarkeit "natürlicher Krankheitseinheiten"; auch hier räumte Kraepelin erhebliche praktisch-methodische Schwierigkeiten ein, ohne aber sein Grundkonzept in den wesentlichen Punkten aufzugeben (vgl. IV.3.).

Zusammenfassend gilt: Die experimentelle Psychologie im Sinne einer *nichtmaterialistischen (Natur-) Wissenschaft der Seele* - für Kraepelin sollte sie, wenn nicht zur "via regia", so doch zu einem zentralen psychiatrischen Forschungsparadigma werden, welches auch für die anatomischen, ätiologischen und dem klinischen Verlauf geltenden Studien sichere Orientierungshilfen hätte bereitstellen sollen.

Dieser Anspruch konnte, worauf Hellpach (1902, 1919), Mayer-Groß (1929) und Gruhle (1929) hingewiesen haben, nicht eingelöst werden: Denn im Unterschied zur Arbeitspsychologie erlangte Kraepelins experimentalpsychologischer Forschungsansatz weder die erhoffte breite Akzeptanz innerhalb der Psychiatrie, noch ließen sich die erhobenen experimentellen Daten praxisrelevant in den psychiatrischen Alltag integrieren. Dies hat Kraepelin sehr wohl zur Kenntnis genommen, freilich ohne je von seiner außerordentlichen Hochschätzung dieses Forschungsansatzes abzurücken. Auch der - besonders von Hellpach (1919) kritisierte - Umstand, daß nahezu keine wissenschaftlich fruchtbaren Verbindungen zu anderen psychologischen Strömungen entstanden, findet in Kraepelins Texten kaum einen Niederschlag.

Erinnert sei etwa an Franz Brentanos eigenwilligen Entwurf einer streng empirischen, zugleich aber auch die Intentionalität hervorhebenden Bewußtseinspsychologie, an die Würzburger Schule der experimentellen Denkpsychologie, obwohl deren bereits erwähnter Gründer Oswald Külpe ebenfalls aus der Schule Wundts kam, an die zahlreichen gestalttheoretischen Ansätze im Gefolge von Christian von Ehrenfels und später der Leipziger und Berliner Schule, an feldtheoretische Konzepte (Wolfgang Köhler, Kurt Lewin) oder an die von Edmund Husserl initiierte phänomenologische Richtung. In diesen Kontext fügt sich die Tatsache ein, daß Kraepelin in seinen Veröffentlichungen auch zu den lebhaften und gedanklich dichten, vor allem durch das Werk Wilhelm Diltheys repräsentierten zeitgenössischen Auseinandersetzungen über das Verhältnis von Geistes- und Naturwissenschaften kaum Stellung bezogen hat (Dilthey 1910, vgl. Avé-Lallemant 1975).

Einer besonderen Betrachtung bedarf Kraepelins Einstellung zur Psychoanalyse: Die psychoanalytischen Theorien werden von ihm zwar im klinischen Zusammenhang mehrfach erwähnt, dabei jedoch weit eher einer scharfen, oft polemischen Kritik unterzogen als eingehend argumentativ gewürdigt. Offensichtlich kollidierten die methodischen Grundlagen der frühen Psychoanalyse - heuristisches Vorgehen, freie Assoziation, Traumdeutung - so sehr mit Kraepelins Verständnis von Wissenschaft, daß ihm eine eingehendere Beschäftigung mit der Thematik unnütz erschien. In aller Regel beschränkt sich seine Kritik auf einen knappen Absatz; erst in den späteren Auflagen geht er etwas ausführlicher auf inhaltliche Aspekte ein, zeichnet aber auch hier ein recht grobes Bild. Stets unterlegt er seinen Kommentaren einen dezenten, aber unübersehbaren ironischen Tenor:

"Ein weiteres eigenartiges Verfahren der psychischen Behandlung ist in neuester Zeit von Breuer und Freud ausgearbeitet worden. Es geht von der Anschauung aus, daß gewisse psychogene Erkrankungen, namentlich die Hysterie, durch die Verdrängung unangenehmer geschlechtlicher Erlebnisse der frühesten Kindheit aus dem Erinnerungsschatze entstehen. ... War dann die vermeintliche Ursache der vorliegenden Störungen in einem geschlechtlichen Kindheitserlebnisse gefunden und ans Licht gebracht, so war damit die reinigende, 'kathartische' Wirkung der Behandlung erreicht und die wühlende Kraft der unbewußten Erinnerung gebrochen." (1909, S. 611/612)

Im gleichen Kontext spricht er bezüglich der psychoanalytischen Behandlungstechnik von "verschlungenen Pfaden", von "Deutungskunst", um schließlich das wesentliche Wirkmoment in der Suggestion zu erblicken:

"Wenn sie Erfolge hat, was bei der Eindringlichkeit des Verfahrens und der Art der behandelten Zustände nicht zu bezweifeln ist, so dürften sie sicherlich nicht auf dem 'Abreagieren' eingeklemmter Affekte, sondern auf der Wirkung der ärztlichen Persönlichkeit und der von ihr ausgehenden Suggestionen beruhen." (1909, S. 612/613)

Ähnlich wie bezüglich der Hypnotherapie (vgl. V.2.6.), weist Kraepelin auf mögliche Nebenwirkungen hin:

"Ob jedoch das planmäßig fortgesetzte, unablässige Drängen nach peinlichen geschlechtlichen Enthüllungen wirklich immer so unschädlich ist, wie Freud es darstellt, darf bis auf weiteres billig bezweifelt werden." (1909, S. 613)

Daß die psychoanalytische Theorie, vor allem in der Person ihres Begründers, durchaus gedankliche Verbindungen zur zeitgenössischen Neurologie und Physiologie aufweist (Hirschmüller 1991, Miller und Katz 1989, Sulloway 1983), hat Kraepelin nicht thematisiert, im Gegensatz übrigens zu den "Neo-Kraepelinianern", die genau diesen Aspekt kritisch hervorheben (vgl. VI.3.). Trotz mancher gemeinsamer Interessen in der jeweiligen "frühen" Entwicklungsphase - etwa die Neuroanatomie (Freud und Meynert, Kraepelin und Gudden) oder die Hypnosetherapie - beharrte Kraepelin zeitlebens auf seiner Ablehnung der Psychoanalyse. Allerdings kam es dabei nicht zu einer inhaltlichen Auseinandersetzung, die über die zitierten grundsätzlichen methodischen Zweifel hinausging (Kolle 1957, Wyrsch 1956).

## IV.5.    Rechtswissenschaft und forensische Psychiatrie

Die forensische Psychiatrie mit ihrer unvermeidbaren - oft auch unbequemen -
Position im Spannungsfeld von Medizin, Psychologie, Sozialwissenschaften und
Rechtsprechung macht konzeptuelle Brennpunkte des gesamten Faches beson-
ders augenfällig. Dies gilt für Kraepelin um so mehr, als er die forensische
Psychiatrie inhaltlich und methodisch strikt an klinischen Maßstäben orientieren
will. Sie soll zu einer dezidiert medizinischen, naturwissenschaftlich arbeitenden
Disziplin werden. Kraepelins Forschungsoptimismus trägt ihn hier auf ureigen-
stes juristisches Terrain:

"Entscheidend aber fällt es ins Gewicht, daß die Vergeltungsidee unvereinbar ist nicht nur mit
unseren sittlichen Anschauungen, sondern auch mit den sicheren Errungenschaften naturwissenschaftlicher Erkenntnis." (1907, S. 279)

Und im gleichen Atemzug fordert er eine Grundlagenforschung,

"die das Gebäude des Strafrechts auf dem sichersten Boden aufbaut, der sich dafür finden läßt,
auf der naturwissenschaftlichen Erkenntnis der gesunden und kranken menschlichen Seele."
(1907, S. 279)

Aber diese Zitate greifen voraus. Denn schon 1880, im Alter von 24 Jahren, hatte
Kraepelin seine, wenn man so will, forensische Laufbahn mit einem Pauken-
schlag eröffnet: Als seine erste veröffentlichte wissenschaftliche Arbeit überhaupt erscheint in diesem Jahr "Die Abschaffung des Strafmasses", eine hart an
der Grenze zwischen pointierter Meinungsäußerung und Polemik stehende
Schrift.

Der Stand der juristischen Debatte, in die sich Kraepelin auf diese Weise
brüsk einschaltete, war der folgende: Die liberal-idealistische Strafrechtsdoktrin
berief sich auf die Philosophie des deutschen Idealismus und anerkannte apriorisch gültige, absolute Werte, etwa Gut und Böse, Schuld und Strafe. In diesem
Bereich hatten empirische Wissenschaften nichts zu suchen. Für die juristische
Bewertung einer konkret gegebenen Straftat hingegen waren auch die aposterio-
rischen Einzelwissenschaften einschließlich der Psychiatrie zu Rate zu ziehen.

Im 19. Jahrhundert entwickelte sich im Gefolge von Karl Binding eine gegenläufige Strömung. Sie wird in der Literatur als "Rechtspositivismus" bezeichnet.
Dies darf wegen der geradezu gegenteiligen Intention beider Richtungen aber
nicht mit der Lehre Cesare Lombrosos verwechselt werden, die unglücklicher-
weise auch häufig "positivistisch" genannt wird; so spricht auch Kraepelin von
seinen "Beziehungen zu einigen Vertretern der italienischen positiven Schule"
(1983, S. 19).

Der Rechtspositivismus nimmt nun keinen Bezug mehr auf absolute, von Gott
gegebene Grundrechte, sondern rückt das im geschriebenen Gesetz niedergelegte
logische System von juristischen "Setzungen" in den Mittelpunkt. Ein solches
Strafrecht war zweifellos resistenter gegenüber willkürlicher und manipulativer

Auslegung, da der Richter besonders eng an den Gesetzestext gebunden werden sollte.

Andererseits wurde genau diese strikte Orientierung am formal-juristischen Kodex bald als schwerwiegender Mangel empfunden: Der einzelne Straftäter, so die Kritik, komme in seiner biographisch-situativen Einzigartigkeit zu kurz. Und tatsächlich war die positivistische Strafrechtspraxis strikt anti-teleologisch: Nicht in erster Linie um die Gesellschaft zu schützen, nicht um den Täter zu "bessern", wurde verurteilt, sondern weil aus der Gesetzesverletzung eben die Strafe resultiert: "Die Strafe als ein Übel, nichts mehr, nichts weniger" - so charakterisiert Kraepelin diese von ihm heftig bekämpfte Richtung. Nach Nipperdey hat diese

"rigorose Lehre, daß die Strafe ohne Blick auf die Folgen zu vollziehen sei, ... ihren Grund darin, daß das Individuum als Person dem Staat strikt entzogen bleibt. Kurz, eine kantisch-humane Ethik der autonomen Person verbindet sich mit der strengen Normativität des Gesetzesrechts." (Nipperdey 1990, S. 663)

Die "antipositivistische" Gegenbewegung wiederum ist vor allem mit dem Namen Franz von Liszt verbunden, dem es - verkürzend gesagt - um eine Individualisierung des Strafrechtes geht (Kempe 1969). Es wird gefragt, aus welchen Gründen ein Täter straffällig geworden ist, seien diese Gründe nun psychologischer oder - eher dem Zeitgeist entsprechend - biologischer Natur. Strafe wird unter einem völlig neuen, nämlich individuell-prognoseorientierten, teleologischen Blickwinkel betrachtet: Welche Art von Bestrafung ist in der Absicht der Verhütung weiterer Taten bei einem konkreten Täter die erfolgversprechendste? Für die Beantwortung derartiger Fragen, die der Rechtpositivismus für unwissenschaftlich gehalten hatte, muß der Richter psychiatrische Sachverständige heranziehen.

Und hier schließt sich nun der Kreis zu Kraepelins forensischem Ansatzpunkt, insoweit es ihm um eine "individualisierende Behandlung" des Straftäters ging (Aschaffenburg 1929). Ihn als angehenden Nervenarzt störte die apodiktische Art, in der in der juristischen Literatur Delikte gegen Strafen gleichsam aufgerechnet wurden, ohne die Täterpersönlichkeit zu berücksichtigen. Ganz besonders drastisch geschehe dies in einer - im Kapitel II. bereits angesprochenen -

"Schrift von Mittelstädt über die Freiheitsstrafen, die durch ihre Grundanschauungen meinen lebhaften Widerspruch herausforderte. In eingehenden Gesprächen mit meinem Schwager Willert, der damals Amtsrichter in Woldegk war, reifte der rasch zur Ausführung gelangende Plan, mich in einer Streitschrift vom Standpunkte des Irrenarztes gegen Mittelstädt zuwenden. Diese Schrift, die den Titel 'Die Abschaffung des Strafmasses' führte und unter Ablehnung der Vergeltungstheorie im wesentlichen die Bemessung und Ausgestaltung der Strafe nach dem Vorbilde der Irrenanstaltsbehandlung forderte, entstand in etwa 2 - 3 Wochen." (1983, S. 18)

Der Delinquent muß, so Kraepelin, auf seine psychische Verfassung hin ebenso sorgfältig und mit den gleichen Methoden untersucht werden wie der psychiatrische Patient. Und so wie die Entlassung des Patienten aus der Klinik von der Besserung des psychopathologischen Befundes abhänge und vom Arzt bestimmt werde, so seien von den Gerichten zeitlich unbestimmte Freiheitsstrafen zu verhängen, deren Länge sich vorwiegend an der persönlichen Entwicklung des Verurteilten während des Strafvollzuges auszurichten habe; diese wiederum solle von psychiatrisch erfahrenen Untersuchern beurteilt werden (vgl. Mittelstädt 1879, Willert 1881). Denn, so Kraepelins nicht gerade von Selbstzweifel geprägtes Resümee,

"ich erkannte, daß nicht die Abmessung der Strafe nach einer bestimmten Taxe, sondern nur die Besserung eines Verbrechers durch die Strafe der wahre Endzweck einer rationellen Strafgesetzgebung sein könne." (1880, S. 1)

Nun ist diese Analogie von Delinquenz und psychischer Störung alles andere als zufällig, sondern, im Gegenteil, programmatisch: 1907 wird Kraepelin sogar vom "Verbrechen als soziale Krankheit" sprechen. Hier kommen der Krankheits- und der Moralbegriff ins Spiel: In der Schrift von 1880 trennt er in recht grob naturalistisch anmutender Weise zwei Arten der Moral voneinander ab, nämlich die "transzendentale" und die "genetische". Die Benutzung dieser beiden Termini ist für den heutigen Leser irreführend: "Genetisch" meint für Kraepelin so viel wie "aufgrund wissenschaftlicher Argumente ableitbar", "transzendental" hingegen "von einer höheren Macht unbeeinflußbar festgesetzt". Die letztere Position bedeute aber juristisch folgendes:

"Wir haben daher von diesem Standpunkt aus mit Mittelstädt die Strafe als 'ein Uebel, nichts mehr, nichts weniger', aufzufassen, und zwar als ein Uebel, welches, abgesehen von der Nebenwirkung der Abschreckung, als Vergeltung, als Rache dienen soll, die der irdische Richter als Stellvertreter des göttlichen an dem Uebeltäter nimmt." (1880, S. 2/3)

Die "genetische" Moral hingegen verzichte auf jeden Absolutheitsanspruch, sie sei relativ, begründet auf den Einstellungen und gesellschaftlichen Erfordernissen der jeweiligen sozialen Umgebung (vgl. IV.2.).

Der Weg ist damit klar vorgezeichnet: Kraepelin fordert die Umwandlung der - einem absoluten Moralbegriff verpflichteten - "Unsittlichkeit" in die - an relativer gesellschaftlicher Realität orientierte - "Gemeinschädlichkeit". Ganz entgegen der oben erwähnten Auffassung Mittelstädts ist die Strafe für Kraepelin

"nichts mehr und nichts weniger als die Reaktion der menschlichen Gesellschaft gegen die Excedenten, welche ihren Bestand und ihre Glückseligkeit gefährden." (1880, S. 4)

Systematisch wird dieser Gedanke 1907 ausgeführt: Kraepelin betrachtet delinquentes Verhalten vor allem von Rückfalltätern als eine gleichsam zwischen geistiger Gesundheit und Geisteskrankheit stehende Auffälligkeit. Dieser hinterlegt er, ganz der damals gängigen wissenschaftlichen Diktion folgend, eine "degenerative Grundlage". Es ist dann nur noch ein kleiner Schritt zu der - als provozierend empfunden und wohl auch so gemeinten - These vom "Verbrechen als soziale Krankheit". Dies darf man nicht etwa im Sinne einer gesellschaftlichen Verursachung von Kriminalität mißverstehen; ganz im Gegenteil ist die "Krankheit Verbrechen" in Kraepelins Augen deswegen "sozial", weil sie ihrerseits sozialen Schaden anrichtet. Ihre Ursache hingegen sieht er in einer charakteristischerweise eher biologisch verstandenen und insofern weder individuell-psychologischen noch allgemein-gesellschaftlichen Störung.

Freilich können negative gesellschaftliche Faktoren wie ungeeignete Erziehungsmethoden, Überforderung, ungünstige Wohnverhältnisse und - allem voran - die Folgen des Alkoholmißbrauchs die Häufigkeit delinquenten Verhaltens erhöhen; jedoch schaltet Kraepelin hier sehr nachhaltig die biologische Ebene ein, insoweit nämlich diesen Einflüssen eine "degenerationsfördernde" Wirkung zugeschrieben wird (vgl. IV.6.).

Besonders durch den stetigen Bezug auf die "Gesetzmäßigkeit" menschlichen Handelns versucht Kraepelin eine Brücke zur naturwissenschaftlichen Denkweise zu schlagen. Die Erörterung des damit - wohl ungewollt - angesprochenen Determinismusproblems wird jedoch nicht weiter vertieft. So muß letztlich unklar bleiben, inwieweit sich Kraepelin über die enormen Konsequenzen seiner These bewußt gewesen ist,

"daß die verbrecherische Handlung nicht ... das Erzeugnis eines selbstherrlichen, von allen Bedingungen losgelösten Willens darstellt, sondern aus dem Zusammenwirken persönlicher und allgemeiner Ursachen mit der gleichen Notwendigkeit hervorgeht wie die übrigen Erscheinungen des Gesellschaftslebens." (1907, S. 258)

Einen wirklich strikten Determinismus der menschlichen Lebenswelt, wie ihn etwa die Philosophie Spinozas beinhaltet, kann Kraepelin mit seiner Rede von "Gesetzmäßigkeit" und "Notwendigkeit" nicht im Auge gehabt haben; anderenfalls wäre nämlich sein in unterschiedlichstem Kontext vorgebrachter Appell an die Ausbildung der Willensfunktionen sinnlos. Vielmehr ging es ihm in erster Linie um die Abwehr "metaphysischer" Postulate wie dasjenige eines idealisierten völlig freien Willens und um die Betonung der Naturgebundenheit auch des voluntativen Momentes. Nur auf diesem Hintergrund ist die sehr charakteristische Formulierung zu verstehen,

"daß der einzelne mit allen seinen Anschauungen und Erfahrungen, mit seinem Fühlen und Streben das Kind seiner Vorfahren, und daß er unentrinnbar in das Getriebe der Gemeinschaft verstrickt ist." (1907, S. 268)

Am Rande sei vermerkt, daß für Kraepelin die strafrechtliche Forderung nach Besserung anstelle von Vergeltung gleichbedeutend war mit der klaren Ablehnung der Todesstrafe, die er eine "sehr bedenkliche und barbarische Strafart" nennt (1880, S. 170).

Ein merkwürdiger, jedoch für Kraepelins Denken kennzeichnender Widerspruch besteht zwischen der Forderung nach individualisierender Behandlung des Straftäters einerseits und einer wenig differenzierten und gerade individualisierungsfeindlichen Hochschätzung der Degenerationstheorie andererseits. Vor allem im Bereich der forensischen Psychiatrie und der Persönlichkeitsstörungen prägt dies manchen Kraepelinschen Texten so sehr einen Stempel auf, daß der heutige Leser mitunter, abgeschreckt durch die Häufung von Termini wie "entartet", "minderwertig", "lebensuntüchtig", zu einer pauschalen, damit notwendigerweise aber auch undifferenzierten Ablehnung des gesamten Ansatzes geführt wird.

Kraepelins durchweg positive, oft sogar unkritisch anmutende Einstellung zur Degenerationslehre ist im Kapitel III. dargestellt worden. Im forensischen Kontext spielt nun Cesare Lombrosos Kriminalanthropologie eine herausragende Rolle (Jones 1986). Deren tragender Gedanke war die Interpretation kriminellen Verhaltens als phylogenetischen Rückschritt:

"Der Kriminelle oder ein spezifischer Typ des Kriminellen (il nato delinquente), nach Lombroso etwa ein Drittel der Rechtsbrecher, ist nicht unbedingt krank, sondern ein Relikt früherer Entwicklungszustände, ist ein Atavismus." (von Engelhardt 1983, S. 274)

Lombrosos Lehre war nun alles andere als ein einheitliches Gedankengebäude. Er modifizierte und ergänzte seine Konzepte laufend. Über all seinen - heute eher belächelten - Bemühungen, äußere Körpermerkmale mit "krimineller Veranlagung" zu korrelieren, wird Lombrosos durchaus nicht undifferenzierte Position oft verkannt: Im Laufe seiner Entwicklung sprach er sich immer deutlicher gegen die gängigen kurzschlüssigen Verallgemeinerungen aus, die er für unwissenschaflich hielt, und bestritt keineswegs den maßgeblichen Einfluß von - veranlagungsunabhängigen - Umweltfaktoren auf die Persönlichkeitsentwicklung auch der späteren Kriminellen (Ranieri 1969).

Kraepelin verhielt sich allzu vereinfachenden biologistischen Ansätzen gegenüber ablehnend. Zwar pflegte er persönliche und wissenschaftliche Kontakte mit der Gruppe um Lombroso und besprach die deutsche Ausgabe von dessen Werk recht positiv (1888). Jedoch lehnte er voreilige Rückschlüsse von körperlichen Stigmata auf die Neigung zur Delinquenz als unhaltbar ab, auch wenn diese Skepsis eindeutig mehr konkret-methodischer als grundsätzlicher Natur war (vgl. III.):

"Neue Anregungen hat die Lehre vom moralischen Irresein durch die Bemühungen der italienischen 'positiven Schule', insbesondere durch Lombroso, erhalten, der das Bild des 'geborenen Verbrechers', des 'Delinquente nato', zu zeichnen und genauer zu umgrenzen versuchte. ... Nach Lombrosos Angaben sollen etwa 25% der Verbrecher, unter den Mördern noch mehr, den Stempel des 'Delinquente nato' tragen. ... Daß es 'geborene Verbrecher' gibt, die lediglich durch die Art ihrer Veranlagung zu gesellschaftsfeindlichem Handeln getrieben werden, unterliegt ... keinem Zweifel. ... Von einer einheitlichen Kennzeichnung dieser geborenen Verbrecher kann allerdings keine Rede sein. Am allerwenigsten geht es an, wie vielfach versucht wurde, sie nach der Art der begangenen Straftaten als Diebe, Fälscher, Mörder usw. zu gruppieren, da die Beweggründe der einzelnen Tat und damit ihr seelischer Hintergrund trotz mancher Gemeinsamkeiten äußerst verschieden sein können, und da derselbe Täter bald diese, bald jene gesellschaftsfeindlichen Handlungen begehen kann. Auch die von Lombroso und seinen Schülern aufgeführten körperlichen Abweichungen sind weder regelmäßig vorhanden noch den geborenen Verbrechern als solchen eigentümlich; sie finden sich in größerer oder geringerer Ausdehnung bei den verschiedensten Erscheinungsformen der Entartung. ... Ebensowenig läßt sich die Annahme atavistischer Rückschläge halten; viel näher liegt es jedenfalls, in dem Sinne, wie es hier (in der 8. Auflage von Kraepelins eigenem Lehrbuch; P.H.) geschehen ist, an umschriebene Entwicklungshemmungen zu denken." (1915, S. 2106/2107)

Trotz aller Sympathie für eine substratnahe biologische Forschung waren Kraepelin und seinen Schülern also die Probleme eines auf Quantifizierung fixierten Ansatzes gerade im sensiblen forensischen Bereich sehr wohl bewußt. Auch hier ergibt sich eine aktuelle Parallele, erinnern doch die folgenden Bemerkungen aus den Jahren 1880 und 1927, sieht man von der Terminologie ab, an die Debatte um Wert und Grenzen der Quantifizierung in der forensischen Psychiatrie, ja in der psychiatrischen Diagnostik überhaupt (Hoff 1992a, Mende 1983, Nedopil 1987, Saß 1990, Schüler-Springorum 1989):

"Die scharfe Formulierung des Strafgesetzes fordert eine präzise Beantwortung der gestellten Fragen, und die Kriminalpsychologie bemüht sich vergebens, ihr lebendiges, widerstrebendes Material in die vorgeschriebenen spanischen Stiefel einzuschnüren." (1880, S. 15)

Noch deutlicher fällt Aschaffenburgs Kritik an einer übereifrig quantifizierenden Kriminalbiologie aus:

"Gerade die Sucht, mit Hilfe von Meßzahlen dem Richter behilflich sein zu wollen, zeigt, daß wir uns besinnen müssen auf das, was die Kriminalpsychologie schon geleistet hat." (Aschaffenburg 1929, S. 91)

Um nicht mißverstanden zu werden: Sowohl Kraepelin als auch Aschaffenburg kritisieren hier keineswegs eine Quantifizierung seelischer oder biologischer Phänomene schlechthin, sondern den unkritischen Umgang mit den erhobenen Daten vor allem in foro, insbesondere also die vorschnelle inhaltliche Verknüpfung von Befunden zum Körperbau, zur Persönlichkeit, zur (individuellen) Leistungspsychologie mit der Frage der Schuldfähigkeit. Quantifizierung als solche war zweifellos in Kraepelins Augen eine zentrale wissenschaftliche Aufgabe für die gesamte Psychiatrie (vgl. IV.2. - 3.).

Eine konkrete Konsequenz seiner kriminologischen, besser kriminalanthropologischen Grundanschauungen ist Kraepelins vehementes Eintreten für die Anerkennung einer verminderten Zurechnungsfähigkeit. Diese Rechtsfigur, heute verminderte Schuldfähigkeit (§ 21 StGB) genannt, wurde noch langen Kontroversen 1934 als damaliger § 51 in das Strafgesetzbuch aufgenommen. Die Gegner, bei den Psychiatern vor allem Wilmanns (1927), lehnten die verminderte Zurechnungsfähigkeit unter anderem mit dem Argument ab, die Rechtssicherheit werde abnehmen (Rautenberg 1984). Kraepelin hingegen, obwohl in seiner Nosologie grundsätzlich eher kategorial denkend (vgl. IV.3.), betont den dimensionalen Aspekt, nämlich "daß es zwischen geistiger Gesundheit und Krankheit keine festen, sondern nur schwimmende Grenzen gibt" (1904b, S. 477).

Daraus folgt für ihn unmittelbar, daß die kompromißlose Alternative von voller und fehlender Zurechnungsfähigkeit

"der Tatsache ausgedehnter Grenzgebiete zwischen geistiger Gesundheit und Krankheit nicht gerecht wird. Der strafrechtliche Begriff der Geistesstörung, welche die freie Willensbestimmung ausschließt, ist, abgesehen von seiner höchst unglücklichen Fassung, nach dem Willen des Gesetzgebers so eng geworden, daß er bei zahlreichen Fällen versagt, in denen die Straftat durch krankhafte Störungen wesentlich beeinflußt wurde. Der begutachtende Arzt hat hier die Frage nach der Ausschließung der freien Willensbestimmung zu verneinen, wenn er sie nicht grundsätzlich unbeantwortet lassen will; ihm bleibt nur übrig, die Sachlage dem Richter darzulegen, dem dann im gegebenen Strafrahmen die Zubilligung von Milderungsgründen offen steht, soweit das Gesetz diesen Ausgleich von Härten zuläßt." (1904b, S. 477/478)

Kraepelins nosologischer Impetus läßt sich aber auch in diesem, einer diagnostischen Rubrizierung besonders widerstrebenden Bereich nicht unterdrücken. Es sei nämlich, Abgrenzungsprobleme hin oder her, vonnöten, "das buntscheckige Gemisch verschiedenartiger Persönlichkeiten, die unter den Begriff der vermindert Zurechnungsfähigen fallen, gewissermaßen in seine einzelnen klinischen Gruppen aufzulösen." (1904b, S. 485)

Vergegenwärtigt man sich, welche Rolle Kraepelin einer in seinem Sinne gestalteten forensischen Psychiatrie zugedacht hatte, so springt eine frappierende Parallele zu seinem Verständnis von experimenteller Psychologie ins Auge. Im Falle der Psychologie hatte er gehofft, mittels ihrer Forschungsmethoden könne ein systematischer Überblick über das ganze Seelenleben - sei es gesund oder krank - gewonnen werden.

Ganz ähnlich will Kraepelin die psychiatrische Kompetenz im strafrechtlichen Bereich enorm erweitern: Der Richter hätte natürlich weiterhin die Gesetzesübertretung festzustellen, bei allen anderen Fragen fiele aber dem psychiatrischen Sachverständigen ein wesentliches, wenn nicht das entscheidende Gewicht zu, also etwa hinsichtlich der Schuldfähigkeit, der Art und Dauer der Strafe, der Prognose einschließlich der Festlegung des Zeitpunktes und möglicher Bedingungen der Entlassung. Wenn in der "antipositivistischen" Strafrechtsdoktrin nach von Liszt "die Rolle der Richter ... stärker betont wird" (Nipperdey 1990, S. 664), so fällt hier, in Kraepelins Perspektive, die noch ungleich stärkere *Aufwertung der Psychiatrie* auf. Freilich stellt sich die Frage, ob Kraepelins wissenschaftlicher Optimismus hier nicht die Gefahr beinhaltete, die Psychiatrie zu überfordern und sie damit indirekt - und aus Kraepelins Sicht ungewollt - zu einer spekulativen Ausdehnung ihres Kompetenzbereiches zu ermuntern.

# IV.6.    Exkurs: Die politische Dimension

Wie einleitend betont, muß diese Studie einige Aspekte des Kraepelinschen Werkes knapper darstellen als andere, um die psychiatrisch zentralen Momente deutlicher hervortreten zu lassen. Dies gilt besonders für die politische Dimension. Zum einen waren politische Fragen für Kraepelin stets wichtig, wenn er auch aktiver politischer Betätigung eher ambivalent gegenüberstand. Zum anderen würde aber eine umfassende Darstellung dieses Bereiches den methodischen wie inhaltlichen Schwerpunkt der Studie erheblich verlagern.

Nun wird der Psychiatrie nicht selten vorgehalten, ihre politischen Implikationen unterzubewerten oder gar zu verleugnen, ein Vorwurf, der auch im Zusammenhang mit Kraepelins Psychiatrie und deren Rezeptionsgeschichte erhoben wird (Güse und Schmacke 1976). Dem soll hier durch einen knappen Exkurs Rechnung getragen werden, der die wesentlichen Züge von Kraepelins Verhältnis zur Politik aufzeigt, jedoch nicht den Anspruch erhebt, dieses Thema erschöpfend zu behandeln.

Daß Kraepelins Psychiatrie auch, wenn man es so zuspitzen will, eine *politische* Psychiatrie ist, verwundert keineswegs, sondern entspricht vielmehr genau den Erwartungen, die sich aus seinem Wissenschaftsverständnis ergeben (vgl. IV.3.). Neben ihrer Hauptaufgabe, der Erkennung und Behandlung von seelischen Störungen, soll die Psychiatrie wesentlichen Einfluß nehmen auf Fragen der Prophylaxe im weitesten Sinne, der Epidemiologie und - über ihren forensischen Bereich - auf die Strafrechtspflege. Über "Die psychiatrischen Aufgaben des Staates" äußert sich Kraepelin 1900; in der 7. Auflage des Lehrbuches faßt er den tragenden Gedanken zusammen:

"Bei der grossen Tragweite, die jede Geistesstörung nicht nur für den Erkrankten selber, sondern für seine ganze Umgebung, seine Gemeinde, seine Nachkommen besitzt, ist die Verhütung des Irreseins eine öffentliche Angelegenheit. Der Staat hat dringendsten Anlass, den Kampf gegen die Geisteskrankheiten mit allen ihm zu Gebote stehenden Machtmitteln aufzunehmen. Er allein ist auch in der Lage, die grossen Aufgaben erfolgreich in Angriff zu nehmen, die dieser Kampf ihm stellt." (1903, S. 395)

Der Zuständigkeitsbereich der Psychiatrie wird vor allem hinsichtlich der Vorbeugung von Kraepelin außerordentlich weit gesteckt: Das Spektrum reicht von der Erziehung in Familie und Schule über die Ausgestaltung von Wohnverhältnissen und Arbeitsbedingungen vor allem in den Großstädten bis hin zu dem leidenschaftlich verfochteten Kampf gegen den Alkohol (Engstrom 1991, Schmidt 1982, Wortis 1989).

Für den heutigen Leser ist in diesem Kontext wiederum die enge Verzahnung mit der Degenerationslehre irritierend. Prophylaxe heißt für Kraepelin - wie für nahezu alle zeitgenössischen Autoren auch - das Verhindern oder zumindest Aufhalten von "Entartungsprozessen". In den Kapiteln über die spezielle Nosologie (V.2.1. - 6.) wird gezeigt werden, wie auch dort - im Kontext der Ätiologie

- der Degenerationsgedanke einen maßgeblichen, oft den zentralen Platz einnimmt. Hier aber - im gesamtgesellschaftlichen Rahmen - geht Kraepelin noch viel weiter und beschwört die verderblichen Einflüsse des Alkohols, der Syphilis und eben der "erblichen Entartung" auf die "Volksgesundheit" (1908b, 1918b).

Nach meiner Auffassung versteht man Kraepelin falsch, wenn man die zweifellos vorhandene nationalkonservative, "bürgerliche" Grundhaltung zum eigentlichen Zentrum seines Denkens macht. Er war von seinem Selbstverständnis her weit eher ein - zeittypisch selbstbewußter - Wissenschaftler, der seine Kenntnisse (sozial-) politisch umsetzen wollte, als ein verkappter Ideologe, für den die - in diesem Fall psychiatrische - Wissenschaft nur ein zufälliges Mittel zur Erreichung politischer Zwecke war. Dies möge in keiner Weise als Apologie mißverstanden werden; auf die nicht nur sprachlich häßlichen Auswüchse der umfassend angewandten und insoweit reduktionistischen Degenerationstheorie bei Kraepelin wird in dieser Studie mehrfach hingewiesen. Und was das politische Selbstverständnis anbetrifft, so ist die prägnante Analyse, mit der Nipperdey eine damals einflußreiche nationalökonomische Schule charakterisiert, mit gutem Grund auch auf Kraepelin anzuwenden. Für das Bildungsbürgertum nämlich stehe

"der bürokratisch-monarchische Staat ... über den Klassengegensätzen, er bringt den Klassenkampf zu einem vernünftigen Ausgleich, bändigt die entfesselten Egoismen in die relative Harmonie eines vernünftigen Gemeinwohlkonzeptes. Eine solche Theorie betont den Anspruch des Ganzen gegen die Teile, die Harmonie gegenüber dem Konflikt. ... Wirtschaft steht im Dienst der Kultur, der humanen Selbstentfaltung und im Dienst der nationalen Gemeinschaft und der nationalen Größe." (Nipperdey 1990, S. 666)

In überzeugender Weise hat Engstrom (1991) Kraepelins politisches Engagement in der Wilhelminischen Epoche herausgearbeitet. Auch er kommt - von der sozialhistorischen, nicht der im engeren Sinne psychiatrischen Seite her - zu dem Ergebnis, es sei

"vor allem seine Position als Wissenschaftler und Professor [gewesen], die ihn zu politischem Handeln veranlaßte. Er war überzeugt, daß seine soziale Stellung eine aktive Teilnahme an der Suche nach Lösungen für diejenigen Probleme erforderte, mit denen sich die Gesellschaft konfrontiert sah." (Engstrom 1991; übersetzt von P.H.)

Jenseits der psychiatrischen Aspekte ist Kraepelins politisches Engagement nicht ganz leicht einzuschätzen. Er selbst gibt nur knappe, wenn auch drastische Erläuterungen:

"In meiner Jugend hatte ich mich eifrig mit den Lehren der Sozialdemokratie beschäftigt und einst auch für Bebel meine Stimme abgegeben, aber die Erfahrungen des Lebens hatten mich sehr zweifelhaft gemacht, ob die Volksherrschaft mit ihrer Beeinflußbarkeit durch rücksichtslose Streber, Schreier und Schönredner der Menschheit das wahre Glück zu bringen vermöge, so wenig ich auch die Schäden der monarchischen Staatsverfassung verkennen konnte." (1983, S. 216)

Politisch unmittelbar aktiv war Kraepelin nur während des I. Weltkrieges, als er in deutschnationalen Zirkeln, etwa in dem von ihm mitgegründeten "Volksausschuß zur raschen Niederkämpfung Englands", mitarbeitete. Eine umfassende historische Aufarbeitung dieses Engagements steht noch aus. Im jetzigen Kontext ist vor allem der folgende Punkt entscheidend: Verlauf und Ausgang des Krieges führten bei Kraepelin zu großer Enttäuschung. Diese wurde verstärkt von den anschließenden politischen Umwälzungen, die für ihn in Form der Münchner Räterepublik unmittelbar spürbar wurden. Die folgende moderate Formulierung dürfte seinen damaligen inneren Zustand kaum angemessen wiedergeben:

"So stand ich dem Wandel der Dinge äußerst kühl gegenüber, fühlte mich durchaus nicht vom Joch befreit, sondern empfand auf das peinlichste den Schmerz, mein Vaterland erniedrigt und völlig wehrlos zu sehen, ohne im geringsten helfen zu können. Was mir zu tun blieb, war lediglich, meine Arbeit trotz aller inneren und äußeren Hindernisse nach Möglichkeit fortzusetzen. Hier war es gerade die Forschungsanstalt, die es mir gestattete, wenigstens für Stunden das Leid um mich zu vergessen." (1983, S. 216)

Wie sehr ihn die unerwartete Entwicklung auch in seinem Selbstverständnis als Wissenschaftler traf, zeigt der Umstand, daß Kraepelin die Vorgänge um die Räterepublik, ja um die dahinterstehende politische Theorie schlechthin in einen psychiatrischen Kontext stellte. Dies, die Aufstellung einer psychiatrischen Theorie der Revolution, stellte nach Engstrom (1991) die - schichttypische - Reaktion des Bildungsbürgertums auf die als irrational und bedrohlich erlebte gesellschaftliche Umwälzung dar.

Zwei Gedanken aus den "Psychiatrischen Randbemerkungen zur Zeitgeschichte" (1919) sind es, die wegen ihrer offensichtlich aus persönlicher Verbitterung erwachsenen Derbheit schärfste Kritik herausgefordert haben, eine Kritik, die im übrigen der Kraepelinschen Vereinfachungstendenz oft insoweit keinen Deut nachstand, als sie sich berechtigt glaubte, unter Hinweis auf den Artikel von 1919 die gesamte Kraepelinsche Psychiatrie in Bausch und Bogen als "reaktionär" oder gar als unmittelbare Wegbereiterin nationalsozialistischer Pervertierung zu bezeichnen.

Der erste Gedanke ist die bereits angesprochene Psychiatrisierung des politischen Diskurses oder, konkret, der Vergleich politischer Umwälzungen mit dem individualpsychologischen Phänomen der Hysterie: Die Revolution als Hysterie der "Volksseele".

Der zweite Argumentationsstrang Kraepelins ist der aus heutiger Sicht weitaus bedenklichere: Weil nach seiner Auffassung das demokratische System der Weimarer Republik die falschen Personen in führende Positionen habe einrücken lassen, forderte er eine umso straffere Auslese der Begabten und Leistungsfähigen, um nur sie mit Leitungsfunktionen zu betrauen, andere hingegen auszuschließen; er spricht von der "Herrschaft der Besten" (1919b, S. 182). Dieses Thema war Kraepelin nicht fremd; bereits mehrfach hatte er in ähnlicher, wenn auch moderaterer Form Strukturen und Konsequenzen der akademischen Ausbildung kritisiert (vgl. 1903b, 1908a, 1919a). Nicht so sehr das Stichwort "Elitebildung" selbst, sondern vielmehr die grobe, einseitige und mit psychiatrischen Hypothesen durchsetzte Darstellung der gesellschaftlichen Verhältnisse ist es, was Kraepelins politisch motivierte Veröffentlichungen aus der Nachkriegszeit so problematisch macht. Und ohne Frage hatte dies auch manche Rückwirkung auf die im engeren Sinne psychiatrischen Arbeiten. Als Beispiel sei die Studie "Über Entwurzelung" genannt, die Kraepelin - für seinen Stil untypisch - mit einem groben, bestenfalls noch populärwissenschaftlichen Allgemeinplatz einleitet: "Der Mensch ist ein Herdentier" (1921a, S. 1).

Ich fasse diesen zwar knappen, aber notwendigen Exkurs zusammen: Kraepelin war insofern ein *politischer Wissenschaftler*, als er bereits vor dem I. Weltkrieg bestrebt war, seine psychiatrischen Konzepte sozial- und rechtspolitisch wirksam werden zu lassen. Auch hier wirkte sich die umfassende, oft auch unkritische Anwendung der Degenerationstheorie ungünstig aus, läßt sie doch - vor allem aus heutiger Sicht - seine diesbezüglichen Veröffentlichungen wenig differenziert erscheinen. Seine ausgesprochen nationalkonservative Haltung dürfte sich, soweit die jetzige Quellenlage dazu einen Schluß zuläßt, in den Jahren vor dem Krieg, vor allem aber in dessen Verlauf verfestigt haben. Den Ereignissen der Jahre 1918/1919 vermochte Kraepelin offensichtlich nicht anders zu begegnen als durch eine - wissenschaftlich fragwürdige - psychiatrische Interpretation der Zeitgeschichte.

# V.  Psychopathologie und Nosologie bei Kraepelin: Grundstrukturen und zeitliche Entwicklung

## V.1.  Begriffliche Grundlagen der "Allgemeinen Psychiatrie"

Gerade im Hinblick auf die vielfach wechselnden Facetten der speziellen Nosologie ist es wichtig, sich Kraepelins Verständnis von allgemeiner Psychopathologie vor Augen zu halten, die ja die Grundlage für jede spezielle Krankheitseinteilung bilden muß. Vergleichbar mit einigen anderen Grundmomenten der Kraepelinschen Psychiatric (vgl. IV.3.), zeigt sich auch hier über die verschiedenen Auflagen des Lehrbuches hinweg und unbeschadet mancher terminologischer und unbedeutender inhaltlicher Differenzen eine frappierende Konstanz.

Die mit "Allgemeine Psychiatrie" überschriebenen Abschnitte des Lehrbuches stellen gewissermaßen Kraepelins allgemeine Psychopathologie dar. Fände sich hier lediglich eine Zusammenstellung von Symptomen und Syndromen, so wäre die Aussagekraft des Kapitels in grundsätzlicher Hinsicht begrenzt. Jedoch geht Kraepelin wesentlich weiter: Er gibt nämlich einen profunden Einblick in sein Verständnis der kognitiven und affektiven Grundkonstitution des Menschen, er entwirft sein *Menschenbild*. Wie hinsichtlich seiner philosophischen Voraussetzungen (vgl. IV.2.), äußert sich Kraepelin zwar auch zu diesem von ihm vertretenen Menschenbild oft nur indirekt, aber, rezipiert man seine Texte vollständig, durchaus deutlich. Allerdings bedarf es wegen der oft impliziten Argumentation einer klärenden Rekonstruktion, um die es im folgenden zunächst gehen wird. Im Anschluß daran sollen die wichtigsten psychopathologischen Grundbegriffe in der von Kraepelin vorgeschlagenen Verwendung erarbeitet werden.

Kraepelin entwirft zwei grundlegende Einteilungen der seelischen Leistungen, eine eher klinisch-deskriptiv ausgerichtete und eine weitere, die einen großen Bogen von den einzelnen psycho(patho)logischen Leistungen und Symptomen bis hin zu einer allgemeinen anthropologischen Ebene spannt.

Betrachten wir zunächst die deskriptive Ebene: Hier unterscheidet Kraepelin vier Grundfunktionen der menschlichen Psyche, nämlich Wahrnehmung, intellektuelle Operationen, Gefühl und Handeln. Dabei betont er wiederholt, daß in der klinischen Praxis eine strikte Trennung zwischen den Bereichen nicht möglich ist. Diese deskriptive Aufteilung dient also vorwiegend der Übersichtlichkeit; sie erhebt nicht den Anspruch, eine gleichsam naturgegebene Ordnung des Seelenlebens abzubilden. Kraepelin geht hier viel weniger weit als im Bereich der Nosologie, wo er die Existenz und wissenschaftliche Erkennbarkeit natürlicher Krankheitseinheiten explizit postuliert und verteidigt (vgl. IV.3.).

Wie im Schema 4 zusammenfassend dargestellt, rechnet er zu den psychopathologischen Störungen des Wahrnehmungsvorganges die Sinnestäuschungen, die Trübungen des Bewußtseins und - ganz im Sinne Wundts - die Störungen der "aktiven Apperzeption"; letztere finden sich allerdings in etwas anderer Formulierung auch in der zweiten Kategorie der intellektuellen Operationen wieder. Diese unterteilt Kraepelin, was ihre psychopathologische Auffälligkeit anbetrifft, in die Störungen der Reproduktion (Gedächtnisstörungen), der Assoziation und Begriffsbildung - dies ist die erwähnte Überschneidung mit der "aktiven Apperzeption" - und schließlich der Geschwindigkeit des Vorstellungsverlaufes.

Die dritte Kategorie, das Gefühlsleben, wird psychopathologisch lediglich dichotomisiert in quantitative und qualitative Störungen. Die Kategorie des Handelns schließlich enthält die Untergruppen der quantitativen und qualitativen Willensstörung, diejenige der krankhaften Triebe und die Handlungsstörungen, die Folge von Wahnsymptomatik und Gefühlsstörungen sind. Diese Einteilung findet sich bereits in der ersten Auflage des Lehrbuches von 1883 und erfährt später keine so gravierende Änderung, daß sie im jetzigen Zusammenhang angesprochen werden müßte.

| | |
|---|---|
| Wahrnehmung | Sinnestäuschungen |
| | Trübungen des Bewußtseins |
| | Störungen der aktiven Apperzeption |
| Intellektuelle Operationen | Störungen der Reproduktion |
| | Störungen der Assoziation und Begriffsbildung |
| | Störungen der Geschwindigkeit des Vorstellungsverlaufes |
| Gefühle | Quantitative Gefühlsstörungen |
| | Qualitative Gefühlsstörungen |
| Handeln | Quantitative Willensstörung |
| | Qualitative Willensstörung |
| | Krankhafte Triebe |
| | Folgen von Wahn und Gefühlsstörungen |

Schema 4: Psychopathologische Grundlagen I

Einen weit profunderen - und für die aktuelle Debatte bedeutungsvolleren -
Einblick in Kraepelins Menschenbild ermöglicht die von ihm durchgeführte
zweite Systematik, die sich ebenfalls, wenn auch weniger klar ausformuliert,
dem Lehrbuchkapitel über die allgemeine Psychiatrie entnehmen läßt. Schema 5
stellt die Zusammenhänge dar.

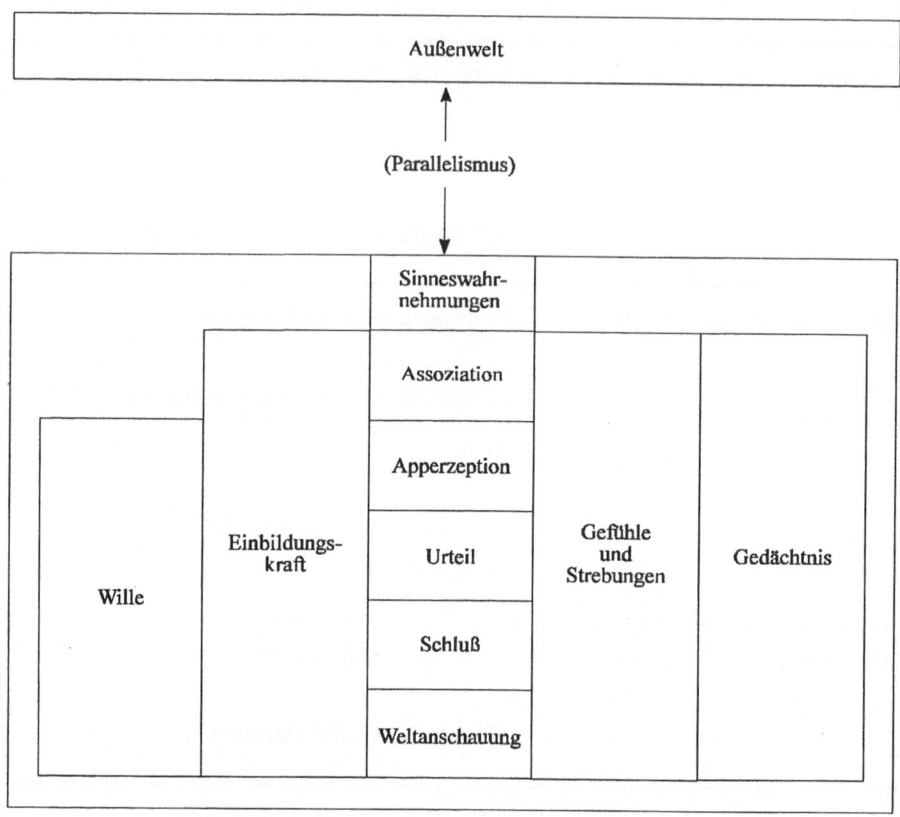


Schema 5: Psychopathologische Grundlagen II

Es wird beim Vergleich mit dem Schema 4 sofort deutlich, daß Kraepelin hier einen wesentlichen Schritt über die bloße Deskription seelischer Funktionen und deren Störungen hinausgeht. Er strukturiert die Gesamtheit des Seelenlebens *hierarchisch* durch und erörtert die Bedeutung der einzelnen Ebenen für das Erkenntnisvermögen schlechthin.

Einer im Sinne des Realismus als unabhängig gedachten Außenwelt steht unter der Annahme eines psychophysischen Parallelismus der seelische Apparat des Menschen gegenüber, dessen Existenz und Erkennbarkeit ebenfalls, philosophisch gesprochen, in realistischer Weise als gegeben vorausgesetzt und gerade nicht hinterfragt wird (vgl. IV.2.). Die sich auf diese Weise ergebende Stufenleiter reicht von den Sinneswahrnehmungen bis zu derjenigen seelischen Leistung, die Kraepelin in den ersten Auflagen noch als "Weltanschauung" bezeichnet.

Diesen Begriff läßt er ab der 5. Auflage zugunsten einer neutralen Umschreibung - "Ausbildung allgemeinerer, umfassender Vorstellungen" (1896, S. 148) - fallen.

Im einzelnen führt Kraepelin aus, daß die Außenwelt über die rein rezeptive Sinneswahrnehmung in Kontakt zum menschlichen Organismus und insbesondere zum Seelenleben kommt. Auf nächst höherer Ebene entsteht eine assoziative Verbindung dieser Sinnesdaten, wobei hier allerdings noch rein zufällige Verbindungen ohne wertende ,oder gar langfristig planende Strukturierungen stattfinden. Allerdings spielen im Gegensatz zu dem bloß passiven Vorgang des sinnlichen Perzipierens hier schon Affekte eine steuernde Rolle, und die in diesem Kontext gemeinten "Assoziationen" stellen bereits die Verbindung zum Gedächtnis her.

Ganz im Sinne der Wundtschen Psychologie kommt aber erst auf der nächsten Stufe, derjenigen der "apperzeptiven Verbindungen", dasjenige zustande, was man als innere seelische Einheit bezeichnen könnte. Auf dieser Ebene wird inhaltlich gewichtet, werden Begriffe gebildet und relevante Informationen gezielt in das Bewußtsein gehoben, unwichtige ignoriert. Hier spielt also schon die für Kraepelin ganz entscheidende seelische Funktion des Willens eine Rolle.

Die nächste Ebene enthält die höheren kognitiven Funktionen, womit in erster Linie Urteilen und Schließen gemeint sind. Begriffe werden nicht nur gebildet und erinnert, was schon die "aktive Apperzeption" bewerkstelligt hat; vielmehr werden sie hier gezielt zur Strukturierung und Bewertung der Außenwelt eingesetzt. Auf der nächsten und zugleich letzten Ebene geht es um die Weiterentwicklung allgemeiner begrifflicher Grundlagen zum Selbstverständnis, zur Weltanschauung eines Menschen. Daß diese letztgenannten Kategorien natürlich eng mit den Bereichen der Affektivität, des Gedächtnisses und der willentlichen Steuerung verbunden sind, ist evident.

Besonderer Erwähnung wert ist Kraepelins Einführung der Funktion der "Einbildungskraft" in der 7. Auflage. Sie zählt auch zu den "Verstandesleistungen", soll aber offensichtlich das Moment des Spontanen und Kreativen stärker in den Vordergrund rücken, denn sie befähige den Menschen,

"aus den einfachen Erinnerungsresten neue psychische Gebilde zusammenzusetzen, uns über die Sinneserfahrung zu erheben und schöpferische Geistesarbeit zu leisten." (1903a, S. 205)

Es kommt zu einer ebenso eigenartigen wie für Kraepelin typischen Mischung aus Elementenpsychologie und Voluntarismus:

"So bildet die sinnliche Einbildungskraft die Grundlage des malerischen oder musikalischen Schaffens, und auch die Entdeckerarbeit des Erfinders oder Forschers wie die Gedankengänge des Weltweisen nehmen ihren Ausgang von der willkürlichen Verbindung getrennt erworbener Erfahrungsbestandteile." (1903a, S. 205)

Dieses von Kraepelin gar nicht in einen grundsätzlichen erkenntnistheoretischen Kontext gestellte Zitat belegt im übrigen erneut, daß in seinem Verständnis von Wissenschaft für empirie-unabhängige, apriorische Inhalte menschlichen Denkens kein Platz sein konnte - eine charakteristische Grundhaltung zahlreicher (Natur-) Wissenschaftler des ausgehenden 19. Jahrhunderts (vgl. III.).

Es spricht wiederum für die Konstanz Kraepelinscher Grundannahmen, daß er bis einschließlich der 9. Auflage die argumentative Struktur auch der zweiten, aussagekräftigeren Einteilung seelischer Funktionen nicht wesentlich ändert. Wohl aber kommt es zu einer nicht immer klärenden Ausdifferenzierung etwa durch die Unterscheidung zwischen inneren und äußeren Assoziationen, analytischen und synthetischen Urteilen. Jenseits dieser nicht entscheidenden terminologischen Umschichtungen ist festzuhalten, daß hier die tragenden Elemente des Bildes klar auf der Hand liegen, das sich Kraepelin von der seelischen Konstitution des Menschen gemacht hat, seine, wenn man so will, *psychiatrische Anthropologie.*

Gerade wegen der engen und oft unreflektierten Vernetzung von Psychopathologie, Menschenbild und Wissenschaftsverständnis bei Kraepelin besteht die Gefahr von Wiederholungen, wenn wichtige Begriffe erörtert werden. Im folgenden soll es daher nur um die psychopathologische Definition von so zentralen Begriffen wie Bewußtsein, Wahn, Affekt und Wille gehen. Auf deren philosophischen Kontext wird in den Kapiteln IV.1. - 2. eingegangen.

"Im Anschlusse an Fechners Anschauungen" bezeichnet Kraepelin als Bewußtsein die

"allgemeinste Tatsache der inneren Erfahrung ... . Überall, wo äussere Eindrücke in psychische Vorgänge umgesetzt werden, ist Bewusstsein vorhanden, denn dasselbe ist eben nichts anderes als ein Ausdruck für das Stattfinden dieser Umwandlung. Das Wesen des Bewußtseins ist für uns völlig dunkel, doch wissen wir, dass der Bestand desselben nicht nur im allgemeinen von den Verrichtungen der Hirnrinde abhängig ist, sondern dass auch die einzelnen Erscheinungen des Bewusstseins höchst wahrscheinlich an bestimmte, bisher noch unbekannte Vorgänge in unserem Nervengewebe gebunden sind." (1903a, S. 150)

Insgesamt trifft man bei Kraepelin also nicht auf eine derartig breite und theoretisch fundierte Diskussion des Bewußtseinsbegriffs wie bei Wundt; ihm geht es weit eher um die im engeren Sinne medizinischen Zusammenhänge.

Wie Berrios (1991b) kürzlich herausgearbeitet hat, ist die Begriffsgeschichte des Wahns eng mit einer Differenzierung verknüpft, die sich in der Wissenschaft des 19. Jahrhunderts verfestigt habe, nämlich derjenigen zwischen Wissen und Glaube, zwischen "knowledge" und "belief" (nicht "faith"!). Kraepelins Wahndefinition liefert eine eindrucksvolle Bestätigung dieser Auffassung:

"Wahnideen sind krankhaft verfälschte Vorstellungen, die der Berichtigung durch Beweisgründe nicht zugänglich sind. Gerade diese Eigentümlichkeit weist uns darauf hin, dass Wahnideen nicht aus Erfahrung oder Überlegung, sondern aus dem Glauben entspringen." (1903a, S. 212)

Entscheidend ist, daß für Kraepelin der Wahn mehr ist als eine reine Denkstörung im engen Sinne. Vielmehr entspringt er "inneren Zuständen" des Patienten, ist "stets von mehr oder weniger lebhaften Gefühlen begleitet" und

"zunächst wenigstens, immer auf das engste verknüpft mit der eigenen Person, mit seiner Stimmung und mit seiner Stellung zur Umgebung." (1903a, S. 213)

Gerade in Anbetracht der aktuellen psychophysiologischen Literatur zur Wahngenese (Maher 1988) wirken Kraepelins Auffassungen sehr modern. Er sieht nämlich eine enge Verbindung zwischen ausgeprägten Affekten und Wahn. Interessanterweise scheint Kraepelin zu zögern, wenn auch gleichsam ungern, den Affekt zum entscheidenden pathogenetischen Faktor für den Wahn werden zu lassen. Er schwankt zwischen einer eher peripheren Wichtung der Affekte, die den Wahn lediglich begünstigen, und der immer wieder angedeuteten, kaum aber klar ausformulierten These, daß es ohne das affektive Moment gar nicht zum Wahn kommen könne.

Er begründet zumeist mit klinischen Beispielen. Bei den Delirien sei es im wesentlichen die Bewußtseinstrübung, die zu einer Verminderung der Kritikfähigkeit, zu einem - in heutiger Terminologie - kognitiven Defizit führe; die Rolle des Affektes sei hier wohl tatsächlich nicht so dominant. Anders bei der "psychischen Schwäche", die bei der Dementia praecox sowie den organisch begründbaren Demenzen und den Oligophrenien vorkomme. Hier kommt Kraepelin zwar nicht an der geläufigen klinischen Erfahrung vorbei, daß vor allem schizophrene Patienten oft mit irritierend geringer affektiver Beteiligung, "affektarm", von ihren paranoiden Vorstellungen berichten, aber er fügt hinzu:

"Die Annahme liegt daher nahe, dass die psychische Schwäche, die sich hier überall entwickelt, das Zustandekommen von Wahnideen besonders begünstige. Wir kennen allerdings auch viele Schwächezustände ohne Wahnbildungen. ... Der eigentliche Grund für das Auftauchen von Wahnvorstellungen kann daher nicht in der psychischen Schwäche an sich, sondern nur in begleitenden Erregungszuständen liegen ... . Tatsächlich lässt sich unschwer feststellen, dass die Entstehung des Wahns fast immer in Zeiten heiterer oder trauriger Verstimmungen am reichsten vor sich geht." (1903a, S. 215/216)

Wahn hat demnach bei Kraepelin sehr viel mit Affekt, aber auch viel mit dem - besonders bei der Dementia praecox schwer gestörten - Willen zu tun. Heftige und schwankende Affekte sowie eine verminderte bis zerstörte Widerstandskraft, die dem Patienten aktiv-willentliches Arbeiten gegen den entstehenden oder bereits ausgebildeten Wahn unmöglich macht - dies sind nach Kraepelins Auffassung zentrale Faktoren für das Verständnis der Pathogenese des Wahnes, der also auch, aber eben nicht nur eine kognitive Störung ist.

Die seelische Qualität der Affektivität verknüpft Kraepelin unmittelbar mit der Sinneswahrnehmung. Dadurch gelangt er zu einer Definition von Gefühl, die eigenartig abstrakt und, für ihn untypisch, klinikfern wirkt:

"Jeder Sinneseindruck, der die Schwelle des Bewußtseins überschreitet, erzeugt in unserem Innern außer der Wahrnehmung eine eigentümliche Veränderung unseres Seelenzustandes, die wir als Gefühl bezeichnen. Die Gefühle sind nicht, wie die Wahrnehmungen, ein Abbild der Außenwelt, sondern sie kennzeichnen unmittelbar die Stellung, welche das Ich gegenüber den äußeren Einwirkungen einnimmt; es sind diejenigen Seelenzustände, aus denen sich auch tatsächlich die Willensregungen entwickeln." (1909, S. 338)

Auch hier liegen Mißverständnisse nahe; vor allem darf Kraepelins experimentalpsychologisch fundierter Terminus "Ich" nicht mit dem gleichnamigen Kernbegriff des deutschen Idealismus - sensu Kant und Fichte - verwechselt werden. Deren Betonung der Interpersonalität nicht nur im ethischen, sondern auch im erkenntnistheoretischen Bereich findet bei Kraepelin keine Entsprechung (Hoff 1993b, Kuhn 1989).

Seine Affektlehre erinnert vielmehr, auch wenn Kraepelin selbst dies nie anspricht, einerseits an Wundt und andererseits an Ziehen, Stumpf und Ebbinghaus: Schon Wundt (1874) hatte "Elementarwahrnehmungen" und "Elementargefühle" unterschieden. Die sich auf ihn berufende "physiologische Psychologie", die allerdings seinen Ansatz oft in Richtung auf eine neurophysiologisch verankerte Assoziationslehre radikalisierte, tat sich mit dem Verständnis von Affekten besonders schwer. Ebbinghaus (1911/1913) war bestrebt, Gefühle ganz auf die elementaren Wahrnehmungen zu reduzieren, für Stumpf (1928) bildeten sie eine eigene Gruppe von Wahrnehmungen, und Ziehen (1896) schließlich sah Gefühle als kennzeichnende Eigenschaften von Sinnesempfindungen an. Auf die umfangreiche und lebhafte Affektdebatte in der Psychologie des beginnenden 20. Jahrhunderts kann hier nicht weiter eingegangen werden. Kraepelin selbst erwähnt die entsprechenden Autoren und ihre Konzepte nur sehr sporadisch.

Der Wille nimmt in der Psychopathologie bei Kraepelin einen zentralen Platz ein, ohne daß deswegen bereits von einem - im philosophischen Sinne - Voluntarismus nach dem Vorbild der - ihrerseits wieder heterogenen - Entwürfe Schopenhauers, Nietzsches oder Wundts zu sprechen ist (vgl. IV.1.):

"Ihren letzten und wichtigsten Ausdruck finden alle Störungen, die das psychische Leben beeinflussen, im Wollen und Handeln des Kranken. Den Ausgangspunkt einer Willenshandlung bildet die Vorstellung eines bestimmten, näheren oder ferneren Zweckes ... . Diese Vorstellung wird von Gefühlen begleitet, die sich in Antriebe zur Erreichung jenes Zweckes umsetzen. Die Richtung des Handelns wird demnach durch den Inhalt jener Vorstellung, die Kraft und Nachhaltigkeit desselben durch die Stärke und Dauer der begleitenden Gefühle bestimmt." (1909, S. 366)

Der Willensaspekt wird in der folgenden Erörterung der speziellen Nosologie in zahlreichen Nuancierungen wieder in Erscheinung treten.

Es findet sich demnach bei Kraepelin eine durchaus differenzierte, wenn auch nicht als solche bezeichnete "Allgemeine Psychopathologie", die allerdings weder, wie bei Wundt, in einen stets reflektierten philosophischen Kontext eingebettet ist noch, wie bei Jaspers, einen entscheidenden Stellenwert innerhalb des Gesamtkonzeptes zugewiesen bekommt.

# V.2. Die klinische Nosologie

Ein so umfangreiches Oeuvre wie das Kraepelinsche birgt die Gefahr, sich im Überfluß der Einzelheiten zu verlieren, die große Linie zu verkennen. Da es wesentliches Anliegen dieser Studie ist zu zeigen, daß die Kraepelinsche Psychiatrie eine solche große Linie hat und über Jahrzehnte beibehält, sollen die folgenden, der speziellen Nosologie gewidmeten Abschnitte einer besonders zu begründenden Gliederung unterzogen werden.

Ohne Frage wäre der einfachste und am ehesten Vollständigkeit erreichende Weg die streng chronologische Diskussion der Kraepelinschen Publikationen; dem steht die enorme Themenvielfalt entgegen und vor allem die Unmöglichkeit, bei einem solchen Vorgehen die Hauptentwicklungslinien prägnant herauszuarbeiten. Die in dieser Studie gewählte Vorgehensweise, in der Darstellung der Kraepelinschen Nosologie von vorneherein zwischen affektiven und nicht-affektiven Psychosen zu unterscheiden, ist natürlich nicht unproblematisch. Die klare Trennung dieser beiden Formenkreise ist ja gerade im Verlaufe seiner Entwicklung durch ihn formuliert worden. Dennoch ist diese Methode mit Bedacht gewählt worden, um das Hauptanliegen der Studie, nämlich den Nachweis der aktuellen Bedeutung Kraepelinscher Konzeptionen, pointierter darstellen zu können. Genau dies legte aber die Anpassung der Struktur der Untersuchung an die klinische Praxis nahe.

Um die klinisch-psychopathologische Ebene nicht mit grundsätzlichen Fragen zu überfrachten, soll der Stoff der folgenden Kapitel zweiteilig erarbeitet werden: Der Erörterung der einzelnen Krankheitsbilder in ihrer zeitlich gestaffelten Entwicklung (V.2.1. - 5.) folgen synoptische Darstellungen der nosologischen Leitgedanken des "frühen" (1880 - 1890), "mittleren" (1891 - 1915) sowie des "späten" (1916 - 1926) Kraepelin (V.2.7. - 9.). Die im Kapitel IV.3. entwickelten theoretischen Grundlagen werden hier vorausgesetzt.

## V.2.1. Affektive Psychosen: Das Konzept der manisch-depressiven Erkrankung

Bis einschließlich der 4. Auflage des Lehrbuches differenziert Kraepelin zwischen den drei Gruppen der Melancholie, der Manie und des "periodischen" oder "zirkulären Irreseins". Er unterteilt die Melancholie jeweils in die drei Unterformen der Melancholia simplex, Melancholia activa - in der 4. Auflage auch "Angstmelancholie" genannt - und schließlich der Melancholia attonita:

"Die einfachsten Formen der Melancholie sind gekennzeichnet durch die allmähliche Entwickelung einer unmotivirten traurigen Verstimmung mit vagen Beängstigungen und Selbstvorwürfen bei völliger Besonnenheit und ausgeprägtem Krankheitsgefühl. ... Unter dem Namen der Angstmelancholie (Melancholia activa) wollen wir diejenigen Formen der melancholischen Verstimmung zusammenfassen, bei denen der Affect der Angst das am meisten in die Augen springende Symptom bildet. Schon bei der einfachen Melancholie finden sich zwar sehr häufig Beängstigungen, welche vorübergehend sogar recht heftig werden können; in den hier besprochenen Fällen begleitet eine starke ängstliche Erregung von vornherein dauernd den ganzen Verlauf der Psychose. ... Das Krankheitsbild der Melancholia attonita (Stupor) steht mit demjenigen der activen Melancholie in naher Verwandtschaft; in beiden Psychosen trägt der zugrunde liegende pathologische Affect den Charakter der Angst. Während aber derselbe bei der bisher besprochenen Form in heftigen psychomotorischen Reactionen sich nach aussen entladen konnte, führt er bei der Melancholia attonita zur Entwickelung eines hochgradigen inneren Spannungszustandes, der, abgesehen von episodischen Aufregungen, nur langsam und allmählich sich wieder zu lösen pflegt." (1893, S. 288, 304/305, 310/311)

Bei den Ursachen vor allem der Melancholia simplex streicht Kraepelin das Klimakterium besonders heraus, handele es sich doch um eine Krankheit, die typischerweise bei Frauen zwischen 45 und 55 Jahren auftrete. Von einer pathologischen Anatomie der Melancholie, so Kraepelin noch in der 4. Auflage, könne man eigentlich nicht sprechen, die Hypothesen über anämische oder passiv hyperämische Zustände des Gehirns seien "vielleicht im Großen und Ganzen zutreffend, aber nichtssagend" (1893, S. 300). Auch bei der Angstmelancholie seien vorzugsweise Frauen zwischen dem 50. und 65. Lebensjahr betroffen, im Falle der Erkrankung jüngerer Menschen müsse man differentialdiagnostisch an eine progressive Paralyse denken. Eine erbliche Komponente spiele wohl am wenigsten bei der Angstmelancholie eine Rolle, eher müsse man bei den beiden anderen Formen an eine "angeborene oder erworbene Prädisposition" (1893, S. 300) denken. Ganz im Sinne seines verlaufsorientierten nosologischen Ansatzes weist Kraepelin hier - und in vergleichbarer Weise bei zahlreichen anderen Krankheitsbildern - darauf hin,

"daß der einfache Nachweis der geschilderten melancholischen Krankheitszeichen durchaus noch nicht genügt, um die Diagnose der Melancholie zu begründen." (1893, S. 301)

Die bis zur 4. Auflage noch als eigenständiges Krankheitsbild abgegrenzte Manie ist

"ein Krankheitsbild, dessen wesentliche Züge Ideenflucht, rascher Stimmungswechsel bei vorwiegend expansiver Verstimmung und ein elementarer Bewegungsdrang darstellen." (1893, S. 275)

Auch hier habe die pathologische Anatomie bisher keine gesicherten Befunde aufzuweisen, was Kraepelin zu dem für ihn sehr bezeichnenden Satz veranlaßt:

"Die Theorie der Manie entbehrt daher für jetzt wenigstens leider gänzlich der somatischen Grundlage." (1893, S. 283)

Äußere Einflüsse hält er allenfalls im Sinne von Auslösern für relevant, wohingegen auch für die Manie die erbliche oder erworbene Prädisposition als ursächlicher Faktor für ihn die Hauptrolle spielt.

Der Umstand, daß ab der 5. Auflage die Manie nicht mehr als eigenes Krankheitsbild, sondern nur noch als Untergruppe des "periodischen Irreseins" auftaucht, wird argumentativ in der 4. Auflage bereits vorbereitet mit dem Hinweis auf die wechselhafte Geschichte des Maniebegriffes:

"Die Manie hat das eigenthümliche Schicksal gehabt, früher für eine der häufigsten, jetzt aber für eine der seltensten seelischen Erkrankungen gehalten zu werden. Der Grund dafür liegt natürlich in einer verschieden weiten Abgrenzung des Krankheitsbildes. Auch jetzt noch lehrt uns die fortschreitende klinische Erfahrung, dass viele anscheinend klassische Fälle von Manie nur die Einleitung oder einen Abschnitt des periodischen oder circulären Irreseins bilden. ... Man könnte daher nicht ohne eine gewisse Berechtigung die paradoxe Behauptung aufstellen, daß die Manie ihrem Wesen nach eine periodische Erkrankung ist, und daß die seltenen, ganz isolirten Anfälle in ähnlichem Sinne als rudimentär betrachtet werden müßten, wie wir etwa das Delirium transitorium als die einmalige explosive Äußerung einer epileptischen Constitution betrachten können." (1893, S. 284)

Die in den ersten vier Auflagen gegebene klinisch-psychopathologische Schilderung des "periodischen" oder "zirkulären Irreseins" definiert dasselbe als

"diejenigen Psychosen, welche sich ohne äußeren Anlaß mehrfach im Leben wiederholen ... . Die einzelnen Ausbrüche der Psychose sind hier nicht selbständige Erkrankungen, sondern nur die äußeren Zeichen eines dauernden Krankheitszustandes, der aus sich selbst heraus allmählich den Anfall vorbereitet. Auch in den anscheinend normalen Zwischenzeiten sind die Kranken keineswegs wirklich gesund ... ." (1893, S. 348)

In der 4. Auflage unterscheidet Kraepelin die deliriösen Formen der periodischen Geistesstörungen von den manischen, zirkulären und depressiven Formen. Er hatte schon bei der Besprechung der - nicht-periodischen - Manie betont, daß im Anfangsstadium dieser Erkrankung häufig depressive Symptome zu beobachten seien, bevor es dann zu dem charakteristischen Stimmungsumschwung komme. Auch in Bezug auf die zirkulären Formen führt er aus, daß bei weitem am häufigsten eine depressive Symptomatik am Beginn der ganzen Krankheit stehe. Auch sei die periodische Manie mit einem depressivem Vorstadium von den typisch zirkulären Verläufen zu trennen. Interessanterweise wird dies von Kraepelin damit erklärt,

"dass expansive und depressive Zustände hier überall nur für die oberflächliche Betrachtung Gegensätze sind. Der häufige unvermittelte Uebergang beider ineinander zeigt, dass sie nur verschiedene Seiten eines und desselben krankhaften Grundzustandes darstellen, der ebenso leicht die eine wie die andere Färbung annehmen kann." (1893, S. 376)

Eine ausführliche theoretische Erörterung der Bedeutung dieser "Grundzustände" wird Kraepelin erst viel später vornehmen, vor allem nämlich in der 8. Auflage des Lehrbuches (1913, Bd. 3). Erwartungsgemäß stellt er aber bereits hier die Konstitution als wesentliche Ursache des "zirkulären Irreseins" heraus. Die später zirkulär Erkrankten seien vorher häufig durch Reizbarkeit, Launenhaftigkeit und Haltlosigkeit auffällig. Daneben bestehe jedoch "nicht selten ... eine vortreffliche intellectuelle oder ästhetische Begabung" (1893, S. 376). Mit weiteren, insbesondere anatomischen oder physiologischen Hypothesen hält sich Kraepelin ausdrücklich zurück und wiederholt seine von der 2. bis zur 4. Auflage allerdings in ihrer Deutlichkeit etwas abgeschwächte Kritik an der Theorie Meynerts, der die Ursache "zirkulärer" Geistesstörungen in periodischen Schwankungen der "vasomotorischen Innervation" gesehen hatte. Während nämlich in der 4. Auflage für Kraepelin trotz mancher für die Meynertsche Hypothese sprechenden Argumente "die Frage nach deren Deutung und pathogenetischem Werthe als eine noch offene bezeichnet werden" müsse (1893, S. 377), hatte er sie noch in der 2. Auflage für recht wenig gewinnbringend im Hinblick auf die Erklärung des "zirkulären Irreseins" bezeichnet, "selbst wenn jene geistvolle, aber sehr angreifbare Theorie richtig wäre" (1887a, S. 322).

Die 5. Auflage von 1896 bringt auch im Bereich der affektiven Psychosen wesentliche Änderungen: Kraepelin gliedert die gesamte spezielle Nosologie in erworbene Geistesstörungen auf der einen und in Geistesstörungen aus krankhafter Veranlagung auf der anderen Seite. Das Gebiet der affektiven Erkrankungen wird nun, allerdings ungleichgewichtig, auf diese beiden großen Gruppen verteilt: Die Melancholie wird jetzt als eine Form des "Irreseins im Rückbildungsalter" den erworbenen Geistesstörungen zugerechnet. Die Manie als eigenständiges Krankheitsbild verschwindet ganz, wohingegen die gesamte Gruppe des "periodischen Irreseins" ein Teil der konstitutionellen Geistesstörungen aus krankhafter Veranlagung wird.

Betrachten wir zunächst die Gründe, die Kraepelin in der 5. Auflage für die vollständige Ausgrenzung des Krankheitsbildes der Melancholie anführt. Er hält die Melancholie gemeinsam mit dem "Altersblödsinn" für die beiden kennzeichnenden seelischen Erkrankungen der Rückbildungsjahre:

"Mit dem Namen der Melancholie bezeichnen wir alle krankhaften traurigen oder ängstlichen Verstimmungen der höheren Lebensalter, welche nicht Verlaufsabschnitte anderer Formen des Irreseins darstellen." (1896, S. 561)

Den Verlauf dieser Erkrankung schätzt Kraepelin ausdrücklich skeptisch ein, nur 32% seiner Patienten seien voll genesen. Es seien sogar Verläufe mit Ausgang in ein schweres chronisches Siechtum zu beobachten:

"Bei weiter fortschreitender Schwäche pflegen zwar auch die Wahnvorstellungen mehr und mehr zu verblassen, aber die Kranken werden gedankenarm, verworren, vergesslich, blöde, affektlos, arbeitsunfähig, gewinnen keine Krankheitseinsicht, stehen stumpfsinnig und trübsinnig herum oder jammern eintönig vor sich hin." (1896, S. 578)

Kraepelin versteht hier die Melancholie explizit als "eine Erkrankung des beginnenden Greisenalters" (1896, S. 580), wobei Frauen mit 60% überrepräsentiert seien. Erbliche Veranlagung scheint ihm bei dieser Krankheitsform im Hintergrund zu stehen. Es ist Kraepelin sehr wohl bewußt, daß dies eine deutliche Modifikation seines früheren Melancholiekonzeptes darstellt. Insbesondere weist er darauf hin, daß nunmehr nicht nur die früher "Angstmelancholie" und "einfache Melancholie" genannten Krankheitsbilder in den Melancholiebegriff einbezogen sind, sondern auch diejenigen seelischen Störungen, die er zuvor als depressiven Wahnsinn und als senile Depressionszustände bezeichnete:

"Daß diese und nur diese Formen in der That eine innere Zusammengehörigkeit darbieten, davon glaube ich mich in den letzten Jahren überzeugt zu haben." (1896, S. 581)

Ob diejenigen Melancholiker, bei denen bereits im 4. Lebensjahrzehnt depressive Symptome aufgetreten seien, zur Melancholie zu rechnen seien oder nicht, müsse er offen lassen. Sicher sei aber, daß "alle depressiven Verstimmungen der jugendlicheren Altersstufen nicht zur Melancholie zu rechnen sind" (1896, S. 581). Auch sieht er recht klar das Problem, welches bei der Definition der Melancholie als Erkrankung des Rückbildungsalters in Form der Differentialdiagnose zu den hirnatrophischen Zuständen entsteht:

"Wie weit die arteriosklerotischen Formen der Hirnentartung das Bild der Melancholie darbieten können, entzieht sich einstweilen meiner Beurtheilung." (1896, S. 582)

Bei der Besprechung der nosologischen Stellung der periodischen Geistesstörungen muß Kraepelin nun in der 5. Auflage, umgekehrt wie in der 4., darauf eingehen, warum die Manie keine eigene Krankheit mehr darstellt. Sein Hauptargument ist, daß man die nur ein einziges Mal auftretenden affektiven Störungen ja durchaus als Sonderfall der periodischen Geistesstörungen auffassen könne, wobei er dies in allzu optimistischer Weise mit der genauen Kenntnis der Psychopathologie der periodischen Formen begründet:

"Aus der ungeheuren Zahl sicher periodischer Formen des Irreseins kennen wir die besonderen Züge dieser Gruppe recht genau. Sobald wir also diesen irgendwo begegnen, werden wir umgekehrt den Rückschluß auf die periodische Natur des Leidens wagen dürfen, auch dann, wenn wir es erst mit dem ersten, vielleicht sogar dem einzigen Anfalle der Krankheit zu thun haben ... Thatsächlich wenigstens bin ich im Stande gewesen, die Periodicität in dem hier umgrenzten Sinne bei einer sehr großen Zahl von Fällen nur aus dem klinischen Bilde mit befriedigender Sicherheit festzustellen." (1896, S. 596/597)

Die Schilderung der klinischen Psychopathologie der periodischen Formen bringt im Vergleich zu den früheren Auflagen wenig substantiell Neues; insbesondere legt Kraepelin wieder Wert auf die Feststellung, daß auf die pathologisch-anatomischen Befunde "wegen der bekannten Fehlerquellen ... kein großes Gewicht zu legen" sei (1896, S. 611). Interessante, da sehr aktuell anmutende Anmerkungen macht Kraepelin zum Verlauf der periodischen Manie und insbesondere zu deren Beziehung zur zirkulären Psychose. Er erörtert selbstkritisch, daß die Abgrenzung der periodischen Manie einiges gegen sich habe. Vor allem streicht er heraus, daß es einen kontinuierlichen Übergang gebe von den rein manisch-periodischen Erkrankungen über die periodischen Manien mit mehr oder weniger ausgeprägt depressivem Vor- oder Nachstadium bis hin zu den zirkulären Krankheitsformen, "bei denen sich die Depression als selbständiges Glied in der Kette der Krankheitserscheinungen abhebt" (1896, S. 617). Wesentlich deutlicher als in früheren Auflagen und schon sehr klar hinweisend auf die in der nächsten, der 6. Auflage von 1899 vorgenommene Aufstellung der großen Gruppe des "manisch-depressiven Irreseins", formuliert Kraepelin in der 5. Auflage die folgende Hypothese:

"Offenbar sind ... manische Erregung und psychische Depression nichts weniger als Gegensätze, sondern vielmehr nur verschiedene Erscheinungsformen desselben oder doch nahe verwandter Grundzustände. Es kann daher zweifelhaft sein, ob wir das Recht haben, die verschiedene Färbung der einzelnen Krankheitsanfälle zur Abgrenzung wirklicher Krankheitsformen zu benutzen. ... Ich bin in der That geneigt, wenigstens einen großen Theil der manischen Formen nur als Untergruppe des circulären Irreseins zu betrachten, schon aus dem Grunde, weil die Zahl jener Fälle, die gar keine Andeutung von Depression darbieten, eine ganz auffallend kleine ist. Trotzdem habe ich sie in der Darstellung einstweilen noch abgetrennt, namentlich, weil ich unsicher bin, ob wirklich alle Formen der manischen Erregung dem circulären Irresein zugerechnet werden dürfen, oder an welchem Punkte etwa eine Abgrenzung zu erfolgen hätte." (1896, S. 617)

Als besonders überzeugendes Argument für die angenommene Einheitlichkeit des Krankheitsgeschehens bei den zirkulären Psychosen nennt Kraepelin die häufigen Beobachtungen von affektiven Mischzuständen, "in denen sich die Erscheinungen der Erregung und der psychischen Depression in unentwirrbarer Weise miteinander mischen" (1896, S. 634). Das aussagekräftigste Beispiel dafür sei der manische Stupor.

Vor allem nach den ersten Erkrankungsepisoden könnten, so Kraepelin, die Kranken in den freien Intervallen vollkommen gesund erscheinen. Bei häufigerer Wiederholung der Episoden jedoch seien meistens zumindest leichte Krankheitszeichen auch im Intervall festzustellen; er nennt als Beispiele

"eine gewisse Unfreiheit und Unselbständigkeit, bedrücktes, menschenscheues Wesen, leichte Ermüdbarkeit und Herabsetzung der Arbeitskraft, andererseits Reizbarkeit, Streitsucht, Unstetigkeit, aufgeregtes Wesen." (1896, S. 639)

Kraepelin hält das "zirkuläre Irresein", so wie er es in der 5. Auflage definiert, für eine recht häufige Erkrankung mit mindestens 10% der Aufnahmen an seiner Klinik. Wiederum verweist er bezüglich der Ursachen in erster Linie auf die "krankhafte Veranlagung". Seine auch im Kontext anderer seelischer Störungen angegebenen hohen Ziffern für die familiäre Belastung - hier etwa bezeichnet er etwa 80% seiner Fälle als erblich belastet - sind natürlich wegen der unklaren Erhebungsmethodik mit Vorsicht zu betrachten; andererseits zieht die rezente psychiatrisch-genetische Literatur zunehmend häufiger seine Hypothesen als durchaus nicht nur kritisierte Referenzpunkte heran (Propping 1989).

Es wird noch des öfteren von Kraepelins Bevorzugung des Wortes "Wesen" die Rede sein müssen. Auch hier finden wir diesen Terminus in typischem Kontext, nämlich wenn er über Ätiologie und Pathogenese zirkulärer Psychosen spricht:

"Ueber das Wesen des circulären Irreseins sind wir noch gänzlich im Unklaren. Sowohl das periodische Eintreten der Anfälle wie der eigenthümliche Wechsel zwischen Erregung und Hemmung sind durchaus räthselhafte Thatsachen. Wir können vorerst nur darauf verweisen, dass in unserem Nervensystem die Neigung zu periodischem Ablaufe der Hemmungs- und Erregungsvorgänge auf den verschiedensten Gebieten wiederkehrt." (1896, S. 643)

Wiederum erwähnt er die Meynertschen Hypothesen mit erkennbarer Zurückhaltung: Zwar gebe es manche physiologischen Befunde, jedoch rechne Meynerts Anschauung ansonsten "mit völlig unbekannten Größen" (1896, S. 643). Wie in Anbetracht seiner Definition des Krankheitsbildes nicht anders zu erwarten, schätzt Kraepelin die Prognose der zirkulären Psychosen als "im allgemeinen ungünstig" ein und bezweifelt sogar, ob wirklich eine dauerhafte und vollständige Heilung eintreten könne. Bei insgesamt, also auch auf die einzelnen Episoden bezogen, milderem Verlauf seien die Dauerfolgen für das Seelenleben der Betroffenen natürlich geringer als bei schweren und langandauernden Krankheitsphasen. Ähnlich wie für die periodischen Manien diskutiert Kraepelin für die periodisch-depressiven Krankheiten, daß sie möglicherweise Ausdruck eines nur in der Form von Depressionen auftretenden "zirkulären Irreseins" sein könnten.

Als Kraepelin dieses Konzept 1897 in einem Vortrag vor dem "Verein deutscher Irrenärzte" in Heidelberg erläuterte, reagierte das Auditorium verhalten: Man warnte vor der Schaffung immer neuer Krankheitsformen und vor der Verwendung des alten "Collectivbegriffs Melancholie" für nur eine spezielle Unterform depressiver Störungen. Meschede (Königsberg) sprach sogar von der "Gefahr einer gewissen Confundirung". Kraepelin aber verteidigte sein prognoseorientiertes Vorgehen, das er "einen ersten Versuch, ein Programm" nennt (1897, S. 848; vgl. IV.3.).

Die 6. Auflage von 1899 ist oft als die "klassische" bezeichnet worden. Dies trifft allerdings nur insofern zu, als hier erstmals eine klare Differenzierung zwischen den beiden Formenkreisen der Dementia praecox und der manisch-depressiven Erkrankung vorgenommen wird. Die Begründung für die neuerliche Aufstellung eines bis dahin in der klinischen Praxis nicht gebräuchlichen Begriffes ist - sehr typisch für Kraepelin - eine vorwiegend *praktische*:

"Das manisch-depressive Irresein ... umfasst einerseits das ganze Gebiet des sog. periodischen und circulären Irreseins, andererseits die meist noch davon unterschiedene einfache Manie. Im Laufe der Jahre habe ich mich mehr und mehr davon überzeugt, dass alle die genannten Bilder nur Erscheinungsformen eines einzigen Krankheitsvorganges darstellen ... . Was mich zu dieser Stellung in der Frage veranlasst, ist die Erfahrung, dass in allen angeführten Krankheitsbildern trotz vielfacher äusserlicher Verschiedenheiten doch gewisse Grundzüge immer in gleicher Weise wiederkehren. Kennt man diese, so wird man, abgesehen von gewissen praktischen Schwierigkeiten, stets im Stande sein, aus ihnen die Zugehörigkeit des einzelnen Zustandsbildes zu dem großen Formenkreise des manisch-depressiven Irreseins zu erschließen und damit eine Reihe von Anhaltspunkten für die besondere klinische und prognostische Bedeutung des Falles zu gewinnen." (1899, Bd. 2, S. 359)

Um die neu formulierte "Krankheitseinheit" auch begrifflich herauszuheben, spricht Kraepelin jetzt bei der Unterteilung des "manisch-depressiven Irreseins" nicht mehr, wie noch in der 5. Auflage, von den verschiedenen "Formen" der Erkrankung, sondern von "Zuständen", also etwa von manischen, depressiven oder Mischzuständen.

Der Weg in den ersten sechs Auflagen des Lehrbuches ist also, was die affektiven Psychosen angeht, ein Weg von jeweils eigenständigen Krankheitsbildern über die einzelnen Formen des "periodischen Irreseins" bis hin zu den klinisch variablen Zuständen der ansonsten einheitlichen manisch-depressiven Erkrankung. Gerade weil die Existenz der Mischzustände ein Argument für und nicht gegen die einheitliche Konstitution dieses Formenkreises ist, werden sie jetzt als gleichberechtigte Zustände neben die manischen und depressiven aufgenommen.

Was die Überlegungen zur Verursachung und zur Pathogenese anbetrifft, so finden sich keine signifikanten Unterscheidungen im Vergleich zur 5. Auflage. Allerdings verschärft Kraepelin seine Kritik an der Meynertschen Vasomotorik-Hypothese ebenfalls unter Hinweis auf die Existenz der Mischzustände, die durch Meynerts Anschauung gerade nicht erklärt werden könnten. Kraepelin nennt die manisch-depressive Psychose in dem nunmehr umgrenzten Sinne "eine recht häufige Krankheit" (1899, Bd. 2, S. 399) und spricht von etwa 10-15% der Aufnahmen in der Heidelberger Klinik, die dieser Diagnose zugeordnet würden. Die "krankhafte Veranlagung" wird, was die Ätiologie angeht, wiederum als "wesentlich" bezeichnet. Die von Patienten häufig angegebenen, vermeintlichen äußeren Ursachen für die Entstehung der manischen oder depressiven Episoden werden weiterhin als im ätiologischen Sinne eher nicht bedeutsam verstanden. Zwar gebe es reaktive Einflußgrößen, wie etwa heftige affektive Erschütterungen, fieberhafte Erkrankungen oder allgemeines körperliches Unwohlsein, die

"auf vorbereitetem Boden den letzten Anstoss zum Ausbruche der Störung geben ... . Auf der anderen Seite beobachten wir vielfach eine erstaunliche Unabhängigkeit der gesammten Krankheitsanfälle von äusseren Einwirkungen, so daß wir an der inneren Verursachung derselben nicht wol zweifeln können." (1899, Bd. 2, S. 401)

Breiten Raum widmet Kraepelin der weiteren argumentativen Stützung der Sonderstellung, die er dem manisch-depressiven Irresein gibt. Insbesondere der Umstand, daß er nunmehr definitiv die sogenannten "einfachen" Manien und Depressionen nicht mehr als eigenständig anerkennen will, steht im Widerspruch zu der Mehrzahl der damals vertretenen Auffassungen. Sein wesentliches und klinisch ausgesprochen plausibles Argument ist dasjenige, daß es nicht möglich sei, "irgendein Kennzeichen anzugeben, welches uns gestatten soll, den 'einfachen' von dem 'periodischen' manischen Anfalle zu unterscheiden" (1899, Bd. 2, S. 405). Die "grundsätzliche und vollkommene Uebereinstimmung des allgemeinen klinischen Krankheitsbildes" (1899, Bd. 2, S. 404) stelle hier das entscheidende Argument dar. Wiederum zeigt sich ein charakteristischer Zug des Kraepelinschen Wissenschaftsverständnisses, wenn er bezüglich der aufgegebenen Abgrenzung der einfachen von den periodischen affektiven Störungen äußert, daß sich die beiden Patientengruppen "nur nach dem Grade, nicht nach dem Wesen der Störung" voneinander unterschieden und daß man die Grenzziehung zwischen beiden insbesondere deswegen aufgeben müsse, "weil diese Grenze eine künstliche ist, von der die Natur nichts weiss" (1899, Bd. 2, S. 404; vgl. IV.2.).

Im übrigen kritisiert Kraepelin die zu enge Fassung des Begriffes "periodisch": Wenn man nämlich unter dem Überbegriff "periodisches Irresein" nur diejenigen Erkrankungen zusammenfasse, die "mit größter Regelmäßigkeit" auftreten, so entstünden erhebliche Schwierigkeiten mit den Patienten, die zwar häufig, aber sehr unregelmäßig manisch oder depressiv erkrankten. Bei den von ihm beobachteten manisch-depressiven Patienten sei nur selten eine wirklich strenge Periodizität zu sehen gewesen. Außerdem könne sich der Charakter der Periodizität im Verlaufe der Erkrankung durchaus, teilweise sogar vollständig, ändern. Diese klinischen Tatsachen seien nun aber "in keiner Weise geeignet ..., die hier vertretene Anschauung der Einheitlichkeit des manisch-depressiven Irreseins zu erschüttern" (1899, Bd. 2, S. 402). Kraepelin geht hier soweit, das Kriterium der Periodizität als zwar bei manisch-depressiven Patienten häufig anzutreffendes, jedoch nicht für die Feststellung der Erkrankung notwendiges Merkmal zu betrachten. Denn, so sein Hauptargument, auch viele andere seelische

Störungen, wie etwa die Hysterie, die Epilepsie, die Zwangserkrankungen, zeigten eine häufige Wiederkehr der Symptomatik, ohne daß dies als entscheidende Bedingung für die Diagnose verstanden würde.

Der Kernpunkt der 6. Auflage von 1899 hinsichtlich der affektiven Psychosen ist also, daß das Konzept des "periodischen Irreseins" als unbegründet abgelehnt und ersetzt wird durch die Aufstellung der häufig, aber nicht notwendig periodisch wiederkehrenden manisch-depressiven Erkrankung. Um diese Auffassung noch einmal abzusichern, wagt Kraepelin sogar den unmittelbaren Vergleich mit der Epilepsie:

"Wie mir scheint, ist demnach der Schluss unabweisbar, daß alle die geschilderten Gestaltungen des Krankheitsbildes nichts anderes sind, als Erscheinungsformen eines und desselben grundlegenden Krankheitsvorganges, Aequivalente, wie es die mannigfachen Abarten des epileptischen Anfalles sind." (1899, Bd. 2, S. 406)

Während die Prognose des einzelnen "Anfalles" günstig sei, könne es, worauf er schon früher des öfteren hingewiesen hatte, bei langem Bestehen der Erkrankung und bei häufigen Anfällen zu dauerhaften Beeinträchtigungen des Seelenlebens auch zwischen den einzelnen Krankheitsepisoden kommen. Er sei aber nicht der Meinung, daß die von Kahlbaum vorgeschlagene Unterteilung in "Cyclothymie" als leichtere und "Vesania typica circularis" als schwerere Verlaufsform der Erkrankung klinisch nachvollziehbar sei.

Wie im Kapitel V.2.3. gezeigt werden wird, lag Kraepelin das Krankheitsbild der Paranoia über viele Jahre als hartnäckige Kernfrage der psychiatrischen Diagnostik sehr am Herzen. Er wandte sich häufig gegen die seines Erachtens inflationäre Benutzung des Terminus Paranoia und kritisierte im jetzigen Zusammenhang insbesondere die Verkennung von wahnhaften manischen oder depressiven Zuständen, die seiner Auffassung nach der manisch-depressiven Erkrankung zuzurechnen sind, als "akute Paranoia". Geradezu erbost formuliert er:

"Daß man sich durch diese Auffassung selber den richtigen Weg zu einer Prognose verbaut, wird hier keiner weiteren Ausführung mehr bedürfen. Sobald Wahnbildungen, und seien sie noch so 'paranoisch', von den Zeichen der manischen Erregung oder von psychomotorischer Hemmung begleitet sind, handelt es sich stets um Anfälle des manisch-depressiven Irreseins." (1899, Bd. 2, S. 421)

Mit Hinweis auf die bei manisch-depressiven Kranken oft zu beobachtenden Schwankungen des Körpergewichtes deutet Kraepelin vorsichtig an, daß möglicherweise sogar eine umfassende "chemische Theorie" (1899, Bd. 2, S. 408) angebracht sei, daß man jedoch auf jeden Fall von Stoffwechseluntersuchungen bei dieser Patientengruppe einiges erwarten dürfe.

Das Krankheitsbild der Melancholie erfährt in der 6. Auflage keine wesentliche Änderung: Es bleibt eine Unterform des "Irreseins des Rückbildungsalters", wobei diese Hauptgruppe allerdings durch den präsenilen Beeinträchtigungswahn als dritte Unterabteilung ergänzt wird. Die Differenzierung zwischen den verschiedenen klinischen Melancholieformen hat für Kraepelin lediglich, um einen späteren Ausdruck Kurt Schneiders aufzunehmen, differentialtypologischen, keineswegs aber differentialdiagnostischen Stellenwert. Es gebe "keinerlei scharfe Grenzen" (1899, Bd. 2, S. 327).

In der 7. Auflage, deren im jetzigen Zusammenhang wichtiger zweiter Band 1904 erschienen ist, erfährt die Darstellung der manisch-depressiven Erkrankung eine quantitative Ausweitung von etwa 65 auf knapp 100 Seiten Text, jedoch zeigen sich ebenso wie in Bezug auf die weiterhin als typische seelische Erkrankung des Rückbildungsalters betrachtete Melancholie keine konzeptuell entscheidenden Änderungen. Allerdings wird deutlich, wie sehr Kraepelin sich bemüht hat, seine Ergebnisse aus der experimentell-psychologischen Forschung für die klinische Psychiatrie nutzbar zu machen, so etwa wenn er Untersuchungen seines damaligen Assistenten Aschaffenburg über Klangassoziationen ausführlich bespricht (1904a, S. 509). An dieser Stelle sei angemerkt, daß für Kraepelin auch das deutliche Auftreten von Sinnestäuschungen oder eine stuporöse Einschränkung der Handlungsfähigkeit bis hin zu oneiroiden Erlebnisweisen keineswegs gegen die Annahme einer manisch-depressiven Erkrankung sprechen, auch nicht im Falle einer rein depressiven Episode; dies wird anhand von Fallbeispielen ausführlich begründet (1904a, S. 537 ff., vgl. Schmidt-Degenhard 1992).

Eine interessante nosologische Entwicklung setzt nun bereits in der 6. Auflage ein und wird in der 7. konsequent fortgesetzt, nämlich die Auslotung der Frage, ob die Einordnung der "periodischen Depressionen" in die manisch-depressive Krankheit tatsächlich klinisch und von den Verlaufsdaten her gerechtfertigt sei. Hatte Kraepelin noch in der 6. Auflage allenfalls angedeutet, daß ein solcher Zusammenhang "vielleicht im einzelnen Falle zweifelhaft bleiben" werde (1899, Bd. 2, S. 407), so wird er in der 7. Auflage konkreter:

"Die Schwierigkeit besteht ... darin, daß die Depressionszustände weit weniger kennzeichnend für das manisch-depressive Irresein sind, als die manischen Zustände ... . Namentlich die Unterscheidung von der Melancholie, deren Sonderstellung ich aus früher eingehend erörterten Gründen nicht aufgeben kann, ist vorläufig im einzelnen Falle oft unbefriedigend ... . Mir ist es indessen allmählich immer wahrscheinlicher geworden, dass wohl das ganze Gebiet der periodischen Depressionszustände dem manisch-depressiven Irresein zum mindesten nahe verwandt ist, wenn es nicht ohne weiteres dazugehört. ... Mir scheint, dass unsere Kenntnis aller dieser Zustände vorderhand nicht genügend ist, um die volle Klarlegung der klinischen Beziehungen zwischen Melancholie, periodischer und zirkulärer Depression zu gestatten." (1904a, S. 559/560).

Kraepelin nimmt noch einmal unter Bezugnahme auf die französische Literatur, vor allem auf Falret (1854) und Baillarger (1854), kritisch zu dem angeblich so wichtigen Kriterium der Periodizität Stellung. Er betont, daß es insbesondere wegen der "Regellosigkeit der Krankheit" sinnlos sei zu glauben, man könne die manisch-depressive Erkrankung aufgrund von Verlaufscharakteristika in eigenständige Unterformen zerlegen, etwa in die "Mélancolie intermittente", die "Folie à double forme" oder schließlich die "Folie circulaire". Bedauernd ergänzt er, daß es ihm bislang nicht gelungen sei, aus den klinischen Charakteristika der einzelnen Krankheitsepisode einen zuverlässigen Rückschluß auf die zu erwartende Prognose zu ziehen. Dennoch - und dies reflektiert wieder seine prognostische Orientierung - äußert er die Hoffnung, daß es bei anwachsender klinischer Erfahrung möglich werde,

"gewisse prognostische Regeln abzuleiten, wenn auch die unberechenbaren Einflüsse der persönlichen Veranlagung und Lebensführung stets bedeutende Fehlerquellen darstellen werden." (1904a, S. 564)

Im Hinblick auf die ab der 8. Auflage vorgenommene Änderung in der Konzeption von manisch-depressiver Erkrankung und Melancholie ist Kraepelins Hinweis in der 7. Auflage von Interesse, daß die Prognose des "manisch-depressiven Irreseins" durch seine Beziehungen zur Arteriosklerose getrübt werde. Durch eine solche, wie man heute sagen würde, organische Überlagerung werde das ursprüngliche klinische Bild verwischt. Er bleibt aber dabei, daß eine derartige Entwicklung "wohl immer auf das Hinzutreten einer neuen, mehr oder weniger selbständigen Erkrankung zurückzuführen" sei (1904a, S. 582).

In der Zeit bis zum Erscheinen der beiden im jetzigen Zusammenhang wichtigsten Bände der 8. Auflage 1910 bzw. 1913 baute Kraepelin, mittlerweile Ordinarius in München, seine klinische Erfahrung systematisch aus. Dies schlug sich nicht nur in einem neuerlichen und erheblichen Anwachsen des Umfanges des Lehrbuches nieder, welches innerhalb von 6 Jahren in vier voluminösen Bänden erschien. Vielmehr ergeben sich auch in Bezug auf die affektiven Erkrankungen in der 8. Auflage manche nosologische Änderungen, die Kraepelin plausibel mit neu zur Verfügung stehenden klinischen Daten begründet: Unter Hinweis auf Thalbitzers Arbeit von 1905 und insbesondere auf die Nachuntersuchungen, die Dreyfus an Kraepelins eigenen Melancholiepatienten durchgeführt hatte (Berrios 1991a, Dreyfus 1907), akzeptiert dieser nämlich den Schluß,

"daß die von mir als Melancholie des Rückbildungsalters abgegrenzten Fälle in Wirklichkeit nichts seien als Mischzustände des manisch-depressiven Irreseins mit Ersatz der Willenshemmung durch Erregung. Ihr öfters ungünstiger Ausgang werde nicht durch das Wesen des zugrunde liegenden Krankheitsvorganges, sondern lediglich durch das Hinzutreten von Alterserscheinungen bedingt ... . Ich glaube daher, dem Krankheitsbilde der Melancholie in dem früher umschriebenen Sinne eine selbständige Bedeutung nicht mehr zuschreiben zu können." (1910, S. 535)

Im 3. Band, in dem die manisch-depressive Erkrankung dargestellt wird, äußert er sich noch deutlicher:

"Wir werden somit durch alle diese Überlegungen zu dem Schlusse gedrängt, daß auch die periodische Melancholie keine selbständige Krankheit, sondern eine Erscheinungsform des manisch-depressiven Irreseins bildet. Ihre Eigentümlichkeit besteht darin, daß sie sich, freilich mit etwas verschiedener klinischer Betrachtung, besonders gern auf dem Boden der depressiven Veranlagung und ferner in höherem Lebensalter entwickelt." (1913, S. 1376)

Diese Diskussion ist eingebettet in die Erörterung der nosologisch schwierigen Gruppe der präsenilen Psychosen, was im Kapitel V.2.5. näher beleuchtet wird. Kraepelin möchte aber eine früher von ihm zur Melancholie gerechnete Sonderform nach wie vor nicht der manisch-depressiven Erkrankung zuordnen, nämlich "gewisse, äußerst heftige und vielfach rasch zum Tode führende, ängstliche Erregungszustände" (1910, S. 535). Die Einordnung dieser eigenartigen Psychosen sei nach wie vor offen. Es sei denkbar, daß es sich nicht um eine klinische Einheit, sondern um atypisch schwere Verlaufsformen anderer Psychosen handele.

Die Beschreibung der nunmehr um die Melancholie bereicherten manisch-depressiven Erkrankung nimmt in der 8. Auflage deutlich über 200 Druckseiten ein. Während die klinisch-psychopathologische Ebene keine für das Gesamtkonzept entscheidenden Neuerungen bringt, läßt die folgende Umgrenzung des gesamten Krankheitsbereiches erkennen, wie sehr diese nosologische Gruppe eine *Erweiterung* erfahren hat, wohingegen die Dementia praecox und die Paranoia eine *Einengung* hinzunehmen hatten (vgl. V.2.2. - 3.):

"Das manisch-depressive Irresein ... umfaßt einerseits das ganze Gebiet des sog. periodischen und zirkulären Irreseins, andererseits die einfache Manie, den größten Teil der als 'Melancholie' bezeichneten Krankheitsbilder und auch eine nicht unerhebliche Anzahl von Amentiafällen. Endlich rechnen wir hierher gewisse leichte und leichteste, teils periodische, teils dauernde krankhafte Stimmungsfärbungen, die einerseits als Vorstufe schwererer Störungen anzusehen sind, andererseits ohne scharfe Grenze in das Gebiet der persönlichen Veranlagungen übergehen. Im Laufe der Jahre habe ich mich mehr und mehr davon überzeugt, daß alle genannten Bilder nur Erscheinungsformen eines einzigen Krankheitsvorganges darstellen. Möglich ist es freilich, daß sich späterhin eine Reihe von Unterformen bilden oder auch einzelne kleine Gruppen wieder ganz abspalten lassen werden; wenn das aber geschieht, so werden dabei nach meiner Ansicht ganz gewiß nicht diejenigen Zeichen maßgebend sein dürfen, die man bis dahin in den Vordergrund zu stellen pflegte." (1913, S. 1183)

Noch wesentlich deutlicher als in früheren Auflagen kommt hier ein allgemeiner Grundsatz der Kraepelinschen Nosologie zum Ausdruck, wenn er nämlich feststellt, daß es die "einheitliche Prognose" sei, die als

"gemeinsames Band ... alle die hier zusammengefaßten Krankheitsformen umschlingt und ihre Zerlegung praktisch nahezu bedeutungslos erscheinen läßt." (1913, S. 1184/1185)

Als weiteres verbindendes Merkmal - ein besonders interessantes im Hinblick auf die aktuelle Literatur (Tölle 1987, v. Zerssen 1988) - sieht Kraepelin "dauernde, einseitige Stimmungsfärbungen" an, die häufig den Hintergrund für die Entwicklung von manisch-depressiven Episoden bildeten. Die Einheitlichkeit der von ihm umgrenzten Gruppe werde überdies durch das genetische Argument nahegelegt, "daß sich die verschiedenen Formen ... auch in der Vererbung anscheinend gegenseitig vertreten können" (1913, S. 1185). So könne man bei den Mitgliedern derselben Familie sowohl zirkuläre Erkrankungen finden als auch bloß einmalige Verstimmungszustände oder klinisch kaum auffallende, jedoch regelmäßige Stimmungsschwankungen und nicht zuletzt eine dauerhaft bestehende, den betreffenden Menschen charakterisierende "Färbung der Gemütsart".

Konsequent die neuen empirischen Ergebnisse umsetzend, benutzt Kraepelin von nun an die Begriffe melancholisch und depressiv synonym. Die sehr ausführliche klinische Beschreibung ergänzt er mit den in der 8. Auflage deutlich stärker vertretenen Ergebnissen psychologischer Versuche. Dabei geht es um Sensibilitätsprüfungen, tachystoskopische Untersuchungen, Testreihen zur Aufmerksamkeit und Ablenkbarkeit sowie Ermüdungsmessungen bei Rechenversuchen. Den von ihm ausführlich dargestellten "biologisch-psychiatrischen" Forschungsergebnissen steht Kraepelin zwar mit einer vorsichtigen Zurückhaltung, jedoch grundsätzlich wohlwollend gegenüber: Vieles deute darauf hin, daß sich bei der manisch-depressiven Erkrankung ausgeprägte Stoffwechselstörungen manifestierten, jedoch seien die Ergebnisse "leider ... noch ziemlich unbefriedigende" (1913, S. 1232). Die Intensität der berichteten Forschungsbemühungen mag aus heutiger Sicht überraschen: Kraepelin erwähnt Untersuchungen zum Stoffwechsel von Phosphor, Kalzium, Magnesium, Stickstoff, Harnsäure, Zukker, Aceton, Diazetessigsäure, Indikan, "Albumose" und Indoxyl. Weitere zahlreiche Verfahren zur Messung physiologischer Schwankungen bei manisch-depressiven Patienten werden aufgezählt und konkrete Ergebnisse diskutiert.

Kraepelin kommt noch auf einen besonderen Aspekt der manisch-depressiven Erkrankung zu sprechen, der in früheren Texten - so etwa in der 4. Auflage (1893) - nur gestreift, nicht aber in der jetzigen dezidierten Terminologie und nicht in vergleichbarer Ausführlichkeit erörtert worden ist: Gemeint sind diejenigen psychopathologischen Sachverhalte, die er "Grundzustände" nennt. In einer Wendung, die er bei der Diskussion noch nicht für sicher gehaltener wissenschaftlicher Ergebnisse gerne benutzt, formuliert er:

"Wir werden somit zu dem Schlusse geführt, daß es gewisse Veranlagungen gibt, die als Vorstufen des manisch-depressiven Irreseins angesehen werden dürfen." (1913, S. 3104)

Und, ähnlich vorsichtig:

"Wir halten uns aus den angeführten Gründen für berechtigt, außer den in den Anfällen hervortretenden Krankheitserscheinungen unter der Bezeichnung der manisch-depressiven 'Grundzustände' unserer Schilderung diejenigen Störungen einzugliedern, die einerseits häufig die 'freien' Zwischenzeiten zwischen den Anfällen begleiten, andererseits die manisch-depressive Veranlagung auch in solchen Fällen kennzeichnen, in denen die volle Entwicklung des Leidens ausbleibt." (1913, S. 1304)

Kraepelin unterscheidet klinisch die depressive, die manische, die reizbare und schließlich die zyklothyme Veranlagung und schildert diese vier Typen ausführlich. Er wird nicht müde, auf die "innere Verwandtschaft" mit dem voll ausgebildeten manisch-depressiven Krankheitsbild zu verweisen, wobei er sich auch auf eine Untersuchung von Reiss über "konstitutionelle Verstimmung und manisch-depressives Irresein" stützt (Reiss 1910). Die von ihm empirisch gefundene Häufigkeit depressiver Veranlagung bei manisch-depressiven Patienten in Höhe von 12,1% bezeichnet Kraepelin als "sicher erheblich zu niedrig" (1913, S. 1311), was er auf Mängel in der Datenerhebung zurückführt. Die Häufigkeit der manischen Veranlagung gibt er bei den in München beobachteten Kranken mit "etwa 9%", diejenigen der reizbaren Veranlagung mit "etwa 12,4%" an. Auch die bei nur 3-4% der Kranken beobachtete zyklothyme Veranlagung sei "in Wirklichkeit zweifellos weit häufiger" (1913, S. 1319). Auf die jeweils an spezifische theoretische Vorannahmen gekoppelte und immer wieder zu Mißverständnissen Anlaß gebende Verwendung der Begriffe "Grundzustand" und "Grundeigenschaft" bei Kraepelin wird im Kapitel V.2.6. eingegangen. Die - theoretisch aufschlußreiche - Beziehung zwischen "Grundzuständen" und Persönlichkeitsstörung kommt im Kapitel V.2.4. zur Sprache.

Sehr breiten Raum nimmt in der 8. Auflage die Schilderung des Verlaufes ein, wobei anhand zahlreicher Tabellen die ausgesprochene Vielgestaltigkeit des Krankheitsbildes überzeugend demonstriert wird. Die Entwicklung sowohl chronischer Melancholien als auch chronischer Manien wird für möglich gehalten, wobei Kraepelin bezüglich des letzteren Krankheitsbildes auf die Arbeit von Schott (1903) verweist. Das Problem, inwieweit Paranoiker möglicherweise als chronische Maniker aufgefaßt werden können oder gar müssen - ein Gedanke, der von Specht (1905, 1907) geäußert worden ist -, wird im Kapitel V.2.3. erörtert.

Kraepelin betont erneut, daß pathologisch-anatomische Untersuchungen keine gesicherten Ergebnisse in Bezug auf Ätiologie oder Pathogenese der manisch-depressiven Erkrankung gebracht hätten (vgl. Wolpert 1977). Obwohl in München die Zahl der Fälle mit nachweisbarer erblicher Belastung niedriger als in Heidelberg sei, was auf die "weit unvollkommenere Kenntnis der Vorgeschichte" (1913, S. 1354) zurückzuführen sei, stellt dieser genetische Faktor für Kraepelin weiterhin das wesentliche Moment dar. Demgegenüber tritt die Bedeutung äußerer Ursachen für die Entstehung oder Chronifizierung des Leidens ganz zurück. Zwar seien die verschiedensten, aus allen möglichen Lebensbereichen stammenden Belastungen für das Auftreten manisch-depressiver Episoden verantwortlich gemacht worden, jedoch sieht sich Kraepelin zu dem "sicheren Schluß" berechtigt,

"daß wir in allen angeführten Schädlichkeiten wohl Anstöße zur Auslösung des einzelnen Krankheitsanfalles zu erblicken haben, daß aber die eigentliche Ursache des Leidens in dauernden inneren Veränderungen zu suchen ist, die mindestens sehr oft, vielleicht immer angeboren sind." (1913, S. 1369)

Die spätestens mit der 8. Auflage vollzogene erhebliche Erweiterung des Konzeptes der manisch-depressiven Krankheit hat vermutlich auch Kraepelin mit einem gewissen Unbehagen erfüllt, hatte er doch früher immer wieder am Beispiel der Paranoia gegen die inflationäre Benutzung nosologischer Begriffe polemisiert. Dennoch meint er unter Abwägung aller dafür und dagegen sprechenden Argumente, sein Krankheitskonzept verteidigen zu müssen:

"Es läßt sich nicht in Abrede stellen, daß durch alle diese Neuerwerbungen der Umfang des manisch-depressiven Irreseins in sehr erheblichem Grade angewachsen ist. Das ist natürlich an sich kein Grund, an seiner Einheitlichkeit zu zweifeln ... . Ich sehe auch vorläufig keine Möglichkeit, irgendwo in diesem weiten Gebiete grundsätzliche Abtrennungen vorzunehmen." (1913, S. 1382)

Charakteristischerweise beharrt er darauf, daß allen Gestaltungen der von ihm unter die manisch-depressive Erkrankung subsumierten seelischen Störungen "der gleiche Krankheitsvorgang zugrunde" liege, wenn man auch in Anbetracht der Unterschiede in Entstehungsgeschichte, klinischem Verhalten, Verlauf und Prognose

"wohl eher von einer aus gemeinsamer Wurzel erwachsenden Krankheitsgruppe mit fließenden Übergängen zwischen den einzelnen Formen, als von einer einheitlichen Krankheit im gewöhnlichen Sinne des Wortes sprechen könnte." (1913, S. 1383)

Hier taucht im Zusammenhang mit der manisch-depressiven Krankheit bei Kraepelin erstmalig der Terminus "Krankheitsgruppe" auf; inwieweit hier gedankliche Verbindungen zu dem Begriff "Gruppe der Schizophrenien" bestehen, den Bleuler in seiner Schizophrenie-Monographie (1911) eingeführt hatte, muß offenbleiben.

Zur Bearbeitung des Abschnittes über die affektiven Psychosen innerhalb der 9. Auflage kam Kraepelin nicht mehr. Allerdings gibt er einen interessanten Hinweis in der Einleitung zur klinischen Psychiatrie, wenn er die Einordnung der manisch-depressiven Erkrankung zwischen den "endogenen Verblödungen" und der "genuinen Epilepsie" auf der einen sowie den durch seelische Einflüsse bewirkten Erkrankungen auf der anderen Seite begründet. Es handele sich nämlich um ein Leiden,

"in dessen Entstehungsgeschichte die vererbte Anlage des Seelenlebens unzweifelhaft von größter Bedeutung ist. Wir stehen damit schon ganz auf dem Boden der aus der angeborenen Eigenart der Persönlichkeit hervorwachsenden Erkrankungen, die wir, soweit sie vererbbar sind, als 'Entartungsirresein' zusammenzufassen pflegen. Dennoch haben wir diese Gruppe vor die durch seelische Ursachen hervorgerufenen Störungen eingeschoben, weil sie vielfach mit sehr starken körperlichen Umwälzungen einhergeht und somit in ihrem klinischen Verhalten den vorigen Formen nähersteht. Andererseits gewinnt sie dadurch gewisse Beziehungen zu den psychogenen Erkrankungen, daß auch bei ihr seelische Erschütterungen nicht selten die Entwicklung der einzelnen Anfälle des Leidens auslösen." (1927, Bd. 2, S. 22/23)

Zusammenfassend zeigt demnach die Gruppe der affektiven Psychosen bei Kraepelin eine *kontinuierliche Weiterentwicklung* von den noch als getrennt betrachteten Krankheitsbildern der Manie, der Melancholie und des "zirkulären Irreseins" über die Abgrenzung der manisch-depressiven Erkrankung bis hin zu einer umfangreichen inhaltlichen Ausdifferenzierung und Erweiterung des manisch-depressiven Bereiches. Diese Erweiterung bezieht zumindest teilweise auch das psychopathologisch von besonderer Akuität und syndromaler Vielgestaltigkeit, ja Buntheit charakterisierte Feld derjenigen Psychosen ein, die, um nur einige der vorgeschlagenen nosologischen Referenzsysteme zu nennen, als "amentiell" (Meynert 1890), "zykloid" (Leonhard 1980), "schizoaffektiv" (Kasanin 1933), schizophreniform (Langfeldt 1937), "polymorph" (WHO 1991), als "Mischpsychosen" (Mayer-Groß 1932) oder schlicht als "atypisch" (Strömgren 1972) bezeichnet worden sind.

Im Gegensatz zur Dementia praecox, für die ein destruktiver organischer Prozeß der Hirnrinde hypothetisch verantwortlich gemacht wird (vgl. V.2.2.), verlegt Kraepelin die Ätiologie der manisch-depressiven Psychosen in den - von ihm selbst mitunter als zu diffus kritisierten - Bereich der "Degeneration". Allerdings ist dies nicht gleichzusetzen mit der "psychischen Entwicklungshemmung", die er bei den Persönlichkeitsstörungen am Werke sieht (vgl. V.2.4.).

## V.2.2.     "Nicht-affektive Psychosen": Das Konzept der Dementia praecox

Kraepelins Weg führt in den verschiedenen Auflagen des Lehrbuches von den ursprünglich getrennten Gruppen der Delirien, akuten Erschöpfungszustände, des Wahnsinns und der Verrücktheit mit ihren depressiven und expansiven Formen zunächst zur Ausgrenzung der Delirien und akuten Erschöpfungszustände als mehr oder weniger klar organisch begründbare Psychosen. Die gerade aus heutiger Perspektive so interessante Entwicklung, die zur einheitlichen Auffassung des Krankheitsbildes der Dementia praecox in der 6. Auflage von 1899 führte, ist im wesentlichen die Geschichte der prognoseorientierten Vereinigung der beiden Gruppen des "Wahnsinns" und der "Verrücktheit". Allerdings ergeben sich durch die Aufstellung der Krankheitseinheit Dementia praecox zwei wesentliche Probleme, nämlich die Fragen nach dem nosologischen Status der Paranoia einerseits sowie der Paraphrenien andererseits. Während der Paranoiadebatte ein eigenes Kapitel gewidmet ist (V.2.3.), werden die Paraphrenien im jetzigen Kontext erörtert.

Man muß sich nun davor hüten, die Konzeption von "Wahnsinn", etwa in der 2. Auflage, mit dem gleichzusetzen, was später Dementia praecox genannt werden wird; ebenso verfehlt wäre es, die "Verrücktheit" der frühen Auflagen unbesehen mit dem Paranoiabegriff etwa der 6. oder 7. Auflage gleichsetzen zu wollen, obwohl Kraepelin bereits in den frühen Auflagen irritierenderweise den Terminus Paranoia als Übersetzung des Wortes Verrücktheit im Klammern hinzufügt.

Eine weitere Quelle von Mißverständnissen liegt darin, daß im Kompendium von 1883 nur zwischen affektiven Psychosen und "Verrücktheit" unterschieden, die Gruppe des "Wahnsinns" also erst ab der 2. Auflage eingeführt wird. Wegen der stark fluktuierenden Bedeutung wichtiger Termini, die bloß bei oberflächlicher Betrachtung eindeutig erscheinen, ist es zwingend erforderlich anzugeben, welcher Originaltext als Referenzpunkt dient.

Seine frühe Definition des "Wahnsinns" zeigt, daß Kraepelin wegen des großen Umfanges dieser nosologischen Gruppe ein erhebliches Unbehagen empfand, handelt es sich jedoch nach seinen eigenen Worten um "eine fast übergroße Gruppe von psychischen Alienationen" (1887a, S. 280). Im Vergleich zu den Delirien, akuten Erschöpfungszuständen und auch zur Melancholie und Manie zeige der Wahnsinn eine "detaillirtere Ausbildung der intellectuellen Störungen (Wahnideen, Sinnestäuschungen)", wohingegen er sich - und dies ist im Hinblick auf die spätere Entwicklung besonders interessant - "durch die begleitenden Affecte, den rascheren Verlauf und die günstigere Prognose" von der "Verrücktheit" unterscheide (1887a, S. 280).

In Anbetracht dieser Inhomogenität der großen Gruppe des Wahnsinns verwundert es nicht, wenn Kraepelin es bereits in der 2. Auflage für wahrscheinlich hält,

"dass die fortschreitende Erfahrung, wie sie uns schon zur Ausscheidung dieser Gruppe selber heute zwingt, uns im weiteren Verlaufe zu einer noch eingehenderen Differenzirung der einzelnen hier zusammengefaßten Krankheitsformen führen wird; einstweilig sei es aber gestattet, das ganze Zwischengebiet mit dem Collectivnamen des Wahnsinns zu bezeichnen." (1887a, S. 280)

Er weist ausdrücklich darauf hin, daß die nunmehr von ihm gegebene Umgrenzung dieses Krankheitsgebietes nicht in allen Punkten mit anderen zeitgenössischen Nosologien deckungsgleich ist. Er habe dies in Kauf genommen, um "nicht zu völlig neuen Bezeichnungen greifen" zu müssen, was nach seiner damaligen Auffassung offensichtlich nur dazu geführt hätte, die bereits bestehende terminologische Unübersichtlichkeit weiter zu vermehren. So aber habe er sich zu der Weiterverwendung des Terminus Wahnsinn "nach Schüles Vorgang" entschlossen, damit auf ein zeitgenössisches Lehrbuch anspielend (Schüle 1886).

Betrachtet man die Dreiteilung der Gruppe des Wahnsinns in den depressiven, den expansiven und den halluzinatorischen, so fällt auf, daß Kraepelin in den frühen Auflagen stärker als später die Inhalte der Psychose und deren affektive Ausrichtung als entscheidendes differentialtypologisches Kriterium ansieht. Hinsichtlich der Krankheitsbilder, die akut beginnen und mit florider psychotischer Symptomatik einhergehen, weist er allerdings, was den Verlauf angeht, darauf hin, daß dieser etwa im Falle des depressiven Wahnsinns, "in der Regel ein protrahirter" sei; bei der Prognose wird er noch deutlicher, diese nämlich "muß immer als eine zweifelhafte bezeichnet werden" (1887a, S. 285). Bei der Beschreibung der eher ungünstigen Verläufe erwähnt er "unheilbare Schwächeformen", "chronische Erschöpfung", kritikloses Festhalten an früheren Wahnideen, "hochgradige Reizbarkeit und Unzufriedenheit", sogar eine "relativ rasch fortschreitende Verwirrtheit mit Resten der expansiven Wahnvorstellungen, läppisch affektirtem Wesen und vielfachen Schwankungen zwischen ruhigeren und erregteren Zuständen" (1887a, S. 286 - 290). Die halluzinatorische Form des Wahnsinns wird in eine akute und eine chronische Verlaufsform aufgegliedert, wobei es vorkomme,

"daß sich die Wahnvorstellungen nach vielen Monaten oder erst nach Jahr und Tag weniger durch kritische Berichtigung als durch einfaches Vergessen verlieren. Wie es scheint, handelt es sich dann um eine 'Heilung mit Defect', oder es ist umgekehrt der schon vorher bestehende Defect die Ursache der langsamen und unvollständigen Heilung. In einzelnen Fällen beobachtet man auch die Entwicklung dauernder Schwächezustände ... ." (1887a, S. 296/297)

Zusammenfassend zielt diese frühe Definition des Wahnsinns also ab auf akut beginnende, aber oft zu chronischen Verläufen tendierende Psychosen mit paranoider und halluzinatorischer, jedoch auch mehr oder weniger stark ausgeprägter affektiver Symptomatik. Letzteres macht, worauf Kraepelin detailliert eingeht, die Abgrenzung etwa von der Melancholie schwierig.

Auch die Gruppe der Verrücktheit wird in depressive und expansive Formen unterteilt, wobei die zu den expansiven Formen gehörige "originäre Verrücktheit" noch am ehesten sich dem annähert, was man in Bezug auf die späteren Auflagen als Paranoia sensu Kraepelin bezeichnen wird. Halluzinatorische Verlaufsformen kennt Kraepelin sowohl bei der depressiven als auch bei der expansiven Form. Interessanterweise erwähnt er die katatonen Psychosen als Untergruppe der depressiven Verrücktheit; auch der Querulantenwahn findet sich hier.

Im übrigen wird Kahlbaums Katatoniebegriff, den Kraepelin ausdrücklich und mit Quellenangabe zitiert, mit recht deutlichen Worten kritisiert, "da mir dieser Versuch nicht befriedigend ausgefallen zu sein scheint" (1887a, S. 339). Vor allem bemängelt er, daß die Kahlbaumsche Katatonie einen zu großen Umfang habe und - aus der Perspektive seiner eigenen Einteilung - vor allem die Melancholia attonita und den exstatischen Wahnsinn beinhalte. Dies sei deswegen ein Fehler, weil sich die beiden letztgenannten Krankheitsbilder von der katatonischen Verrücktheit durch klinische und vor allem Verlaufskriterien unterscheiden.

Wenn Kraepelin auch eine erbliche Komponente bei beiden Gruppen anführt, so wird sie doch in Bezug auf die Verrücktheit besonders stark herausgehoben. Während etwa beim halluzinatorischen Wahnsinn davon die Rede ist, daß "regelmässig eine psychopathische, wenn auch nicht immer hereditäre Prädisposition" vorliege (1887a, S. 296), so wird er, bezugnehmend auf die "originäre Verrücktheit", sehr viel deutlicher:

"Wir haben es ... mit einer frühzeitig entstandenen, fast immer ererbten pathologischen Veranlagung der gesammten psychischen Persönlichkeit zu thun." (1887a, S. 360)

Immer wieder weist er auf den "konstitutionellen Charakter" der Verrücktheit hin. Doch ist dies nicht ausschließlich für die Frage der Vererbung von Belang, sondern auch bezüglich der Chancen, die der hirnanatomischen Forschung zuzuschreiben seien:

"Eine eigentliche pathologische Anatomie der Verrücktheit giebt es noch nicht. Der ... konstitutionelle Charakter der Krankheit macht es in hohem Grade unwahrscheinlich, daß wir hier etwa an bestimmte lokalisirte pathologische Prozesse und daß wir an gröbere anatomische Veränderungen zu denken hätten. Vielmehr werden wir ausgedehnte funktionelle Störungen im gesammten Centralorgane unseres Bewußtseins, allerdings vorzugsweise in denjenigen Organen vorauszusetzen haben, welche der Aufnahme und der Verarbeitung von Erfahrungsmaterial dienen." (1887a, S. 370)

Wie schon im Zusammenhang mit affektiven Erkrankungen (vgl. V.2.1.), äußert sich Kraepelin hier kritisch zu der Meynertschen Hypothese, daß eine Veränderung der Zirkulationsverhältnisse im Gehirn der wesentliche ätiologische oder zumindest pathogenetische Faktor sei; mit dieser These sei "für die Erklärung des Krankheitsvorganges nur allzu wenig gewonnen" (1887a, S. 371).

Die in den folgenden Jahrzehnten immer wieder umgeschichtete große Gruppe der nicht-affektiven Erkrankungen erfährt in der 3. Auflage nur eine, allerdings interessante Verschiebung insofern, als die Katatonie nun nicht mehr eine Form der depressiven Verrücktheit ist, sondern als Unterform des Wahnsinns aufgefaßt wird. Kraepelin relativiert auch seine noch in der 2. Auflage recht barsche Kritik an Kahlbaum deutlich und bezeichnet dessen Katatoniekonzept jetzt als "in vieler Beziehung interessante Darstellung". Allerdings warnt er mit Blick auf Kahlbaum weiterhin vor der "schematisirenden Ueberschätzung ähnlicher Einzelzüge". Jedoch veranlasse ihn seine eigene klinische Erfahrung mittlerweile, "eine bestimmte Gruppe von Fällen aus dem Gebiete der 'Katatonie' als 'katatonischen Wahnsinn' herauszuheben" (1889a, S. 332).

Die 4. Auflage von 1893 - Kraepelin arbeitete zwischenzeitlich in Heidelberg - ist im jetzigen Zusammenhang vorwiegend wegen der zunehmenden Bedeutung der "Entartungstheorie" relevant. Diese wird nämlich insofern aufgewertet, als sie das übergeordnete kennzeichnende Kriterium für eine eigene Gruppe seelischer Erkrankungen, die "psychischen Entartungsprozesse", liefert. Was aber waren die Gründe, die Kraepelin veranlaßten, die Dementia praecox, von der er jetzt erstmalig im Lehrbuch spricht, die Katatonie und die Dementia paranoides als "Entartungsprozesse" von den beiden nach wie vor bestehenden Gruppen der Verrücktheit und des Wahnsinns abzutrennen? Die Antwort ist sehr typisch für Kraepelins Grundeinstellung, handelt es sich doch um ein prognostisches Argument:

"Das gemeinsame derjenigen Krankheitsbilder, welche wir unter dem Namen der psychischen Entartungsprozesse zusammenfassen wollen, liegt in der ungemein raschen Entwickelung eines dauernden psychischen Schwächezustandes ... . Nirgends kommt es zu bleibenden, durchgebildeten Wahnsystemen; andererseits greift der körperliche Entartungsvorgang, der diesen Krankheitsformen höchstwahrscheinlich zugrunde liegt, niemals so tief, dass er den Bestand des Lebens selbst gefährden würde." (1893, S. 435)

Die durch klinische Beobachtung aufgezeigte schlechte Prognose und die zwar nicht zweifelsfrei bewiesenen, jedoch "höchstwahrscheinlich" existierenden "körperlichen Entartungsvorgänge" als Grundlage - dies sind die beiden wesentlichen Merkmale, die Kraepelin der neuen Gruppe zuweist. Im übrigen spricht er wie selbstverständlich davon, daß es zwischen den drei genannten Unterformen zahlreiche Übergänge gebe.

Mit Blick auf seine spätere Entwicklung ist es interessant zu sehen, daß Kraepelin hier die "degenerative Grundlage" der Dementia praecox ebensowenig in Zweifel zieht wie diejenige der manisch-depressiven Psychose. Dies mischt sich in von ihm nicht weiter erläuterter Weise mit der ebenfalls hypostasierten "psychopathischen Veranlagung". Außerdem äußert er sich apodiktisch über das Vorliegen einer schlechten Prognose, die er allen drei Unterformen der "Entartungsprozesse" zuordnet. Damit grenzt er sich vor allem hinsichtlich der Katatonie von dem prognostisch nicht so pessimistischen Kahlbaum ab. Die folgende Formulierung zielt zwar auf die Dementia praecox ab, kann aber sinngemäß auch auf die beiden anderen, zu den "Entartungsprozessen" gerechneten Erkrankungen bezogen werden. Kraepelin bezeichnet die Prognose als "vollständig ungünstig" und ergänzt:

"Ich muß es für ausgeschlossen halten, daß eine Genesung der Kranken jemals möglich ist. Zwar können die akuten Störungen nach einigen Wochen oder Monaten wieder verschwinden, so daß die Umgebung den Eindruck einer wirklichen Besserung des Zustandes gewinnt. Dem aufmerksamen Beobachter indessen entgeht es nicht, daß stets ein mehr oder weniger hochgradiger, unheilbarer geistiger Defect zurückbleibt." (1893, S. 443)

Nicht zuletzt die ungünstige Prognose und die mangelnde Beeinflußbarkeit der Erkrankung werden zu Gründen für die Annahme,

"daß dem hier sich abspielenden Krankheitsprozesse greifbare, wenn auch vielleicht sehr feine, pathologisch-anatomische Veränderungen zugrunde liegen dürften." (1893, S. 444)

Die symptomatologische Detailschilderung der verschiedenen Erkrankungen ist hier nicht von Interesse. Was die klinisch für wesentlich gehaltenen Kriterien angeht, so erwähnt er für die Dementia praecox

"die subakute Entwickelung eines eigenartigen, einfachen geistigen Schwächezustandes im jugendlichen Alter." (1893, S. 435)

Die Katatonie hingegen sei das

"akute oder subakute Auftreten eigenthümlicher, in Stupor und späteren Schwachsinn übergehender Erregungszustände mit verworrenen Wahnideen, einzelnen Sinnestäuschungen und den Erscheinungen der Stereotypie und Suggestibilität in Ausdrucksbewegungen und Handlungen." (1893, S. 446)

Die Diagnose Dementia paranoides schließlich, laut Kraepelin eine "vorläufige Bezeichnung", sei anzuwenden auf

"jene eigenthümlichen Krankheitsfälle ... , welche nach schneller Entwickelung gänzlich unsinniger, verworrener Verfolgungs- und Größenideen ohne ausgeprägtere Affektschwankungen überraschend früh in Schwachsinn übergehen." (1893, S. 456)

Die Dementia paranoides wird als der Dementia praecox nahe verwandte Erkrankung angesehen, der ihr zugehörige Krankheitsprozeß spiele sich "nur in späterem Lebensalter oder auf etwas widerstandsfähigerem Boden" ab (1893, S. 464).

An der "nahen Verwandtschaft und dem Vorkommen aller möglichen Uebergänge" (1893, S. 442) zwischen der Psychose, die er selbst als Dementia praecox bezeichnet hat, und der von Hecker "Hebephrenie" genannten Erkrankung besteht für Kraepelin kein Zweifel. Er verweist auf die empirischen Ergebnisse seines Dorpater Doktoranden Daraszkiewicz, der vorgeschlagen hatte, zusätzlich zu den von Hecker beschriebenen Verlaufstypen auch diejenigen Patienten als hebephren zu bezeichnen, die besonders schwere seelische Dauerschäden zeigen. Daß jedoch auch die Katatonie sehr eng mit der Dementia praecox verwandt sei, begründet Kraepelin insbesondere mit der Häufigkeit, mit der "katatonische Andeutungen" bei der Dementia praecox zu beobachten seien. Dies ist der Beginn einer bis heute vor allem hinsichtlich der Leonhardschen Klassifikation endogener Psychosen geführten Debatte, inwieweit es scharfe Grenzen zwischen den schizophrenen Unterformen sowohl im Quer- als auch im Längsschnitt gibt (Leonhard 1980).

In der aus theoretischen Gründen besonders wichtigen 5. Auflage von 1896 (vgl. IV.3.) bleibt der Aufbau der jetzt interessierenden Krankheitsgruppe insofern gleich, als weiterhin Dementia praecox, Katatonie und Dementia paranoides von einander abgegrenzt werden. Allerdings gibt Kraepelin die gesamte Gruppe des "Wahnsinns" auf und subsumiert die bislang so klassifizierten Psychosen von nun an unter das "periodische Irresein" aus der Großgruppe der "constitutionellen Geistesstörungen". Die nach seiner Auffassung notwendig schlechte Prognose kommt jetzt zusätzlich noch in der Überschrift für die Krankheitsgruppe zum Ausdruck: Er ersetzt nämlich den Terminus der "psychischen Entartungsprozesse" durch den nicht minder unschönen der "Verblödungsprozesse".

In dieser Auflage geht Kraepelin in seiner Hypothesenbildung zur Ätiologie nicht-affektiver Psychosen am weitesten: Zum einen stellt er sie nämlich als "erworbene Geistesstörungen" denjenigen "aus krankhafter Veranlagung" gegen-über, zu denen er etwa die affektiven Störungen und die Paranoia rechnet. Zum anderen sind für ihn die jetzt "Verblödungsprozesse" genannten Psychosen "Stoffwechselerkrankungen", die in einer Reihe stehen mit dem "myxödematösen Irresein", dem "Kretinismus", sowie - programmatisch vielsa-gend - der Dementia paralytica. Immerhin spricht er aber klar aus, daß die An-nahme, es handele sich bei diesen Erkrankungen "überall um die Schädigung der Hirnrinde durch solche Gifte, welche aus einer krankhaften Zusammensetzung der Körpersäfte hervorgehen, ... bis jetzt höchstens wahrscheinlich, keineswegs aber erwiesen" sei (1896, S. 414).

Im Gegensatz etwa zu den affektiven Erkrankungen ist Kraepelin der Auffas-sung, daß die erbliche Komponente bei der Dementia praecox eher im Hinter-grund steht, was an die Jahrzehnte später formulierte Hypothese Leonhards erin-nert, wonach eine starke und gleichgerichtete erbliche Belastung wohl bei den von ihm "unsystematisch" genannten Schizophrenieformen, nicht aber bei den "systematischen" zu finden sei (Leonhard 1980). Die letztgenannten dürften wohl am ehesten derjenigen Patientengruppe entsprechen, die Kraepelin mit sei-nem Konzept der Dementia praecox im Auge hatte. Gerade weil er für das Krankheitsbild der Dementia praecox die Bedeutung genetischer Faktoren im engeren Sinne, aber auch der "Degeneration" schlechthin, nunmehr deutlich zu-rücknimmt, liegt es für ihn umso näher, einen "greifbaren Krankheitsvorgang im Gehirn" zu postulieren. Trotz des Fehlens entsprechender Befunde äußert er dar-überhinaus die Vermutung, "daß wir es hier mit einer Selbstvergiftung zu tun haben, deren nähere Ursachen irgendwo im Körper gelegen sind" (1896, S. 439).

Ähnliches gelte für die Katatonie, die ohnehin "der Dementia praecox unge-mein nahe verwandt" sei (1896, S. 461). Den Schritt zur Aufstellung der überge-ordneten Einheit Dementia praecox, unter die dann auch die Katatonie zu sub-sumieren ist, wird Kraepelin, was die Lehrbuchtexte angeht, erst drei Jahre spä-ter, in der 6. Auflage von 1899, vollziehen. Schon hier aber, 1896, bezeichnet er es ausdrücklich als möglich, "daß beide nur Erscheinungsformen eines einzigen Grundleidens darstellen" (1896, S. 461).

Die Definition der Dementia paranoides unterscheidet sich jetzt von der frü-heren Auflage nur insofern, als Kraepelin nicht mehr von dem Ausgang in "Schwachsinn", sondern in "dauernde Verwirrtheit" spricht. Allerdings betont er, daß nach seiner klinischen Erfahrung die Dementia paranoides ein doch recht charakteristisches, sie von den anderen Gruppen abhebendes Gepräge aufweise:

"Ob wir dabei wirklich eine Krankheit oder nur eine Erscheinungsform vor uns haben, muß die weitere Erfahrung lehren." (1896, S. 463)

Die später erfolgende Abspaltung der Paraphrenien deutet sich hier bereits an, wenn Kraepelin der Dementia paranoides nur noch eine "gewisse Verwandt-schaft mit den früher beschriebenen Verblödungsprozessen" zuschreibt (1896, S. 469), wohingegen er noch in der 4. Auflage von "ganz analogen" Prozessen gesprochen hatte (1893, S. 464). Jetzt hält er "eine Abtrennung der Dementia paranoides von jenen erstgenannten Krankheiten für zweckmäßig" (1896, S. 469), eine Abtrennung, der er in der 4. Auflage "kaum mehr als schematischen Werth" zugesprochen hatte (1893, S. 465). Die Bedeutung erblicher Faktoren bei der Dementia paranoides wird als eher gering eingeschätzt.

Die 6. Auflage von 1899 ist nur hinsichtlich der Beschreibung der nosologischen Dichotomie zwischen manisch-depressiver Erkrankung und Dementia praecox als die entscheidende zu bezeichnen; für die konzeptuellen Entwicklungen im Kraepelinschen Denken ist die 5. Auflage bedeutender (vgl. IV.3.). In der 6. Auflage gibt Kraepelin die wohl auch von ihm selbst für spekulativ gehaltene Einteilung in erworbene Geistesstörungen und solche aus krankhafter Veranlagung als übergeordnete Struktur auf und bildet insgesamt 13 gleichberechtigte Gruppen, darunter die Dementia praecox und das "manisch-depressive Irresein". Innerhalb der Dementia praecox unterscheidet er nunmehr hebephrenische, katatonische und paranoide Formen. Auch die Paranoia wird jetzt zu einer eigenen Gruppe, die charakteristischerweise zwischen der manisch-depressiven Erkrankung und den "allgemeinen Neurosen" eingeordnet wird (vgl. V.2.3.).

Der Text der 6. Auflage wird oft als "klassisch" bezeichnet, was den - falschen - Eindruck erwecken kann, daß hier Kraepelins Gedankengebäude in monolithischer, ja dogmatischer Form vorliege. Bereits der erste Absatz des Abschnittes über die Dementia praecox zeigt, daß er, ganz im Gegenteil, im Vergleich zu früheren Auflagen kritische Einschränkungen zu machen bereit ist:

"Es scheint zwar, daß dieser ungünstige Ausgang nicht ausnahmslos eintreten muß, aber er ist doch so ungemein häufig, daß wir einstweilen noch an der gebräuchlichen Bezeichnung (Dementia praecox; P.H.) festhalten möchten ... . Ich kann nach den bisher bekannten klinischen und anatomischen Thatsachen nicht zweifeln, daß wir es hier mit schweren und in der Regel höchstens theilweise rückbildungsfähigen Schädigungen der Hirnrinde zu thun haben. Ob allerdings der Krankheitsvorgang überall der gleiche ist, muß zur Zeit noch als völlig unsicher bezeichnet werden." (1899, Bd. 2, S. 137)

Kraepelin ersetzt also den Ausdruck "Verblödungsprozesse" durch den - nunmehr als übergeordneten Gattungsbegriff verstandenen - Terminus Dementia praecox, wohingegen die früher so bezeichnete Untergruppe jetzt als Hebephrenie Eingang in die Klassifikation findet. Die paranoiden Formen der Dementia praecox seien dadurch gekennzeichnet, daß sie einen wesentlich ungünstigeren Verlauf aufwiesen als diejenigen Erkrankungen, die zur "Verrücktheit" (Paranoia) zu rechnen seien. Dazu komme,

"daß sie nicht selten acut beginnen und vielfach einzelne katatonische Zeichen darbieten, stuporöse Zustände, Erregung, Manieren, Wortspielereien, Wortneubildungen, Sprachverwirrtheit." (1899, Bd. 2, S. 182)

Wie sehr Kraepelin mit der Nosologie dieser chronischen, klinisch vielgestaltigen und eben nicht immer einen völlig deletären Verlauf aufweisenden Psychosen gerungen hat, zeigt sich auch am Beispiel der "phantastischen Verrücktheit", die er früher zur Paranoia rechnete und nunmehr als Teil der Dementia paranoides verstanden wissen möchte. Die von dem französischen Kliniker Magnan beschriebene Krankheitsform des "délire chronique à évolution systematique", die Möbius "Paranoia completa" genannt hatte, wird von Kraepelin in sehr enge Beziehung zur "phantastischen Verrücktheit" gesetzt. Er kritisiert aber, daß Magnan das Degenerationskonzept in einer simplifizierenden Weise als Trennungskriterium zwischen Paranoia und "phantastischer Verrücktheit" benutzt habe. Hier zeigt sich, daß Kraepelin nicht völlig unbesehen chronisch psychisch Kranken das Attribut des "Degeneriertseins" zuordnete, sondern - die grundsätzliche und von ihm kaum reflektierte Problematizität des Degenerationskonzeptes einmal dahingestellt (vgl. III.) - sich bemühte, auch in diesem Bereich empirische Anhaltspunkte zu finden, die einer wiederholten Überprüfung durch Verlaufsbeobachtung tatsächlich standhielten. Nach wie vor vermutet Kraepelin, daß weniger die Vererbung, als vielmehr "eine theilweise Schädigung oder Vernichtung von Hirnrindenzellen", möglicherweise als Folge einer "chemischen Schädlichkeit", der entscheidende pathogenetische Faktor sei (1899, Bd. 2, S. 204). Wieder spricht er von "Selbstvergiftung", die vielleicht in Verbindung mit "Vorgängen in den Geschlechtsorganen" stehe; Kraepelin erwähnt zur Stützung dieser Hypothese in für ihn recht charakteristischer Terminologie insbesondere die nahe Beziehung der Dementia praecox "zum Entwicklungsalter, zu Menstruationsstörungen, zum Fortpflanzungsgeschäfte" (1899, Bd. 2, S. 204).

Er läßt ausdrücklich offen, ob die von ihm beschriebene Krankheitseinheit Dementia praecox tatsächlich nur eine Krankheit sei, oder ob mehrere verschiedene, wenn auch ähnliche Krankheitsvorgänge vorlägen, "deren gemeinsame Wirkung in der Schädigung oder Zerstörung bestimmter Rindengebiete liegt" (1899, Bd. 2, S. 205). Eine wissenschaftlich begründbare Differenzierung jenseits der psychopathologischen Ebene sei somit zwischen den klinischen Formen der Dementia praecox nicht zu leisten.

Bezüglich der postulierten schlechten Prognose, die sein gesamtes Dementia praecox-Konzept charakterisiert, ist Kraepelin jedoch weit weniger kompromißbereit. Zwar erörtert er insbesondere im Hinblick auf die katatonen Unterformen Fälle, "die wir als geheilt zu betrachten pflegen" oder deren Symptomremissionen zu klinischen Bildern führen, die "der Genesung gleichen". Er spricht einmal von etwa 13%, dann wieder von etwa 20% der Kranken, auf die dies zutreffe. Jedoch wolle er

"nicht verschweigen, daß sich auch bei einigen der hier hin gerechneten Fälle noch ganz leichte Reste der überstandenen Krankheit bemerkbar machten, etwa verschrobene Beurtheilung der krankhaften Erlebnisse, Zucken im Gesicht, stilleres Wesen, gezwungene Bewegungen." (1899, Bd. 2, S. 178)

Pathologisch-anatomische Befunde erwähnt er im jetzigen Zusammenhang nur hinsichtlich der tödlich verlaufenden akuten Katatonie, bei der von Alzheimer und Nissl schwere histologische Veränderungen der Hirnrinde beschrieben worden seien.

Weder von der theoretischen noch der deskriptiven Psychopathologie her bringt die 7. Auflage, deren zweiter, klinischer Band 1904 erschien, in Bezug auf die Dementia praecox signifikante Änderungen. Erneut betont Kraepelin die klinische Vielgestaltigkeit dessen, was zum Bereich der Dementia praecox gerechnet werde. Dennoch sei damit das Vorliegen verschiedener Krankheiten keineswegs bewiesen, ja noch nicht einmal sehr wahrscheinlich gemacht. Denn - eine der Kernthesen der Kraepelinschen Verlaufspsychiatrie - die innere Zusammengehörigkeit der klinischen Zustandsbilder, oder, wie wir heute sagen würden, der Syndrome, sei

"zunächst nur aus ihrer Aufeinanderfolge in demselben Krankheitsverlaufe erkennbar ... . Dennoch begegnen uns gewisse Grundstörungen in mehr oder weniger ausgeprägter Form überall wieder, am reinsten allerdings in den Endzuständen, in denen die mehr zufälligen und vorübergehenden Begleiterscheinungen des Krankheitsvorganges hinter den dauernden und kennzeichnenden Veränderungen des Seelenlebens zurückgetreten sind." (1904a, S. 177)

Kraepelin erörtert durchaus selbstkritisch Einwände gegen sein Dementia praecox-Konzept. Er signalisiert Verständnis dafür, daß man seine Krankheitsgruppe der Dementia praecox für einen zu "großen Topf" gehalten hat. Dennoch überrascht es, daß er nach dem Hinweis auf die aussagekräftigen Endzustände, die die charakteristischen Krankheitszeichen gleichsam in gereinigter Form demonstrierten, Zweifel anmeldet, ob "die erdrückende Zahl von Fällen, die wir heute in den 'großen Topf' der Dementia praecox einordnen, einem einheitlichen Krankheitsvorgange angehört" (1904a, S. 191). Immer wieder, so auch hier im Kontext der Dementia praecox, läßt Kraepelin sein grundsätzliches Psychiatrieverständnis einfließen:

"Da indessen unsere Kenntnis der gröbsten klinischen Erfahrungstatsachen auf diesem Gebiete bisher noch eine recht oberflächliche ist, von einem tieferen ätiologischen, psychologischen oder anatomischen Verständnisse der Krankheit ganz zu schweigen, so liegt kein Grund zu der Annahme vor, daß es überhaupt unmöglich sei, das Gewirr der Beobachtungen in eine größere oder kleinere Anzahl gut umgrenzter Krankheitsformen aufzulösen und dann den nur der vorläufigen Verständigung dienenden, viel angefochtenen und gewiß sehr anfechtbaren Sammelnamen der Dementia praecox fallen zu lassen. ... So lange uns jedoch die Grundlagen für die Errichtung eines besseren Lehrgebäudes fehlen, sei es mir gestattet, an der bisher gebräuchlichen Gruppierung festzuhalten, die nur übersichtlich sein will, auf selbständigen klinischen Wert aber keinen Anspruch erhebt." (1904a, S. 191/192)

Nicht immer, so konzediert er jetzt, sei der Ausgang etwa der Hebephrenie ein sehr ungünstiger, obwohl dies auf etwa 75% der Patienten zutreffe. Etwa 17% entwickele ein nur mässiges, aber immerhin feststellbares chronisches psychisches Siechtum. Bei den 8% Hebephrenen, bei denen man bei oberflächlicher Betrachtung an Genesung denken könne, weist Kraepelin auf die Notwendigkeit langer Verlaufsbeobachtung sowie auf die Tatsache hin, daß es trotz der äußeren Wiederherstellung zu kaum bemerkbaren seelischen Einbußen kommen könne. Für die Katatonie gibt er die entsprechenden Ziffern mit 59%, 27% bzw. 13% an.

Kraepelin äußert sein Bedauern darüber, daß es bislang nicht gelungen sei, das Idealziel zu erreichen, an Hand der verschiedenen Endzustände eine Krankheitseinteilung zu finden, "die weniger den wechselnden Zustandsbildern, als dem Wesen der Krankheitsvorgänge entspräche". Dennoch versucht er, "als rein praktische Richtschnur", verschiedene Endzustände beschreibend abzugrenzen:

So etwa nennt er die zwar grundsätzlich mögliche, jedoch von ihm aufgrund der genannten Argumente erheblich angezweifelte vollständige Heilung, dann die Heilung mit Defekt, die "einfache Verblödung", den "Schwachsinn mit Sprachverwirrtheit", den "halluzinatorischen Schwachsinn", die "halluzinatorische Verrücktheit" und schließlich die "stumpfe" sowie die - wegen des sprachlich wahrlich unschönen Terminus selbst von Kraepelin in Anführungszeichen gesetzte - "faselige Verblödung" (1904a, S. 261 - 264).

Er wird nicht müde zu betonen, daß man nur aufgrund des Gesamtbildes, wozu natürlich besonders der Verlauf gehört, eine Diagnose stellen könne und dürfe. Vor allem unterliegt für ihn gar keinem Zweifel, daß aus dem gegebenen Zustandsbild niemals direkt auf die zugrunde liegende Ursache rückzuschließen sei. Es erinnert an, ist aber bei genauer Betrachtung nicht identisch mit Bonhoeffers später geäußerter Hypothese der nosologischen Unspezifität psychopathologischer Syndrome (Bonhoeffer 1910), wenn Kraepelin feststellt,

"daß verschiedene Krankheitsvorgänge zeitweilig in ganz gleicher Weise eine bestimmte Gruppe von Störungen auszulösen vermögen; es ist aber außerordentlich unwahrscheinlich, daß dabei auch nach allen übrigen Richtungen hin genau dasselbe Bild entsteht, von Entwicklung, Verlauf und Ausgang des Krankheitszustandes ganz zu schweigen." (1904a, S. 271/272)

In der auf vier Bände angewachsenen 8. Auflage spricht Kraepelin von den "endogenen Verblödungen". Diese unterteilt er in die Dementia praecox auf der einen und in die Paraphrenien auf der anderen Seite, wobei er die letztgenannte Gruppe auch als "paranoide Verblödungen" bezeichnet. Bereits aus der bislang erarbeiteten Entwicklungsgeschichte des Dementia praecox-Konzeptes war zu entnehmen, daß es früher oder später zu einer neuerlichen Aufsplitterung kommen mußte.

Die mittlerweile 350 Druckseiten in Anspruch nehmende Erörterung der Krankheitsbilder Dementia praecox und Paraphrenie birgt die Gefahr, über der ungewöhnlichen Menge an klinischem Material die großen Linien aus dem Auge zu verlieren. Entscheidend ist, daß Kraepelin in der 8. Auflage sein Konzept der Dementia praecox im Grundsätzlichen *nicht* ändert und die Gruppe der Paraphrenien einerseits mit dem für ihn so typischen Verlaufsargument, andererseits unter Hinweis auf symptomatologische Unterschiede ausgrenzt. Bei den Paraphrenien nämlich werde "trotz vielfacher Anklänge an die Erscheinungen der Dementia praecox doch wegen der weit geringeren Ausbildung der Gemüts- und Willensstörungen das innere Gefüge des Seelenlebens erheblich weniger in Mitleidenschaft gezogen", auch entwickele sich im Verlauf "bis in die spätesten Abschnitte des Leidens hinein nicht jene Stumpfheit und Gleichgültigkeit, die so häufig schon das erste Zeichen der Dementia praecox bildet." Das wesentliche klinische Unterscheidungsmerkmal sei in Bezug auf die Paraphrenien das Fehlen selbständiger, von Stimmungen und Wahninhalten unabhängiger Willensstörungen, allenfalls, so Kraepelin, kämen diese "nur andeutungsweise einmal zur Beobachtung" (1913, S. 973). Nicht nur von der Dementia praecox seien die Paraphrenien schwer abzugrenzen, besondere Probleme räumt Kraepelin auch bei der Differenzierung von der Paranoia ein. In sehr charakteristischer Formulierung insistiert er bezüglich der Paraphrenien darauf, daß "wir Grund haben, den Ablauf bestimmter Krankheitsvorgänge anzunehmen", wohingegen die Paranoia - Kapitel V.2.3. wird sich damit eingehend befassen - in den "Einwirkungen der Lebensreize auf krankhaft veranlagte Persönlichkeiten" ihre Ursache habe (1913, S. 993).

Die von Kraepelin sehr ausführlich klinisch dokumentierte symptomatologische Unterteilung der Paraphrenien in die systematische, expansive, konfabulatorische und phantastische Form beinhaltet keine strukturell neuen Gedanken und ist daher hier nicht im einzelnen nachzuzeichnen.

Nach einer ausführlichen Auseinandersetzung mit der zwischenzeitlich erschienenen Literatur über die somatischen Entstehungsbedingungen oder Begleiterscheinungen der Psychosen sowie über experimentalpsychologische Befunde insistiert Kraepelin darauf, daß die Dementia praecox "eine gut gekennzeichnete Krankheitsform" sei, die sich zwar aus unterschiedlichen Zustandsbildern zusammensetze, deren gemeinsames Kennzeichen aber "eine eigenartige Zerstörung des inneren Zusammenhanges der psychischen Persönlichkeit mit vorwiegender Schädigung des Gemütslebens und des Willens" bilde. Er hält sich trotz aller Kritik ausdrücklich für berechtigt, "wenigstens die Hauptmasse der hier vereinigten, äußerlich oft sehr voneinander abweichenden klinischen Bilder als den Ausdruck eines einheitlichen Krankheitsvorganges zu betrachten" (1913, S. 668/669).

Die Einschätzung, daß sich an der grundlegenden Konzeption der Dementia praecox in der 8. Auflage nichts Entscheidendes ändert, scheint zunächst im Widerspruch zu stehen mit Kraepelins auffälliger Bereitschaft, über die Terminologie mit sich reden zu lassen. Er räumt nämlich ein, daß der Ausdruck Dementia praecox in zweifacher Weise unglücklich sei, da ja weder in jedem Fall eine "Demenz" eintrete, noch stets ein "vorzeitiger", also etwa im frühen Erwachsenenalter beginnender Krankheitsprozeß vorliege. Allerdings, so fügt er einschränkend hinzu, sei "nach beiden Richtungen hin die Sachlage keineswegs schon ... genügend geklärt" (1913, S. 669). Geradezu süffisant fordert er dazu auf, seinen Terminus Dementia praecox durch einen besseren zu ersetzen, nennt dann aber zeitgenössische Alternativen, die wohl kaum der psychiatrischen Begriffsklarheit zuträglich gewesen wären wie etwa "Dysphrenie", "Amblynoia", "Amblythymie" oder "Paratonia progressiva". Weit weniger ironisch spricht er hingegen von denjenigen Autoren, die "die eigentümliche Störung des inneren psychischen Zusammenhanges bei unseren Kranken" in den Vordergrund rückten und "mit Bleuler" von Schizophrenie sprächen (1913, S. 670).

Die Dementia praecox wird nunmehr sogar in 10 Formen aufgefächert. Kraepelins Bezeichnungen sind: Dementia simplex, läppische Verblödung (Hebephrenie), depressive Verblödung (Stupor), depressive Verblödung mit Wahnbildungen, zirkuläre Form der Dementia praecox, arretierte Form, periodische Form, Katatonie, paranoide Form und schließlich Sprachverwirrtheit (Schizophasie). Trotz dieser - scheinbar erheblichen - Änderungen in der 8. Auflage wird die Kontinuität der zentralen Gedanken durch die Bemerkung augenfällig gemacht, mit der Kraepelin seine ausführliche Diskussion zur Ätiologie der Dementia praecox abschließt. Es lasse sich nämlich bei aller Widersprüchlichkeit der wissenschaftlichen Daten

"dennoch ... vielleicht mit allem Vorbehalt der allgemeine Satz aussprechen, daß eine Reihe von Tatsachen bei der Dementia praecox das Bestehen einer Selbstvergiftung infolge einer Stoffwechselstörung bis zu einem gewissen Grade wahrscheinlich machen ... . Über die Quelle und die Art des im Körper kreisenden Giftes können wir uns allerdings zur Zeit ebenso wenig Rechenschaft geben wie bei den in ihren Ursachen schon viel besser aufgeklärten metasyphilitischen oder metalkoholischen Erkrankungen." (1913, S. 931/932)

In dieser "späten" Phase bleibt Kraepelin dabei, erblichen Einflüssen oder der "Entartung" kein entscheidendes Gewicht bei der Verursachung der Dementia praecox zuzusprechen. Es sei insbesondere nicht einzusehen, warum die Entwicklung der Kranken nicht nur stehen bleibe, sondern geradezu rückläufig sei bis hin zu schwerem psychischen Siechtum. Außerdem zeigten diejenigen Erkrankungen, die man "den ausgesprochenen Formen des Entartungsirreseins" zurechne, namentlich manisch-depressive Erkrankung, Hysterie und Psychopathie, in aller Regel keinen chronisch-progredienten Verlauf, sondern äußerten sich vielmehr in "gleichmäßig oder in periodischer Wiederkehr das ganze Leben ohne rasches Fortschreiten ausfüllenden Krankheitszuständen". Viel eher gebe es Gründe, die Dementia praecox in die Nähe der Epilepsie zu rücken. Bei beiden Erkrankungen sei das Vorliegen von Stoffwechselstörungen wahrscheinlich, deren Auftreten allerdings - ein Tribut an die Degenerationstheorie - "durch die angeborene Eigenart unzweifelhaft wesentlich begünstigt" werde. Auf jeden Fall aber bestehe in beiden Fällen Anlaß,

"neben der unleugbaren Wichtigkeit der ererbten oder früh erworbenen Anlage doch die Entwicklung bestimmter langsamer oder schneller fortschreitender, zerstörender Krankheitsvorgänge anzunehmen, die bald bis in die Kindheit zurückreichen, bald um die Zeit der Geschlechtsreife beginnen oder doch eine Verschlimmerung erfahren." (1913, S. 933)

Entscheidend ist, daß auch die in der 8. Auflage durchgeführte Sichtung der umfangreichen Literatur keine signifikante Änderung des Kraepelinschen Standpunktes bewirkt, wonach nämlich "zerstörende Krankheitsvorgänge als Grundlage des klinischen Bildes" der Dementia praecox anzusehen seien. Im Hinblick auf die verschiedenen Verlaufstypen bleibt Kraepelin, was die Behauptung vollständiger Heilungen anbetrifft, skeptisch, jedoch bezieht er dies ausdrücklich auf seine persönliche Erfahrung. Grundsätzlich sei die Annahme,

"daß der Krankheitsvorgang der Dementia praecox je nach seiner Stärke und nach seiner Ausbreitung nicht nur verschiedenartige Ausfallserscheinungen erzeugen, sondern auch bald in Genesung ausgehen, bald zu mehr oder weniger tiefer Verblödung führen könne, ... an sich nicht unwahrscheinlich." (1913, S. 944/945)

Trotz aller differentialdiagnostischen Probleme, die er nicht leugnet, insistiert Kraepelin doch auf der eindeutigen Abgrenzung der Dementia praecox von der manisch-depressiven Erkrankung. Auch wenn es Fälle gebe, bei denen eine Mischung von Krankheitszeichen die Diagnosefindung sehr schwierig mache, so könne man doch nicht bezweifeln, "daß wir hier zwei ihrem Wesen nach durchaus verschiedene Krankheitsvorgänge auseinanderzuhalten haben" (1913, S. 949). Wir finden bereits hier, 1913, den Beginn einer gedanklichen Entwicklung, die in den späten programmatischen Arbeiten ihren deutlichsten Ausdruck finden wird (vgl. IV.3. und V.2.9.):

"Wir müssen uns ja wohl auch vorstellen, daß die Krankheitsursachen überall auf vorgebildete Einrichtungen in unserm Gehirn treffen, deren selbständiges krankhaftes Spiel dann im klinischen Bilde zum Ausdrucke gelangt. Alle möglichen Reize werden somit durch ihr Angreifen am gleichen Punkte vielleicht ganz ähnliche psychische Krankheitserscheinungen hervorrufen können. Was aber durch verschiedenartige Krankheitsvorgänge schwerlich jemals in ganz gleicher Weise erzeugt wird, das ist ... das klinische Gesamtbild, einschließlich der Entwicklung, des Verlaufes und Ausganges. Wenn daher auch einzelne Krankheitszeichen und unter Umständen ganze Zustandsbilder nicht immer mit Sicherheit im Sinne einer bestimmten Krankheit zu deuten sind, wird doch ein vollständiger Überblick über den ganzen Krankheitsfall wenigstens dann regelmäßig zum Ziele führen, wenn unser Wissen auf dem betreffenden Gebiete den Anforderungen einer solchen Aufgabe schon genügt." (1913, S. 949/950)

Einen interessanten Einblick in seine im Kapitel IV.2. erörterte Einstellung zum Leib-Seele-Problem gestattet Kraepelins Wertung der Alzheimerschen histopathologischen Befunde bei Dementia praecox. Es habe sich nämlich, so die verfrüht-optimistische, ja apodiktische Einschätzung, gezeigt, "daß wir es in der Hirnrinde mit schweren und ausgedehnten Erkrankungen des Nervengewebes zu tun haben" (1913, S. 897). Zwar versäumt Kraepelin auch hier nicht, erneut vor überzogener Spekulation zu warnen, jedoch schließt er dann eine der deutlichsten Aussagen zur Ätiologie und Pathogenese der Dementia praecox an, die überhaupt in seinem Werk anzutreffen sind:

"Demgegenüber dürfen wir den oberen, kleinzelligen Schichten solche Leistungen zuschreiben, die höheren seelischen Entwicklungsstufen eigentümlich sind, da sie beim Menschen, namentlich im Stirnhirn, ihre stärkste Ausbildung erreichen. Wenn es auch nicht angeht, sich über diese Verhältnisse ins Einzelne gehende Vorstellungen zu machen, so liegt es doch nahe, hier vor allem an den Vorgang der Abstraktion zu denken, der die Wahrnehmungen zu allgemeinen Begriffen, die sinnlichen zu höheren Gefühlen, die Antriebe zu dauernden Willensrichtungen umgestaltet. Diese abstrakten Schöpfungen der höheren Seelentätigkeit sind es, aus denen sich der Kern der geistigen Persönlichkeit zusammensetzt. ... Es ist wohl nicht zu kühn, zu betonen, daß bei der Dementia praecox anscheinend gerade der Verlust jener dauernden Grundlage des Seelenlebens, wie sie durch die Abstraktion geschaffen werden, das Krankheitsbild vielfach auf das Stärkste beeinflußt, in der Zerfahrenheit des Denkens, im widerspruchsvollen Wechsel der Gefühlsregungen, in der Triebartigkeit des Handelns. ... Gerade die Zertrümmerung der seelischen Persönlichkeit, dieses inneren Zusammenspiels aller Teile des seelischen Mechanismus bei vielleicht noch überraschenden Einzelleistungen, ist ... die eigentliche Grundstörung bei der Dementia praecox. Erweist sich Alzheimers Befund als ein regelmäßiger, so dürften wir aus ihm mit einer gewissen Wahrscheinlichkeit schließen, daß in den kleinzelligen Schichten jene einheitliche Zusammenfassung der Seelenleistungen vor sich geht, deren Zerstörung die Dementia praecox kennzeichnet." (1913, S. 905/906)

Gerade hier - bei der Erörterung dieses für die Psychiatrie so wichtigen Krankheitsbildes - kommt es auf die sorgfältige Rezeption des Textes an: Nicht die Zerstörung neuronaler Strukturen kennzeichnet für Kraepelin die Dementia praecox, sondern die Zerstörung der "einheitlichen Zusammenfassung der Seelenleistungen". Unbeschadet der hypothetischen organischen Grundlagen bleibt so die *psychopathologische Ebene* als zentrale diagnostische Struktur erhalten. Dies wird übersehen, wenn aufgrund weniger, aus ihrem Kontext gelöster Zitate Kraepelin als unkritischer Materialist mißverstanden wird (vgl. IV.1., 2. und 4.).

Zweifellos angeregt durch die Forschungsergebnisse seines Münchner Mitarbeiters Ernst Rüdin, kommt Kraepelin nunmehr zu einer positiveren Einschätzung erblicher Faktoren im Hinblick auf die Verursachung der Dementia praecox (vgl. Weber 1993). Er betont aber nach wie vor, daß auch andere Einflüsse von Bedeutung seien, so etwa eine "Keimschädigung" durch Alkohol. Die damals von Rüdin aufgestellte Hypothese, daß die Dementia praecox wahrscheinlich nach den Mendelschen Gesetzen rezessiv vererbt werde, wird von Kraepelin zwar erwähnt, jedoch nicht kommentiert.

Was die Bedeutung der "Entartung" für die Entstehung der Dementia praecox anbetrifft, so kritisiert Kraepelin auch in diesem nicht-forensischen Zusammenhang zunächst die begriffliche Unschärfe körperlicher und psychischer "Entartungszeichen" (vgl. IV.5.). Dennoch räumt er ein, "daß bei den Kranken mit Dementia praecox auffallend häufig allerlei körperliche Abweichungen bestehen" (1913, S. 922). Er hält aber die vor dem Ausbruch der Psychose zu beobachtenden seelischen Eigentümlichkeiten für weitaus wichtiger. Aus seiner klinischen Erfahrung charakterisiert er, allerdings ohne Prozentzahlen angeben zu wollen, verschiedene Gruppen von "prämorbiden Persönlichkeiten", die man nach heutigem Sprachgebrauch am ehesten als schizoide, sensitive, dissoziale und selbstunsicher-zwanghafte Persönlichkeitszüge bezeichnen könnte. Er betont, daß diese prämorbiden Eigenschaften mitunter sehr eindringlich an die psychopathologische Ausgestaltung der Residualzustände erinnerten. Dabei vergleicht er das verschlossene oder störrische Wesen später erkrankender Kinder mit dem Negativismus während der Psychose, die Schrullenhaftigkeit mit der Manieriertheit, die Reizbarkeit mit der Impulsivität und schließlich die "Bravheit" mit der Befehlsautomatie. Dies führt Kraepelin zu dem nicht überraschenden Schluß,

"daß die dem eigentlichen Ausbruche der Dementia praecox vorhergehenden psychischen Abweichungen mindestens zum Teil schon die Wirkungen der Krankheitsursache darstellen, auch wenn sie sich bis in die ersten Lebensjahre zurückverfolgen lassen. Der Beginn des Leidens wäre, wenn diese Auffassung sich bestätigen sollte, für einen erheblichen Teil der Kranken in die Kindheit zu verlegen ... ." (1913, S. 925)

Das Kapitel über die - der häßliche Terminus wird beibehalten - "endogenen Verblödungen" in der 9. Auflage hat Kraepelin nicht mehr schreiben können. Dennoch enthält der übrige Text einige Hinweise, wie er sich die Fortentwicklung des Dementia praecox-Konzeptes vorgestellt hat. Wichtig erscheint insbesondere, daß Kraepelin auch in der 9. Auflage die Hypothese einer "Selbstvergiftung" zumindest andeutet, wenn er auch bereit ist, der genetischen Belastung eine im Vergleich zu den früheren Auflagen deutlich gewichtigere Rolle zuzusprechen. Immerhin aber wird sie bei der Dementia praecox nach wie vor nicht mit einer derartigen Sicherheit in den Vordergrund gerückt wie bei der manisch-depressiven Erkrankung, in deren "Entstehungsgeschichte die ererbte Anlage des Seelenlebens unzweifelhaft von größter Bedeutung ist" (1927, Bd. 2,

S. 22). Kraepelins letzte publizierte Äußerung zur Ätiologie der Dementia praecox - und, interessanterweise, der genuinen Epilepsie - ist die folgende:

"Auch hier haben wir die Krankheitsursachen höchstwahrscheinlich in Vorgängen zu suchen, die im Körper selbst entspringen, ohne daß wir jedoch ihre eigentliche Quelle kennen. Sicherlich spielen Vererbung und Veranlagung eine erhebliche, vielleicht sogar entscheidende Rolle, aber wir wissen nicht, an welchem Punkte ihre Wirkung angreift. Die Umgrenzung und der Inhalt ... ist noch nach manchen Richtungen hin etwas verschwommen, aber die große Masse der ... Beobachtungen entspricht jedenfalls einheitlichen Krankheitsvorgängen." (1927, Bd. 2, S. 22)

Die Dementia praecox ist somit für Kraepelin diejenige unter den von Möbius "endogen" genannten Psychosen, für die er ätiologisch am ehesten einen *organischen* Prozeß der Großhirnrinde verantwortlich machen wollte, sei es infolge eines primären Zelluntergangs oder einer Autointoxikation des Organismus. Allerdings - und das darf nicht übersehen werden - war er sich durchaus darüber im klaren, daß es sich möglicherweise nicht nur um einen, sondern um mehrere "Krankheitsvorgänge" handelt und daß die Feststellung der klinischen Erscheinungsformen der Erkrankung mit *psychopathologischen* Mitteln erfolgt. Bei aller sonstigen Diskrepanz wird deutlich, daß in dieser speziellen Hinsicht keine wesentlichen Unterschiede zu Bleuler bestehen, der schon 1911 von der Dementia praecox als "Gruppe der Schizophrenien" gesprochen hatte.

"Natürliche Krankheitseinheit" und psychopathologische Diagnostik - an keinem anderen Beispiel aus Kraepelins Nosologie zeigt sich der heuristische Wert, aber auch die innere Spannung dieses Begriffspaares so klar wie im Falle der Dementia praecox. Dieses Kernproblem hat Janzarik (1989) mit dem aussagekräftigen Bild von den endogenen Psychosen als dem "psychiatrischen Sisyphus-Mythos" veranschaulicht.

### V.2.3.    Die Paranoia

Wie für die meisten psychiatrischen Autoren seiner Zeit ist der chronisch wahnkranke, aber nicht völlig desorganisiert-verwirrt erscheinende Mensch, der "Paranoiker", auch für Kraepelin zu einem besonderen diagnostischen Problem geworden. Die verblüffende geistige Wachheit dieser Patienten, ihr ungestörtes formales Denken, ihre nicht in krankhafter Weise autonom gewordene, sondern auf dem Hintergrundes des Wahnes durchaus angemessene Affektivität standen der Zuordnung zur Dementia praecox oder zur manisch-depressiven Erkrankung entgegen. Die Paranoiafrage kann mit Recht als einer der Kristallisationspunkte psychiatrischer Kontroversen verstanden werden:

"Die Geschichte des Paranoiabegriffes ist auf das engste mit der gesamten Entwicklung unserer psychiatrisch-klinischen Anschauungen verknüpft." (1915, S. 1707)

Neuere Arbeiten zu Kraepelins Paranoiakonzept (Bräunig 1990, Kendler 1988) stützen sich vorwiegend auf den Text der 8. Auflage des Lehrbuches. Entsprechend der Grundintention dieser Studie soll hier besonderer Wert auf die zeitliche Entwicklung des Konzeptes sowie dessen enge Einbindung in den übergeordneten nosologischen Kontext gelegt werden.

Zwar ist Kendler (1988) in seiner Einschätzung, daß "von 1896 an Kraepelins Ansichten über Paranoia eine beträchtliche Weiterentwicklung zeigten" (übersetzt von P.H.), grundsätzlich zuzustimmen, jedoch müssen nosologische und symptomatologische Ebene klar voneinander getrennt werden, um Mißverständnissen vorzubeugen: Während nämlich in nosologischer Hinsicht Kraepelins Paranoiabegriff spätestens ab der 4. Auflage (1893) keinen fundamentalen Änderungen mehr unterworfen wird, setzt er bei der symptomatologischen Abgrenzung von der Dementia praecox, der Paraphrenie, der manisch-depressiven Erkrankung und den psychogenen Störungen in zeitlicher Staffelung durchaus unterschiedliche Akzente.

Die 28 Druckseiten, die das Kapitel über die "Primäre Verrücktheit" im Kompendium von 1883 einnimmt - also quasi in der 1. Auflage des späteren Lehrbuches - wirken knapp und straff, vergleicht man sie mit den vielen hundert Seiten, auf denen Kraepelin in den folgenden Auflagen diese Krankheitsgruppe immer wieder thematisiert und umgruppiert, jedoch nie auflöst. Apodiktisch formuliert, zeigt auch diese Stelle des "frühen" Kraepelin, wie sehr sich bei aller späteren Ausdifferenzierung manche Grundgedanken über Jahrzehnte erhalten haben. Er definiert:

"Als Verrücktheit bezeichnet man eine dauernde, tiefgreifende Umwandlung der psychischen Persönlichkeit, die sich hauptsächlich in einer krankhaften Auffassung und Verarbeitung der äusseren und inneren Eindrücke kundgibt. Dauernd ist diese Veränderung in der Regel deshalb, weil sie nicht in vergänglichen Affekten, nicht in einem vorübergehenden Processe, sondern in einem abnormen Zustande des gesammten psychophysischen Organismus ihre Wurzel hat. Die Helligkeit des Bewusstseins ist ungetrübt, die Besonnenheit vollkommen erhalten, aber das Erfahrungsmaterial wird durch die mannigfachsten subjektiven Elemente verfälscht und zu einer krankhaft verschobenen, 'verrückten' Anschauung von der Umgebung und der eigenen Persönlichkeit verarbeitet." (1883d, S. 284)

Und:

" ... die fixe Wahnidee ist kein isolirtes pathologisches Symptom, wie etwa eine Sinnestäuschung, eine unmotivirte Verstimmung, sondern sie ist das untrügliche Zeichen einer dauernden, fundamentalen Unzulänglichkeit der gesammten intellektuellen Leistungen." (1883d, S. 285)

Die dann geschilderte klinische Ausgestaltung des Krankheitsbildes ist überaus bunt und umfaßt das gesamte Spektrum psychotischer Auffälligkeit von - in heutiger Terminologie - jeder Art von Wahn über psychotische Störungen des Ich-Erlebens und Sinnestäuschungen bis hin zu schwerwiegenden depressiven oder maniform getönten affektiven Auslenkungen. Die Prognose wird gerade wegen der tiefen Verwurzelung der Erkrankung in der psychophysischen Eigenart des Individuums für "absolut schlecht" gehalten:

"Der gewöhnliche Ausgang der Krankheit ist ein Schwächezustand mit allgemeiner Abnahme der psychischen Leistungen, auch der krankhaften." (1883d, S. 310)

Hier finden wir die breiteste Definition des Krankheitsbildes der Verrücktheit vor, die Kraepelin je gegeben hat; es wird zu zeigen sein, wie es in der Folgezeit zunächst zu einer drastischen Einengung, dann aber wieder zu einer Ausweitung des Paranoiabegriffes gekommen ist, die allerdings qualitativ unterschiedliche Schwerpunkte setzt.

1887 unterteilt Kraepelin das gesamte Gebiet der Psychosen ohne klare organische Ätiologie in drei Kategorien, die prognostisch eher günstigen affektiven Störungen mit akutem Beginn und phasenhaftem Verlauf, die prognostisch wesentlich ungünstigere "Verrücktheit" (Paranoia) und den gleichsam dazwischen angesiedelten "Wahnsinn" (vgl. V.2.2.). Dadurch bleibt für die Krankheitsgruppe der Verrücktheit oder Paranoia nach wie vor sehr viel Raum, da sie ja vor allem für die ausgesprochen chronischen, ungünstig verlaufenden Fälle reserviert ist. Es liegt also trotz der Abspaltung des "Wahnsinns" weiterhin ein sehr weiter Paranoiabegriff vor, der zwar zweifellos auch die spätere Kerngruppe von Paranoikern umfaßt, jedoch auch viele Patienten, die in der Folgezeit der Dementia praecox zugeordnet worden wären.

Aus der Erhaltenheit der Kritikfähigkeit des Paranoikers im nicht wahnhaft verzerrten Kontext dürfe man, so Kraepelin, nicht schließen, daß es sich um eine bloß "partielle" Geistesstörung handele. Diese Auffassung sei

"eine völlig unhaltbare, wie das ... am besten durch das allmähliche Fortschreiten des krankhaften Prozesses selbst bis zur völligen Vernichtung der psychischen Persönlichkeit dargetan wird." (1887a, S. 325)

Kraepelin akzeptiert die Existenz "primärer" Verrücktheitsformen entgegen der früher weitverbreiteten These, daß stets affektive Vorstadien dem Ausbruch der paranoiden Psychosen vorausliefen. Er schließt sich somit der von Snell (1865), Westphal (1878) und Sander (1868) geäußerten Kritik an Zellers und Griesingers Konzept der Einheitspsychose an; allerdings hatte schon Griesinger selbst unter dem Eindruck der klinischen Erfahrung sein ursprüngliches Dogma von der stets "sekundären" Natur paranoider Erkrankungen wesentlich modifiziert (Vliegen 1980) (vgl. III.). Kraepelin beharrt aber auf dem "chronischen, konstitutionellen Charakter" der Erkrankung, so daß er die Annahme einer "akuten Verrücktheit" (Westphal 1878) bereits hier und auch in zahlreichen späteren Arbeiten als "verfehlt" ablehnt. Als "undankbare Aufgabe" bezeichnet er die Abgrenzung der verschiedenen Paranoiaformen untereinander und unterscheidet depressive von expansiven Formen, wobei die Untergruppe der "originären Verrücktheit" seiner späteren Paranoiaauffassung am nächsten kommt. Wegen des langsamen Verlaufes mit oft fehlenden groben äußeren Auffälligkeiten betont Kraepelin, daß "die Psychose fast mehr das Bild eines krankhaften Zustandes als eines krankhaften Prozesses darzubieten" pflegt (1887a, S. 366). Es sind genau diese beiden Pole des krankhaften (Dauer-) Zustandes einer auffälligen Persönlichkeit und der zeitlich abgrenzbaren, jedoch rascher destruierenden Psychose - Jaspers (1910) sprach von "Entwicklung und Prozeß" -, zwischen denen sich die Paranoiadiskussion bis in die operationalen Kriterien von ICD-10 und DSM-III-R hinein ausspannt.

Hinsichtlich der Psychopathologie der Paranoia bringen die 3. und 4. Auflage keine Neuerung. Wohl aber kommt es nosologisch in der 4. Auflage erneut zu einer begrifflichen Einengung: Kraepelin führt nämlich als neue Krankheitsgruppe die "psychischen Entartungsprozesse" ein mit den Unterformen Dementia praecox, Katatonie und Dementia paranoides. Bei diesen komme es - und das begründe ihre Sonderstellung - zu einer "ungemein raschen Entwicklung eines dauernden psychischen Schwächezustandes", nicht jedoch "zu bleibenden, durchgebildeten Wahnsystemen" (1893, S. 435) (vgl. V.2.2.).

Diese deutliche Einengung des Paranoiabegriffes wird also gleichsam "von außen" erzwungen, nicht aber durch neue Konzepte zur klinischen Psychopathologie der Paranoia selbst herbeigeführt. 1894, vermutlich bereits im Rahmen der Vorarbeiten zur 5. Auflage (1896), löste Kraepelin durch einen Vortrag zur Paranoiafrage eine kontroverse Diskussion aus. Zum wiederholten Male kritisierte er dort die Vermischung des Krankheitsbildes der Paranoia mit der Amentia sowie die Aufstellung einer "acuten, heilbaren Paranoia". Auch dürften die "Fälle mit rasch fortschreitender Verblödung ... nebst einigen anderen nahe verwandten Formen am besten dem Gebiet der Hebephrenie einzuordnen sein." (1894b, S. 1081) Diesen Auffassungen stand das Auditorium, vor allem Fürstner, eher zurückhaltend, aber nicht völlig ablehnend gegenüber.

1896 schließlich führt Kraepelin seine Thesen konsequent aus und stellt sie in einen für ihn charakteristischen theoretischen Rahmen. Der "Wahnsinn" erscheint jetzt nicht mehr als eigene Krankheitsgruppe, sondern nur noch als Unterbegriff, so etwa als depressiver Wahnsinn im Rahmen der Melancholie. Was die Paranoia angeht, so sieht er sich zu einer neuerlichen Einengung gezwungen. Er beklagt das inflationäre Anwachsen der Diagnose Paranoia und vermutet als Ursachen die unscharfe Fassung des Begriffes sowie einen Rückfall in bloß symptomatologische Einteilungsversuche. In selbst für Kraepelin ungewöhnlich scharfer Form faßt er seine Kritik zusammen:

"Es bedarf wohl kaum einer besonderen Ausführung, daß ich diese Entwicklung der Paranoiafrage für eine völlig verfehlte halten muß. In ihr begegnet uns mit greifbarster Deutlichkeit der Grundfehler unserer klinischen Psychiatrie in den letzten Jahrzehnten, die rein symptomatische, auf ausgeklügelten Voraussetzungen beruhende Abgrenzung der Krankheitsformen. Der als grundlegend angesehene Gegensatz zwischen den Störungen des Verstandes und denjenigen der Gefühle ist nur ein psychologischer, aber durchaus kein klinischer. ... Daß uns gerade nach dieser Richtung die jetzige Universalkrankheit Paranoia, die bei manchen Irrenärzten bereits 70-80% des gesamten Krankenmaterials umfaßt, nicht einen einzigen Schritt weiterbringt, bedarf keines Beweises." (1896, S. 655/656)

Im Gegensatz zu den schnell zu schwerem Persönlichkeitszerfall führenden Krankheitsprozessen der Dementia praecox, Katatonie und Dementia paranoides charakterisiert er die Paranoia als

"Gruppe von Fällen, in denen sich von Anfang an klar erkennbar ganz langsam ein dauerndes, unerschütterliches Wahnsystem bei vollkommener Erhaltung der Besonnenheit herausbildet. Diese Formen sind es, denen vor allem ich die Bezeichnung der Paranoia vorbehalten möchte.

Sie sind es, die mit Notwendigkeit zu einer tiefgreifenden Umwandlung der gesamten Lebens-anschauung, zu einer 'Verrückung' des Standpunktes führen." (1896, S. 657)

Je nach der Prognose unterscheidet er "kombinatorische" und "phantastische" Formen. Bei der

"ersten Form scheint sich die Wahnbildung vorzugsweise aufgrund krankhafter Deutung und Verarbeitung wirklicher Eindrücke zu vollziehen, während im letzteren Fall vielfach die freie Erfindung und Sinnestäuschungen die Hauptrolle spielen." (1896, S. 658)

Die Prognose der phantastischen Form sei weitaus schlechter. Kraepelin möchte sogar nicht ausschließen, daß es sich, was einer zumindest ins Auge gefaßten weiteren Einengung des Paranoiakonzeptes entsprechen würde, hierbei um eine Gruppe handelt, die gar nicht mehr der Paranoia zuzuordnen ist. Die Häufigkeit der kombinatorischen Paranoia schätzt Kraepelin auf unter 1% aller Klinikauf-nahmen, die der phantastischen Form auf 2 - 3%. Hinsichtlich der Ätiologie und Pathogenese wiederholt er seine Hypothese, "daß die Paranoia sich mit allen ih-ren Formen durchweg auf dem Boden einer krankhaften Konstitution entwickelt" (1896, S. 696). Bei 85% der Patienten habe er eine "erbliche Entartung" ange-troffen, wobei dieser Terminus nicht definiert wird. Auf die prämorbiden Per-sönlichkeitsauffälligkeiten, die "bisweilen bis in die Kindheit" zurückverfolgt werden könnten, weist Kraepelin erneut hin. Als Beispiele zählt er auf eine

"Verzögerung der geistigen Entwicklung, namentlich späte und unvollkommene Ausbildung der Sprache, auf der anderen Seite unheimliche Frühreife, ... absonderliche psychische Verarbei-tung der Lebensreize, ... eigenartiges Verhalten." (1896, S. 696/697)

Die Prognose bleibt ungünstig:

"Im Ganzen erzeugt der Krankheitsvorgang regelmäßig ein allmählich fortschreitendes psychi-sches Siechtum. ... Zur Abgrenzung von den Verblödungsprozessen ist auf die ganz allmähliche Entwicklung, den ungleich langsameren und stetigeren Verlauf, das Fehlen von stärkeren und unvermittelten Stimmungsschwankungen, den Zusammenhang und die Beständigkeit der Wahnbildungen, die dauernde Erhaltung der Besonnenheit, den Ausgang in einen leichteren Schwächezustand mit Fortbestehen der Wahnideen hinzuweisen." (1896, S. 698/699)

Nun gebe es aber, so konzediert Kraepelin fast mißmutig, "einzelne Fälle", in denen die Differentialdiagnose zwischen Paranoia und "Verblödungsprozeß" nicht habe entschieden werden können:

"Gerade an diesem Punkte jedoch liegt sicher noch die Hauptschwierigkeit der keineswegs als gelöst zu betrachtenden Paranoia-Frage." (1896, S. 699)

Kraepelin deutet hier, wenn auch zaghaft, durch die verstärkte Einbeziehung der prämorbiden Persönlichkeit einen Weg an, den in der Folgezeit Gaupp und vor allem Kretschmer ausgebaut haben.

Die jetzt erarbeitete Konzeption wird in der 6. und 7. Auflage konsequent fortentwickelt, ohne daß es jedoch zu entscheidenden Änderungen kommt. Kraepelin widmet der Verrücktheit (Paranoia) wieder ein eigenes Kapitel und erkennt somit die klinische Eigenständigkeit des Krankheitsbildes ausdrücklich an. Allerdings werden die differentialdiagnostischen Schwierigkeiten bei der Ab-grenzung von der Dementia praecox und der manisch-depressiven Erkrankung ausführlich erörtert. Unermüdlich zieht er gegen die "die rein äußerlich-symptomatische", also den Verlauf vernachlässigende Betrachtungsweise zu Felde. Auf deren Konto gehe es nämlich, daß mittlerweile

"mit Notwendigkeit ... eine Reihe von Krankheitsbildern zur Verrücktheit gezogen werden [mußten], die, klinisch genommen, nicht mehr die geringste wirkliche Gemeinschaft mit der ursprünglichen Verrücktheit darboten, so die Amentia, der Alkoholwahnsinn und zahlreiche Zustandsbilder, die unzweifelhaft der Dementia praecox oder dem manisch-depressiven Irresein angehören. Sprach man doch ganz harmlos von einer periodischen Paranoia!" (1904a, S. 591)

Kraepelins grundlegende Auffassung von psychischer Krankheit und deren wissenschaftlicher Erkennbarkeit (vgl. IV.3.) mußte natürlich besonders anläßlich der hartnäckigen Paranoiafrage deutlich werden; dies kommt in einem neuerlichen engagierten Bekenntnis zum Ausdruck:

"Dagegen kann eine Diagnose, die darauf verzichtet, mehr als eine Umschreibung einzelner Krankheitszeichen zu sein, überhaupt weder bewiesen noch widerlegt werden. Wer heute damit zufrieden ist, jede Psychose mit vorwiegender Verstandesstörung als Paranoia zu bezeichnen, lernt aus der weiteren Beobachtung schlechterdings nichts für künftige Fälle. Da seine Diagnose nichts enthält, was nicht auch jeder Laie sofort sehen könnte, so wird ihn die Zukunft nicht enttäuschen, aber sie wird ihm auch nichts offenbaren." (1904a, S. 593)

Nach der Etablierung der Dichotomie endogener Psychosen - Dementia praecox versus manisch-depressive Erkrankung - in der 6. Auflage wird natürlich die differentialdiagnostische Abgrenzung der Paranoia von diesen beiden Krankheitsformen noch entscheidender. Er betont, daß die Paranoia ganz im Gegensatz zur Dementia praecox keine selbständige Willensstörung aufweise:

"Bei der Dementia praecox begegnen wir dieser Grundstörung in den mannigfaltigsten Formen immer wieder, im Negativismus und Stupor, der Stereotypie und Manieriertheit, in der Befehlsautomatie und Impulsivität. Von allen diesen Zügen ist hier (bei der Paranoia; P.H.) keine Spur zu finden." (1904a, S. 610)

Im Wahn werde der Paranoiker

"nur aufgeklärt über die Rolle, deren Träger er ist, über die feindlichen Nachstellungen wie über die Verheißungen und Ansprüche, aber er selbst unterliegt keiner Wandlung wie so häufig in der Dementia praecox. Die Krankheit (Paranoia; P.H.) vernichtet und verändert ... also nicht den Kern der Persönlichkeit, sondern sie erzeugt nur eine krankhaft verfälschte Weltanschauung." (1904a, S. 610/611)

Die Paranoia sei eine seltene Erkrankung, zumindest zwinge sie offensichtlich nicht häufig zur stationären Aufnahme. Kraepelin erwähnt - allerdings kommentarlos - das erhöhte Erkrankungsrisiko für Männer sowie die zu vermutende erbliche Komponente bei der Ätiologie der Störung, aber auch die oft "widrigen Lebensschicksale, Enttäuschungen, Einsamkeit, der Kampf mit Not und Entbehrung" (1904a, S. 609), wobei er sofort kritisch bemerkt, daß hier häufig nicht zwischen Ursachen und Folgen der Erkrankung zu unterscheiden sei. Interessanterweise definiert Kraepelin in der 7. Auflage den Querulantenwahn als "eine ganz eigenartige Entwicklungsform der Verrücktheit" (1904a, S. 612) und ordnet ihn der Paranoia zu, während er sich - wohl unter dem Eindruck der zahlreichen empirisch untermauerten Publikationen über die psychogenen Psychosen (vgl.

Birnbaum 1918, Bonhoeffer 1907) - in der 8. Auflage bei den "Symbanthopathien", den "Schicksalspsychosen", also bei den "psychogenen" Krankheiten findet. Diese Nuancierung mag von theoretisch-nosologischem Interesse sein, ein Wert als Entscheidungshilfe etwa bei der forensischen Beurteilung von Querulanten dürfte ihr kaum beizumessen gewesen sein.

Als Zwischenstand kann festgehalten werden, daß Kraepelin sich in der 5. bis 7. Auflage um eine besonders strikte Einengung der Paranoia bemüht, wohl auch um sich gegen konkurrierende Konzepte pointiert abzuheben. Das Hauptmotiv dürfte aber die Bekämpfung der inflationären Benutzung eines dann psychopathologisch, differentialdiagnostisch und prognostisch entwerteten Paranoiabegriffes sein; insbesondere geht es Kraepelin hier - im Rahmen des engsten von ihm je vertretenen Paranoiakonzeptes - um die Verteidigung folgender Kriterien:

- Chronizität (i.e. keine phasenhaften Verläufe)

- hoher Schweregrad (i.e. keine abortiven Verläufe)

- schlechte Prognose (i.e. kein Ausgang in Heilung)


Kraepelins Arbeit "Über paranoide Erkrankungen" (1912) stellt eine Art Voruntersuchung für die im 4. Band der 8. Auflage des Lehrbuches (1915) gegebene Darstellung des Paranoiaproblems dar. In kritischer Abgrenzung von Hoche, Bleuler und anderen Autoren verteidigt Kraepelin seine Konzeption:

"In erster Linie tritt uns die Frage entgegen, ob die Bezeichnung (Paranoia; P.H.) ganz aufgegeben werden soll, oder für welche Gruppe von Erkrankungen sie etwa beibehalten werden kann. Wie mir scheint, gibt es eine bestimmte Form wahnbildender Psychosen, deren Eigenart eine Aussonderung unter jenem Namen wohl rechtfertigen würde. Es handelt sich dabei um die aus inneren Ursachen erfolgende, schleichende, rein kombinatorische Entwicklung eines geistig verarbeiteten, unerschütterlichen Wahns bei voller Erhaltung des Zusammenhanges der Persönlichkeit. Wenn sich auch bei der Seltenheit, mit der solche Fälle in die Hände des Irrenarztes gelangen, heute eine unbedingt zuverlässige Umgrenzung und Kennzeichnung des klinischen Bildes kaum noch geben läßt, so dürfen wir doch vielleicht soviel sagen, daß es sich im wesentlichen um abnorme Entwicklungen handelt, die bei psychopathisch veranlagten Personen unter dem Einflusse der gewöhnlichen Lebensreize zustande kommen. Wir haben es anscheinend nicht mit einem eigentlichen Krankheitsvorgange, sondern mit einer Art von 'psychischer Mißbildung' zu tun, die allerdings ihre besondere klinische Gestaltung erst im Kampfe mit dem Leben gewinnt. Daraus eben würde sich einmal die überaus langsame Entwicklung des Krankheitsbildes, andererseits das Herauswachsen des Wahnes aus der Persönlichkeit und die Umwandlung dieser letzteren ohne die Zeichen der Zerstörung erklären lassen. Man wird wohl annehmen müssen, daß die Wurzel dieses Leidens in einer eigenartigen, 'paranoiden' Veranlagung zu suchen ist, der wir in einem Gemisch von maßloser  Selbstüberschätzung und Mißtrauen vielfach auch sonst begegnen, ohne daß es gerade zur Ausbildung einer Paranoia käme; dazu müssen vielleicht besonders ungünstige äußere und innere Bedingungen zusammenwirken." (1912, S. 619)

Kraepelin bezieht sich auf die um diese Zeit auf ihrem Höhepunkt befindliche Kontroverse mit Hoche (vgl. IV.3.) und betont, seine Auffassung sei

"nur ein vorläufiger Versuch, aus dem buntscheckigen Inhalte des alten Paranoiabegriffes eine Reihe von schon jetzt unterscheidbaren Bestandteilen auszusondern." (1912, S. 636)

Mehrfach insistiert er darauf, daß die Idee der Krankheitseinheit mit ihrer Prognoseorientierung keineswegs aufzugeben sei; ohne Hoche in diesem Kontext namentlich zu nennen, meint er doch ihn, wenn er die Erforschung von bloßen Zustandsbildern, und sei sie noch so subtil, in süffisanter Zuspitzung "eine Beschreibung von Einzelheiten" nennt,

"die wohl einen gewissen Sammlerwert besitzt, auch allerlei Regelmäßigkeiten aufdecken, auf die Dauer aber niemanden befriedigen kann." (1912, S. 638)

In der 8. Auflage unternimmt Kraepelin noch einmal einen breit angelegten Versuch, das Krankheitsbild der Paranoia zu umgrenzen, die er als "primäre Erkrankung des Verstandes" apostrophiert im Gegensatz "zu der Manie und Melancholie ..., bei denen man die maßgebenden Störungen auf dem Gebiete des Gefühlslebens erblickte" (1915, S. 1708). Er wendet sich erneut scharf gegen die Annahme einer akuten und periodischen Verlaufsform. Zahlreiche Paranoiker müßten, wie er einräumt, bei Kenntnis des weiteren Verlaufes doch der Dementia praecox zugerechnet werden. Im übrigen verkennt er keineswegs, wie sehr sein Ringen um die Nosologie der, wie wir heute sagen würden, "paranoiden Syndrome" Ausdruck der Uneinheitlickeit dieser Patientengruppe war und zu welcher weiteren diagnostischen Verunsicherung seine Differenzierung zwischen paranoider Form der Dementia praecox, Paraphrenie und Paranoia führen mußte. Dennoch hält er nach einer selbstkritischen Bestandsaufnahme an seiner Konzeption fest. Resultat dieser Überlegungen ist unter anderem die sprachlich unglückliche Unterscheidung zwischen "paranoischen" - zur Paranoia gehörigen - und "paranoiden" - zur Dementia praecox oder Paraphrenie gehörenden - Erkrankungen (vgl. V.2.2.).

Kraepelin versucht, damit seinen nosologischen Grundprinzipien treu bleibend, jenseits der symptomatologischen Betrachtungsweise das ätiologische Moment auch in die Paranoiadiskussion zu integrieren. Die darin liegende Problematik spricht er offen an:

"Die Betrachtung der Ursachen und der Entwicklungsgeschichte paranoischer und paranoider Erkrankungen lehrt, daß in dieser Richtung eine große Mannigfaltigkeit herrscht. Man pflegte früher, wo die Zustandsbilder in erster Linie als Richtschnur für die Abgrenzung von Krankheitsbildern dienten, auf diesen Unterschied kein besonderes Gewicht zu legen. Mir scheint jedoch, daß mit fortschreitender Erkenntnis der wahren Ursachen die Abhängigkeit des klinischen Bildes von seinen Entstehungsbedingungen deutlicher hervortritt, mag auch unsere Einsicht in diese Verhältnisse bisher noch eine beklagenswert unzulängliche sein." (1915, S. 1711)

Fälle von scheinbarer Paranoia, denen eine klare äußere Ursache zuzuordnen sei, sei es Alkohol, sei es eine Infektion mit Syphilis, seien auszugliedern. Dem wird man auch aus heutiger Sicht sofort zustimmen können. Schwierig wird die Situation aber, wenn Kraepelin auch "eine Reihe von psychogenen Irreseinsformen" ausgegrenzt sehen will, da er offensichtlich die seelische ebenso als äußere Verursachung versteht wie die alkoholische. Was aber, so ist zu fragen, bleibt dann übrig? Kraepelins Antwort besteht in einem Insistieren auf der "'echten' Paranoia ..., die sich rein aus inneren Ursachen heraus" entwickele. Da die 8. Auflage für den ganz überwiegenden Teil der Sekundärliteratur den entscheiden-

den Referenztext darstellt, soll die Definition der "echten Paranoia" wörtlich angeführt werden, obwohl in diesem speziellen Punkt keine wesentlichen Differenzen zu den früheren Auflagen vorliegen. Es handele sich nämlich um

"die aus inneren Ursachen erfolgende, schleichende Entwicklung eines dauernden, unerschütterlichen Wahnsystems ..., das mit vollkommener Erhaltung der Klarheit und Ordnung im Denken, Wollen und Handeln einhergeht. Hierbei pflegt sich jene tiefgreifende Umwandlung der
gesamten Lebensanschauungen, jene 'Verrückung' des Standpunktes gegenüber der Umwelt zu
vollziehen, die man mit dem Namen der 'Verrücktheit' zu kennzeichnen wünschte." (1915, S.
1713)

Natürlich blieb es Kraepelin nicht verborgen, daß in der Literatur die Frage nach
den psychologischen und sozialen Hintergründen chronisch Wahnkranker hartnäckig gestellt, wenn auch kaum schlüssig beantwortet wurde. Der Versuch einer
eigenen Standortbestimmung geriet ihm aber eigenartig ambivalent: Zwar seien
alle diejenigen Formen, bei denen die Verursachung durch klare äußere Belastungen belegbar sei, nicht als Paranoia in seinem Sinne zu bezeichnen. Auch
wolle er genau aus diesem Grund den Querulantenwahn ausgliedern. Er erkennt
aber an, daß es klinischer Erfahrung krass widerspräche, würde man reaktive
seelische Wirkzusammenhänge auf der Suche nach der "reinen", "echten"
Paranoia völlig eliminieren. Er versucht, dieses zentrale Problem dadurch zu ent-
schärfen, daß er der Grenzziehung zwischen Paranoia und psychogenen Psychosen - etwa dem Querulantenwahn - eine nur "untergeordnete Bedeutung" zumißt
und einen argumentativ etwas gezwungen anmutenden Kompromiß andeutet:

"In gewissem Sinne darf auch der Paranoia eine psychogene Entstehungsweise zugeschrieben
werden; auch bei ihr können bestimmte Lebenserfahrungen einen maßgeblichen Einfluß auf die
Gestaltung des Wahnsystems gewinnen. Der Unterschied liegt nur darin, daß hier die eigentlich
treibenden Kräfte für die krankhafte Verarbeitung der Lebensereignisse lediglich im Kranken
selbst gelegen sind, während bei den verschiedenen Querulanten der äußere Anlaß die maßge-
bende Voraussetzung für die Entstehung des Krankheitsbildes liefert." (1915, S. 1712/1713)

Da aber auch bei querulatorischen Entwicklungen "eine eigenartige Veranlagung" - also doch wieder eine gleichsam endogene Komponente - vorausgesetzt
werden müsse, verwischt sich der ohnehin wenig greifbare Unterschied noch
mehr:

"Die Unterschiede in der Entstehungsgeschichte des Querulantenwahnes und der Paranoia laufen somit nur auf eine gewisse Verschiebung des Verhältnisses zwischen äußeren, psychogenen
Einflüssen und inneren Krankheitsursachen hinaus." (1915, S. 1713)

Es wirft ein bezeichnendes Licht auf seine Bewertung der individuellen Biographie, der "gewordenen" und nicht ererbten Persönlichkeit, wenn Kraepelin zwar
schildert, wie sehr das gesamte Denken des Paranoikers ein krankhaftes persönliches Gepräge trage, gleichzeitig aber warnend hervorhebt, diese Art von individualisierender Betrachtung dürfe dem Untersucher nicht den Blick auf das
Krankheitsbild verstellen. Konsequenterweise äußert er sich skeptisch zu der
Auffassung, es gebe so viele Formen von Paranoia wie einzelne Kranke. Bezugnehmend auf die Argumente zeitgenössischer Autoren, etwa Berze, Bleuler, Dro-
mard, Jaspers, Specht, kommt er zwar immer wieder auf die Bedeutung persönli-

cher Erlebnisse für die Entwicklung des Krankheitsbildes zurück. Dessenunge-
achtet führt ihn sein nosologischer Impetus hingegen zu einem unveränderten
Resümee: Persönliche Erfahrungen und prämorbide Gemütsart prägen den Inhalt, sind aber nicht Ursache des Wahnes. Man müsse nämlich

" ... unter allen Umständen eine ausgeprägte paranoische Veranlagung voraussetzen ... , da wir
es ja nicht, wie bei den Gefangenen, mit ungewöhnlichen Lebensschicksalen, sondern mit der
Wirkung der alltäglichen Schwierigkeiten des Daseinskampfes zu tun haben, die nur hier besonders drückend empfunden werden." (1915, S. 1767)

Die Wortwahl und die stete Neigung, Prädisposition und individuelle Vulnerabilität als Zeichen von "Degeneration" zu deuten, zeigen erneut die überaus enge
und gerade deswegen problematische Einbettung Kraepelins in diese zeittypische
Theorie (vgl. III.).

So rückt die Paranoia, nicht symptomatologisch, wohl aber was wesentliche
Aspekte der Pathogenese, ja sogar der Ätiologie betrifft, in die Nähe der
"Entartungshysterie", und es kommt zu heute recht unangenehm berührenden
Formulierungen wie derjenigen, daß Paranoiker über eine nur "unvollkommene
Ausrüstung für die Überwindung der Lebensschwierigkeiten" verfügten, oder,
drastischer:

"Man darf aber vielleicht noch weiter gehen und annehmen, daß unter Umständen schon ihre
aus mangelhafter Veranlagung entspringende Unzulänglichkeit für den Kampf mit dem Leben
als die Wurzel ihrer Verfolgungsideen anzusehen ist. ... Nicht selten begegnet es uns, daß sich
Paranoiker, wenn es ihnen möglich ist, im Gefühl ihrer Verwundbarkeit von vornherein dem
ernsthaften Lebenskampfe zu entziehen suchen, keine feste Stellung einnehmen, sondern unstet
umherziehen, sich nur mit Liebhabereien beschäftigen, die Berührung mit dem Leben meiden."
(1915, S. 1760)

Sehr spekulativ muten Kraepelins in diesem Zusammenhang geäußerte anthropologische Hypothesen an, die Jacksonsche Gedanken zur hierarchischen Schich-
tung der Funktionen des Zentralnervensystems aufnehmen und mit den unterschiedlichsten Bereichen verbinden (Berrios 1985, Dewhurst 1982, Jackson
1889). So etwa vergleicht er das Denken der Paranoiker mit demjenigen "geistig
unentwickelter Völker und Menschen" und demjenigen der Jugend mit "der
schwärmerischen, durch nüchterne Erwägungen nicht abgekühlten Sehnsucht
nach überspannten Zielen". Ja, man könne paranoisches Denken geradezu als
"Entwicklungshemmung" auffassen, wobei

"Denkgewohnheiten, die sonst mit der Reifung der geistigen Persönlichkeit mehr und mehr
überwunden werden, hier dauernd fortbestehen und bei entsprechender gemütlicher Veranlagung allmählich jene Verfälschung der Lebensanschauungen bedingen, die unsere Krankheit
kennzeichnet." (1915, S. 1764)

Das Merkmal der "Entwicklungshemmung" charakterisiert für Kraepelin vor allem den Bereich der Persönlichkeitsstörungen, mit dem er sein Paranoia-Konzept
in diesem Punkt also eng verknüpft (vgl. V.2.4.). Die von Jaspers (1910) pointiert aufgeworfene Frage, ob denn die Paranoia eine "Entwicklung" sei oder ein
"Prozeß", wird - auch - von Kraepelin nicht entschieden. Er nimmt eine vermit-
telnde, mitunter geradezu ausweichend anmutende Position ein. Immerhin

scheint er - ein in Anbetracht der späteren Kritik von Bumke, K. Schneider und Janzarik sehr wichtiger Aspekt - der Auffassung von der Paranoia als zur Schizophrenie gehörigem, lediglich milder verlaufendem "Prozeß" eher ablehnend gegenüberzustehen; zwar wird dies nicht explizit ausformuliert, jedoch weist der Kontext in diese Richtung: Interessanterweise benutzt Kraepelin nämlich, wie schon in der Arbeit von 1912, den Terminus "Krankheitsvorgang" im Kontext wahnbildender Psychosen mehr oder weniger synonym mit der als wesentlich organisch gedachten, zerstörerischen Ätiologie und Pathogenese der Dementia praecox:

"Wir kommen somit zu dem Schlusse, daß sich zurzeit ein ausschlaggebender Grund für die Annahme eines Krankheitsvorganges als Ursache der Paranoia nicht auffinden läßt, daß wir aber mit krankhaften Vorbedingungen in Form von ganz bestimmten Unzulänglichkeiten der Veranlagung zu rechnen haben. ... [Es handelt sich bei der Paranoia] nicht um die Fortentwicklung von Krankheitskeimen zu selbständigen, in das psychische Leben zerstörend und verzerrend eingreifenden Krankheitsvorgängen ..., sondern um die natürlichen Umwandlungen, denen eine psychische Mißbildung unter dem Einflusse der Lebensreize unterliegt." (1915, S. 1767/1768)

Auch der hypostasierten Ätiologie der Paranoia als "psychische Mißbildung" begegnet man hier wieder.

Für Kraepelin beinhaltet somit - dies soll als wichtiger Zwischenstand festgehalten werden - die Paranoia den Aspekt der "Entartung" notwendig und den der Psychogenese allenfalls akzidentell. Die als typisch aufgefaßten Verlaufsmerkmale ordnen sich zwanglos in das Gesamtkonzept ein: Natürlich handele es sich um eine ausgesprochen chronische Krankheit. Sie tendiere dazu, in einen "Residualwahn" zu münden, der aber weder die hohe affektive Dynamik der ersten Krankheitsstadien zeige noch mit so weitgehender Zerstörung der Affektivität einhergehe, wie es für die Endzustände der Dementia praecox charakteristisch sei ("gemütliche Abstumpfung"). Vor allem entwickele sich niemals ein eigentlicher Schwachsinn. Allerdings beurteilt Kraepelin die Möglichkeit einer wirklichen Heilung nach wie vor sehr skeptisch. Zwar gesteht er seinen Kritikern jetzt zu, daß nicht jeder Paranoiker immer an seinen Inhalten festhalte. Dies könne jedoch auch einem bloßen Verschweigen entsprechen oder Ausdruck eines geringeren Mitteilungsbedürfnisses sein:

"Erst nach jahrzehntelanger Dauer der Krankheitserscheinungen läßt vielleicht die innere Spannung und die Lebhaftigkeit der Wahnbildung allmählich nach, ohne daß jedoch eine Berichtigung der paranoischen Lebensauffassung zustande käme." (1915, S. 1731)

Im übrigen müsse man in Fällen von Paranoia, in denen es immer wieder zum Aufflackern des Wahnes mit anschließender Distanzierung komme, davon ausgehen,

"daß hier dauernd eine 'latente' Paranoia besteht, die nicht unter allen Umständen, sondern nur bei besonderem Anlasse zur Wahnbildung führt ... . Wir hätten es also mehr mit der dauernden Neigung zur Wahnbildung, mit einzelnen Wahnschüben zu tun, nicht, wie bei der ausgebildeten Paranoia, mit einer unerbittlich fortschreitenden wahnhaften Umwandlung der gesamten Lebensanschauungen in einer bestimmten Richtung." (1915, S. 1770)

Es spricht für den - in Bezug auf die grundlegenden Prinzipien - ungebrochenen nosologischen Optimismus Kraepelins, daß er sogar auf einem derart unübersichtlichen Gebiet wie der Diagnostik paranoider Zustände Formulierungen wie diese wagt:

"Daß von Übergängen zwischen der Paranoia in dem hier umgrenzten Sinne und der Dementia praecox, wie sie von einigen Beobachtern angenommen werden, nicht die Rede sein kann, bedarf keiner besonderen Ausführung."

Und sofern man seine Beschreibungen zugrundelege, biete

"die Erkennung der Paranoia ... kaum irgendwelche Schwierigkeiten." (1915, S. 1774/1775)

Ebenso hält er eine zuverlässige, wenn auch nicht in jedem Einzelfall gelingende Differenzierung der Paranoia von der Paraphrenie und von der paranoiden Persönlichkeitsstörung für durchführbar: Der Paranoiker habe ein weit höheres Selbstwertgefühl als der Paraphrene, dessen Wahninhalte, ständig zunehmend, bald abenteuerlich würden, wobei es zu zusätzlichen Sinnestäuschungen komme. Der Paranoiker könne sich über lange Zeiträume aufgrund seiner weit besser erhaltenen Überschaufähigkeit an die ihn vermeintlich verfolgende Umgebung anpassen und so der Hospitalisierung entgehen, was dem Paraphrenen kaum je gelinge.

Nach der kasuistischen Schilderung paranoider Persönlichkeiten wird hervorgehoben, daß diese Patienten - wie viele Paranoiker auch - charakteristischerweise ein sehr hohes Selbstwertgefühl und gleichzeitig eine innere Unsicherheit aufweisen, jedoch - im Gegensatz zum Paranoiker - nur einzelne, niemals aber komplexe, systematisierte Wahnideen äußern. Am Rande sei vermerkt, daß die einschränkende Formulierung "zur Zeit" zu Beginn des folgenden Zitates sehr deutlich gegen die These spricht, Kraepelin habe ein dogmatisch erstarrtes nosologisches System vertreten (vgl. IV.3.):

"Zur Zeit scheint mir die Annahme begründet, daß Fälle von unausgebildeter, 'rudimentärer' Paranoia sich nicht. nur in den Rahmen unserer Auffassung vom Wesen der Krankheit einfügen würden, sondern auch tatsächlich zur Beobachtung kommen." (1915, S. 1773)

Offensichtlich hat sich Kraepelin in den Jahren zwischen der Bearbeitung der siebten (2. Band, 1904) und der achten Auflage (4. Band, 1915) intensiv mit der Wertigkeit psychischer Einflüsse für die Genese psychiatrischer Störungen befaßt. Es war dies eine Zeit, in der er in München seine klinische Erfahrung weiter ausbauen und in eine immer festere, ja - für ihn - selbstverständlichere Verbindung mit seinem Wissenschaftsbegriff bringen konnte (vgl. V.2.8.). Ein wesentliches, wenn auch recht schillerndes Stichwort in diesem Kontext lautet "Psychogenese". Psychogene Komponenten werden zwar von Kraepelin als in Fällen von Paranoia vorhanden ausdrücklich eingeräumt; dennoch weigert er sich konsequent, die Paranoia als "psychogene Erkrankung" zu bezeichnen.

Dies grenzt seine Auffassung etwa von denjenigen Gaupps und in der Folge Kretschmers ab. Robert Gaupp hatte bis zu seinem Weggang nach Tübingen 1906 als Oberarzt an der Münchner Klinik gearbeitet, so daß es zu entsprechenden Diskussionen gekommen sein dürfte. Kraepelin beharrt allerdings in der 8.

Auflage auf der mitunter gezwungen anmutenden Trennung zwischen der Paranoia und den im engeren Sinne psychogenen Erkrankungen, etwa dem Querulantenwahn. Dabei handelt es sich, soweit dies seinen Texten überhaupt klar und widerspruchsfrei zu entnehmen ist, um einen quantitativen und einen qualitativen Unterschied: Quantitativ ist der Anteil psychogener Faktoren bei der Genese und Ausgestaltung der Paranoia deutlich geringer als im Falle des Querulantenwahnes; qualitativ stellt die Prädisposition, vorwiegend im Sinne der "Entartung" verstanden, für die Paranoia ein wesentlich wichtigeres ätiologisches Moment dar als für die Querulanz. Letztlich bleibt diese Differenzierung aber spekulativ und klinisch unbefriedigend, läuft sie doch letztlich nur darauf hinaus, daß im Falle des Querulanten ein seelischer - sensu Jaspers: ein verständlicher - Zusammenhang mit einer realen Kränkung für den Untersucher erkennbar wird, bei der Paranoia hingegen nicht oder zumindest nicht in derartig plausibler Weise.

Die auch bei anderen zeitgenössischen Autoren vorzufindende Unbestimmtheit des Psychogenesebegriffs kann Kraepelin nicht auflösen. Es ist nicht so, daß er die Möglichkeit "rein" psychogener Wahnentstehung klar bejaht oder verneint hat. Vielmehr wurzeln seine Anschauungen in einer ebenso eigenartigen wie für ihn charakteristischen Amalgamierung von Ideen aus dem Umfeld der Degenerationstheorie mit Hypothesen über eine mögliche hirnorganische Labilität sowie über die Prägung des später paranoid Erkrankenden durch Lebensereignisse. All dies wird zudem noch auf eine mehr angedeutete als ausgeführte Weise mit dem Konzept der phylo- und ontogenetischen Rückentwicklung verknüpft, wobei die wesentliche Quelle, John Hughlings Jackson (1834 - 1911), von Kraepelin nur an wenigen Stellen namhaft gemacht wird.

Das Paranoiakonzept der achten Auflage ist bei oberflächlicher Betrachtung insoweit "enger" als das der siebten, als - man lasse sich von der Sprache nicht abschrecken - der "Querulantenwahnsinn" ausgegrenzt sowie weiterhin der "psychogene Wahn der Entarteten" und die paranoide Persönlichkeit abgetrennt werden. Entscheidend ist aber, daß es inhaltlich im Grunde "weiter" ist als in der sechsten und siebten Auflage, da nämlich die Möglichkeit verhältnismäßig gutartiger Verläufe ebenso konzediert wird wie die klinisch augenfällige Schwierigkeit der Differentialdiagnose zu den verwandten Störungen. Lediglich in Bezug auf die Trennung von der Gruppe der Dementia praecox bleibt Kraepelin absolut kompromißlos: Paranoia und Dementia praecox haben nichts miteinander zu tun, so sehr wegen der jeweils zu beobachtenden Wahnsymptomatik auch rein äußerlich die Ähnlichkeit in manchen Krankheitsstadien sein mag.

Als Orientierungsmarke sei festgehalten, daß die 8. Auflage im Ergebnis einen mitigierten, in klinischen Fragen, nicht aber im Grundsatz kompromißbereiten Paranoiabegriff entwickelt. Dieser entfernt sich eindeutig von der unangemessenen Breite der ersten Auflagen und natürlich auch von rein symptomatologisch orientierten Ansätzen vor Kraepelin, kann aber nicht mehr die Striktheit und "Randschärfe" der 5. bis 7. Auflage durchhalten.

Im Gegensatz zu den Lehrbuchtexten, die hinsichtlich der "Psychogenese" der Paranoia letztlich unbestimmt bleiben, läßt Kraepelin die Konturen seines Konzeptes in der 4. Auflage der "Einführung in die psychiatrische Klinik" (1921b) deutlicher hervortreten. Völlig neue Gedanken entwickelt er zwar nicht, wohl aber wird die für die Paranoia so typische Mittelstellung "zwischen" den großen Gruppen seelischer Störung prägnant erkennbar. Er unterteilt hier nämlich sämtliche "wahnbildenden Krankheitsformen" in zwei große Gruppen,

"je nachdem Gedankengang und Urteil durch starke Gemütsbewegungen oder zerstörende Vorgänge erheblich in Mitleidenschaft gezogen werden oder nicht." (1921b, Bd. 3, S. 285)

Während im Falle der "starken Gemütsbewegungen" - manisch-depressive Erkrankung - und der "zerstörenden Vorgänge" - Dementia praecox - der Wahn "unvermittelt" entstehe und vergehe, leicht abenteuerlich und widerspruchsvoll werde, folge er bei der Paranoia in seiner Entwicklung

"mehr den Gesetzen des gesunden Denkens. Er entspringt aus allgemein menschlichen Wünschen, Hoffnungen und Befürchtungen, wird begründet, gegen Einwendungen verteidigt, geistig verarbeitet und mit dem übrigen Bewußtseinsinhalte in Einklang gebracht. Wir sind hier daher einigermaßen imstande, den Gedankengängen der Kranken zu folgen, die Wurzeln ihres Wahnes aufzudecken und seine Fortbildung zu verstehen. Der Wahn gewinnt auf diese Weise das Gepräge einer eigenartigen Lebensauffassung, und das Gefüge der Gesamtpersönlichkeit erscheint im wesentlichen ungestört." (1921b, Bd. 3, S. 285)

Kraepelin benutzt hier zwar den Terminus "verstehen", definiert ihn aber nicht und bezieht ihn auch nicht auf die Ansätze anderer Autoren. Pointiert ausgedrückt, gibt es keinen "Kraepelinschen Verstehensbegriff" als ausgearbeitetes Konzept; vor der leichtfertigen Identifizierung mit der je unterschiedlich nuancierten Bedeutung von "Verstehen" bei Birnbaum, Dilthey, Gaupp, Jaspers, Kretschmer, Kronfeld oder den psychoanalytischen Autoren muß man sich also hüten. Kraepelin beharrt auch in diesen kasuistisch orientierten Vorlesungen auf der theoretisch, wie wir sahen, wenig abgesicherten, strikten Trennung zwischen der Paranoia und den "psychogenen Erkrankungen": "Psychogen" nennt er hier in - eher zufälliger als bewußt intendierter - Anlehnung an die romantische Affektlehre des frühen 19. Jahrhunderts (vgl. III.) solche Krankheiten, bei denen "seelischen Schädigungen eine hervorragende Bedeutung unter den Ursachen des Irreseins" zukomme, etwa durch "Kummer und Sorgen, Angst und Schreck, unglückliche Liebe, Heimweh, aber auch übermäßige Freude, ferner Neid, Hochmut, übertriebenes Ehrgefühl, Zorn, Eifersucht, Aberglaube und ähnliche Regungen" (1921b, Bd. 3, S. 300). Es widerspricht allerdings der so attestierten "hervorragenden Bedeutung", wenn Kraepelin sich festzustellen beeilt, daß man wohl derartige Einflüsse in ätiologischer Hinsicht überschätzt habe, insofern "seelische Einflüsse den Störungen nur eine bestimmte Färbung geben, die in Wirklichkeit durch ganz andersartige Ursachen hervorgerufen werden." (1921b, Bd. 3, S. 301)

Als Beispiel führt er die "psychogene Depression" an, die nicht aus inneren Bedingungen entstanden sei wie die Melancholie; daher sei der Zustand "eigentlich als ein nicht krankhafter gekennzeichnet" (1921b, Bd. 3, S. 305). Daß dies ein wichtiger Anknüpfungspunkt für die spätere Kurt Schneidersche Krankheitslehre ist, liegt auf der Hand. Doch wird die eben nur scheinbar klare Differenzierung zwischen "psychogener" und "krankhafter" Störung noch auf derselben Textseite wieder relativiert, wenn nämlich Kraepelin auch bei der Genese psychogener Störungen die Bedeutung "innerer" Faktoren hervorhebt - auch hier versuche man, über der häßlichen *Diktion* den psychopathologischen *Inhalt* nicht aus dem Auge zu verlieren:

"Allein es läßt sich nicht übersehen, daß trotzdem die ganze Entstehungsgeschichte wie das Verhalten der Kranken (mit psychogener Depression; P.H.) allerlei auffällige Züge aufweist. Die Familiengeschichte scheint auf eine gewisse Minderwertigkeit der Veranlagung hinzudeuten ... . Wir haben es demnach, wie regelmäßig bei den psychogenen Depressionen, mit dem Versagen einer haltlosen, leicht erregbaren Persönlichkeit in gefährdeter Lebenslage zu tun, wie es sich in übermäßig starker und andauernder Erschütterung des gemütlichen Gleichgewichtes kundgibt." (1921b, Bd. 3, S. 305)

Obwohl Kraepelin hier gerade nicht die Paranoia, sondern die "psychogenen" Störungen meint, fühlt man sich erinnert an Gaupps und Kretschmers Konzeption der reaktiven Genese des Wahnes auf dem Boden einer spezifisch vulnerablen ("sensitiven") Persönlichkeit. Allerdings zeigt diese terminologische Nähe zu Gaupps und Kretschmers Ideen gerade keine weitgehende inhaltliche Annäherung an. Denn Kraepelin ringt nach wie vor um die Abgrenzung von Krankheitseinheiten, auch dann, wenn er die unterschiedlichsten nicht-organischen Faktoren ausdrücklich berücksichtigt. Die Grundzüge seiner Nosologie veränderte er nicht, wurde aber nicht zuletzt durch die nosologisch besonders sperrige Paranoia gezwungen, seine Krankheitslehre "nach innen" zu differenzieren (vgl. IV.3.). Im übrigen knüpft Kretschmer genau an diesem Punkt an und hebt hervor, daß es ihm keineswegs um die Widerlegung, sondern um eine differenzierende Ergänzung der Kraepelinschen Nosologie gehe (Kretschmer 1919).

Das Schema 6 skizziert die diachrone Struktur des Kraepelinschen Paranoiabegriffs.

| Entwicklungsphase | Text | Merkmale |
| --- | --- | --- |
| "Früh" | 1. Auflage ("Compendium") 1883 | Sehr weit; symptomatologisch orientiert |
| "Mittel" | 5. Auflage 1896 | Sehr eng; straffe Kopplung an die Leitidee natürlicher Krankheitseinheiten |
| "Spät" | 8. Auflage 1915 | Weiterhin eher eng; aber deutliche Differenzierung und Aufweichung durch Einarbeitung neuer theoretischer und empirischer Ansätze; kein Aufgeben der zentralen nosologischen Idee |

Schema 6: Der Paranoiabegriff bei Kraepelin in der Synopsis

Kraepelin begegnete demnach der Kritik, sein Paranoiakonzept werde immer enger und wirke künstlich, mit der beschriebenen, Teilaspekte betreffenden Erweiterung, wie sie sich exemplarisch in der 8. Auflage abbildet. Die Debatte um die Paranoia wird nur dann verständlich, wenn klar ist, auf welche Phase der Kraepelinschen Entwicklung sich ein Kommentar bezieht. Insgesamt stellt somit die zeitgenössische psychiatrische Literatur einen indirekten Beleg für die hier vertretene Hypothese der ausgeprägten zeitlichen Dynamik des Kraepelinschen Paranoiakonzeptes, ja seiner speziellen psychiatrischen Nosologie schlechthin dar.

Was die Behandelbarkeit der Paranoia anbetrifft, so zeichnet Kraepelin ein erwartungsgemäß pessimistisches Bild. Wesentliche Ansätze einer Therapie seien Ablenkung und Beschäftigung, wohingegen "von einer eigentlichen Behandlung der Paranoiker ... nach der Natur der Sache kaum die Rede sein" könne (1915, S. 1778). Jedoch solle man die oft unfreiwillige und langdauernde Hospitalisierung der Kranken vermeiden, solange es möglich sei.

Zusammenfassend kann man die Paranoiadebatte geradezu als "Via regia" zu Kraepelins Psychiatrieverständnis auffassen, berührt sie doch, wie dieses Kapitel gezeigt hat, sämtliche - also nicht nur die diagnostischen - Grundfragen des Faches.

### V.2.4.    Persönlichkeitsstörungen und psychogene Erkrankungen

Da auf diesem Gebiet die Abgrenzung zwischen (bereits) krank und (noch) gesund um einiges schwieriger ist als bei den Psychosen im engeren Sinne, verwundert es nicht, daß sich die nosologische Klassifikation im Verlaufe von Kraepelins Entwicklung zumindest terminologisch erheblich geändert hat. Es ist nun nicht sinnvoll, jedem einzelnen Krankheitsbild in seiner Entwicklung nachzuspüren. Vielmehr sollen vor allem diejenigen tragenden Argumente deutlich gemacht werden, die Rückschlüsse auf das dahinterstehende Verständnis der Psychiatrie und des psychisch kranken Menschen gestatten. Man muß sich stets vergegenwärtigen, daß für Kraepelin wie für die Mehrzahl der zeitgenössischen Autoren auch die neurotischen Störungen diagnostisch als "Psychosen", als "Irresein", figurieren:

"Die gemeinsame Eigenthümlichkeit aller derjenigen Psychosen, welche sich auf der Grundlage einer allgemeinen Neurose entwickeln, ist ihre Verbindung mit functionellen nervösen Störungen. In der Regel ist die in der Neurose sich kundgebende Disposition des Nervensystems eine angeborene oder doch verhältnismäßig früh erworbene; seltener wird sie durch von außen an das Individuum herantretende Ursachen erzeugt." (1893, S. 467)

Was die Lehrbuchtexte anbetrifft, so bietet sich eine Dreiteilung insofern an, als Kraepelin beim Übergang von der 4. zur 5. sowie von der 6. zur 7. Auflage wesentliche nosologische Umschichtungen vornimmt.

Der zeitlich erste Abschnitt bis einschließlich der 4. Auflage behandelt die betreffenden Krankheitsbilder unter den beiden Oberbegriffen "Allgemeine Neurosen" und "(Psychische) Entwicklungsanomalien". Den Schwerpunkt nimmt dabei das Neurosenkapitel ein, welches Kraepelin in die Neurasthenie, Hysterie und Epilepsie unterteilt. "Psychische Entwicklungsanomalien" sind der "moralische Schwachsinn" mit seinen Übergängen zum auch von Kraepelin in Anführungszeichen gesetzten "geborenen Verbrecher" (vgl. IV.5.), der "emotive" und "impulsive" Schwachsinn, wobei letzterer diejenigen psychopathologischen Auffälligkeiten umfaßt, die in moderner Terminologie als Störungen der Impulskontrolle bezeichnet werden und schließlich das "degenerative Irresein", welches in Anführungszeichen noch den Beinamen der "psychopathischen Minderwertigkeiten" erhält. Die "konträre Sexualempfindung", wie Kraepelin die Homosexuálität in der Regel nennt, wird als eigene Gruppe herausgehoben und dadurch von den anderen Sexualstörungen wie Sadismus, Masochismus oder Fetischismus abgegrenzt, die er zu der Gruppe des "impulsiven Schwachsinns" rechnet.

Bei der Neurasthenie handelt es sich nach dieser "frühen" Fassung um eine "reizbare Schwäche des gesammten Nervensystems" (1893, S. 467). Bei der Erörterung dieses Krankheitsbildes erwähnt er lobend die von Beard (1889) gegebene Beschreibung. Zwar spiele die Veranlagung für die Genese neurasthenischer Symptome eine ganz wesentliche Rolle, jedoch insistiert Kraepelin darauf, daß letztlich jeder, auch der widerstandsfähigste Organismus neurasthenisch werden könne, wenn nur hinreichend dauerhafte und intensive Schädigungen einwirkten, wobei er "namentlich der Schlaflosigkeit und dauernder gemüthlicher Erregung" die Schuld gibt (1893, S. 472). Ganz im Sinne seiner arbeitspsychologischen Befunde warnt er wiederholt vor der Gefahr, die von einer Überforderung der Jugend in der schulischen Ausbildung im Hinblick auf die Entwicklung neurasthenischer Zustandsbilder ausgehe. Die Therapie neurasthenisch Erkrankter habe wesentlich eine psychische zu sein, wobei insbesondere eine "vorsichtige Suggestivbehandlung" sowie "eine aufmerksame, geduldige, aber feste Pädagogik" (1893, S. 475) erwähnt werden (vgl. V.2.6.). Kraepelin sieht Übergänge zu anderen seelischen Störungsbildern, wie etwa den Zwangssyndromen, den Angstzuständen sowie zu der von Oppenheim als "traumatische Neurose", von ihm selbst als "Schreckneurose" bezeichneten Erkrankung.

Kraepelin hat sich im Laufe seiner psychiatrischen Tätigkeit immer wieder recht intensiv mit der Frage der Hysterie beschäftigt. Er beklagt die zu häufige und oft mißbräuchliche Benutzung dieses Terminus. Für ihn handelt es sich bei allen klinisch ausgeprägteren Formen der Hysterie um "eine mehr oder weniger stark ausgeprägte Entartung des Charakters"; er fügt allerdings einschränkend hinzu:

"Als wirklich einigermaßen charakteristisch für alle hysterischen Geistesstörungen dürfen wir vielleicht die außerordentliche Leichtigkeit und Schnelligkeit ansehen, mit welcher sich psychische Zustände in mannichfaltigen körperlichen Reactionen wirksam zeigen, seien es Anästhesien oder Parästhesien, seien es Ausdrucksbewegungen, Lähmungen, Krämpfe oder Sekretionsanomalien." (1893, S. 491)

Die Stimmung hysterischer Menschen lasse eine krankhafte Störung erkennen, wobei in sehr engem Zusammenhang damit "die Concentration des gesammten Interesses auf die Zustände und Beziehungen der eigenen Person" stehe (1893, S. 492). Eine eigentümliche Willensstörung wird als der vielleicht wichtigste Zug dieses Krankheitsbildes bezeichnet, insofern ein klinisch auffallender Gegensatz bestehe zwischen der Hartnäckigkeit gewisser hysterischer Verhaltensweisen auf der einen und der Suggestibilität und Beeinflußbarkeit durch Außenreize auf der anderen Seite. So sehr natürlich auch bei hysterischen Patienten Simulation von Symptomen vorkomme, so sehr sei doch klar, daß die Hysterie "ohne Zweifel in das Gebiet des Krankhaften" gehöre (1893, S. 497). Es könne zu psychotisch anmutenden Zuständen kommen, etwa zu den hysterischen Dämmerzuständen, die auch einmal "bei mäßig getrübtem Bewußtsein massenhafte Halluzinationen" zeigen könnten (1893, S. 498). Die schon von der Begriffswahl her unterstellte streng einseitige Geschlechtsverteilung der Hysterie wird von Kraepelin unter Berufung auf die Pariser Psychopathologie bestritten, man müsse die Existenz von männlichen Hysterikern "ohne weiteres zugestehen". Dennoch sei dieses Krankheitsbild bei Frauen wesentlich häufiger, wobei Kraepelin sich ironisch gegen die Überbetonung der "legendären Beziehungen der Hysterie zu dem weiblichen Sexualsysteme" ausspricht (1893, S. 500). Für ihn ist die Hysterie entsprechend ihrer Einordnung in die Gruppe der allgemeinen Neurosen eine krankhafte Veranlagung des ganzen Nervensystemes, wobei aber durchaus im Falle der weiblichen Patienten

"in den Genitalorganen eine der ergiebigsten Quellen für jene äußeren Reize und Schädlichkeiten zu suchen [ist], welche nun auf dem praedisponierten Boden die hysterischen Erscheinungen auslösen. Die konstitutionelle Entartung ist es, welche den aus der empfindlichsten Sphäre andringenden Reizen mehr oder weniger entgegenkommt oder bei besonderer Ausbildung selbst ohne stärkeren äußeren Anstoß die krankhaften Störungen des nervösen und psychischen Lebens herbeiführen kann." (1893, S. 501)

Die psychische Behandlung sei die erfolgversprechendste, wobei Kraepelin auf die guten Resultate verweist, die "mit Hülfe der hypnotischen Suggestion" erzielt werden könnten (1893, S. 506). Einen zusammenfassenden Überblick über Kraepelins Therapieansätze gibt Kapitel V.2.6.

Von Psychopathien spricht Kraepelin bis zur 4. Auflage nicht. Jedoch erwähnt er das von Koch (1891) publizierte Buch über die "psychopathischen Minderwertigkeiten". Immer wieder weist er auf den seiner Ansicht nach wichtigen, wenn auch nicht zu überschätzenden Beitrag der italienischen Psychiatrie zum Verständnis des "moralischen Irreseins" hin, also einer psychosozialen Auffälligkeit, die heute meist als "antisoziale Persönlichkeit" bezeichnet wird. Wie nicht anders zu erwarten, sieht Kraepelin die angeborene Veranlagung als wesentlich an. Allerdings äußert er sich zur Spezifität der von Lombroso und seiner Schule beschriebenen körperlichen Stigmata recht skeptisch. Auf dem Hintergrund seiner umfangreichen forensischen Erfahrung warnt Kraepelin wiederholt vor der unkritischen Ausweitung dieses schwer abzugrenzenden Störungsbildes, dem wegen seiner fließenden Übergänge zum Normalen "namentlich der Richter ... mit starkem Mißtrauen" begegne (1893, S. 672). Den hier angesprochenen speziell forensischen Fragestellungen wird im Kapitel IV.5. nachgegangen.

Unter dem Begriff des "emotiven Schwachsinns" schildert Kraepelin Patienten mit pathologisch ausgeprägter affektiver Erregbarkeit, insbesondere "krankhafter Zornmütigkeit". Beim "impulsiven Irresein" hingegen handele es sich um das zeitweise "Auftauchen mächtiger, den Willen überwältigender Antriebe zu bestimmten Handlungen ohne klaren Beweggrund" (1893, S. 675). Dabei könne es zu Brandstiftungen, zu Körperverletzungen, aber auch zu Tötungsdelikten kommen. In diesem Zusammenhang geht er auch auf Sexualstörungen wie Sadismus, Masochismus und Fetischismus ein. Im Hinblick auf die aktuelle Diagnostikdebatte ist seine programmatische Bemerkung von Interesse, daß die frühere Auffassung der Impulsstörungen als einzelne Krankheiten im Sinne der Monomanienlehre mittlerweile überwunden sei (vgl. VI.2.):

"Jetzt ist die für unser wissenschaftliches Verständnis gefahrdrohende Annahme isolirter krankhafter Triebe in der klaren Erkenntnis untergegangen, daß man es hier überall mit einer angeborenen, allgemeinen psychischen Invalidität zu tun hat, deren schwächster Punkt gerade in dem Mangel einer Herrschaft über die allerdings vielfach in krankhafter Stärke und Richtung entwickelten Triebe gelegen ist." (1893, S. 681)

Kraepelin ersetzt also das aus seiner Sicht unzureichende, da bloß symptomatologisch begründete Konzept der voneinander trennbaren "Monomanien" durch eine in der Degenerationstheorie fußende Auffassung, die eine gemeinsame pathologische Basis aller dieser Störungen postuliert.

Die Homosexualität wird zwar ebenfalls als "auf dem Boden einer krankhaft entarteten Persönlichkeit" entstanden gedacht (1893, S. 689), jedoch geht Kraepelin davon aus, daß hier kein irreversibler Determinismus vorliege. Vielmehr müsse man von einer wesentlichen Umweltbestimmtheit der homosexuellen Entwicklung ausgehen. Für Kraepelin liegt das pathologische Moment der Homosexualität "in der eigentümlichen, auf Entartung beruhenden Bestimmbarkeit des überdies früh erwachenden Trieblebens" (1893, S. 691). Diese Auffassung wird er, wie noch zu zeigen ist, unverändert beibehalten und gegen alternative Konzepte verteidigen.

Einen Einschnitt stellt die 5. Auflage dar; hier findet sich eine konzeptuelle Aufwertung der "psychopathischen Zustände" zu einer eigenen Krankheitsgruppe, wobei Kraepelin erneut keinen Zweifel daran läßt, daß er die hierher zu rechnenden Störungen als auf "degenerativer" Grundlage entstanden versteht; er setzt sogar in der Überschrift des Kapitels das Wort "Entartungsirresein" hinzu, räumt aber ein, daß der Terminus der "Entartung" alles andere als eindeutig sei. Wenn man nämlich die von ihm nunmehr abgegrenzten psychopathischen Zustände auch mit Sicherheit mit der "Entartung" in Verbindung bringen müsse, so sei auf der anderen Seite ebenso klar, daß der Begriff im weiteren Sinne "den größten Theil der Irreseinsformen aus krankhafter Veranlagung überhaupt" umfasse (1896, S. 757). Mit dieser letztgenannten Umschreibung ist etwa die manisch-depressive Erkrankung gemeint.

Trotz dieser nosologischen Aufwertung des großen Bereiches der "Psychopathie" spricht Kraepelin in diesem mittleren Zeitabschnitt, also in der 5. und 6. Auflage des Lehrbuches, noch nicht von einer eigenen klinischen Gruppe der psychopathischen Persönlichkeiten. "Impulsives Irresein" sowie Homosexualität werden in die psychopathischen Zustände aufgenommen, ohne daß sich an deren klinisch-psychopathologischem Verständnis Wesentliches geändert hätte. Erwähnenswert ist, daß Kraepelin die Neurasthenie von der Gruppe der Neurosen zu derjenigen der psychopathischen Zustände verschiebt und überdies von der angeborenen Neurasthenie noch das Krankheitsbild der "chronischen nervösen Erschöpfung" im Sinne der erworbenen Neurasthenie abgrenzt, welch letztere er in eine gänzlich andere nosologische Gruppe, nämlich in diejenige der Erschöpfungszustände, einordnet. Die "Schreckneurose" erhält innerhalb der

Neurosen einen herausgehobenen und mit den epileptischen und hysterischen Störungen gleichberechtigten Platz. Was das Konzept des "moralischen Schwachsinns" anbetrifft, so kann sich Kraepelin hier noch nicht entschließen, dieses Störungsbild zu den psychopathischen Zuständen zu rechnen. Es bleibt der Imbezillität im Sinne einer psychischen Entwicklungshemmung untergeordnet.

Mit der 7. Auflage beginnt der letzte, aus heutiger Sicht der *entscheidende Abschnitt* in Kraepelins Psychopathie- und Neurosenlehre: Er führt eine eigene Krankheitsgruppe der psychopathischen Persönlichkeiten ein, die zunächst vier, später in der 8. Auflage sieben Unterformen enthält. Besonders bemerkenswert ist außerdem die Gruppe der "originären Krankheitszustände". Die nicht leicht zu überschauende Umgruppierung, die Kraepelin von der 7. zur 8. Auflage vornimmt, soll jetzt nicht erörtert werden, da sie konzeptuell keine Neuerungen einführt. Vielmehr sind wegen ihres aktuellen Bezuges die wesentlichen Strukturen der 8. Auflage herauszuarbeiten.

Kraepelin unterscheidet die psychogenen Erkrankungen von der Hysterie, den "originären Krankheitszuständen" und den psychopathischen Persönlichkeiten. Die früher stets beibehaltene Bezeichnung "Erschöpfungsirresein" wird ganz fallengelassen, die "chronische nervöse Erschöpfung" im Sinne der erworbenen Neurasthenie wird nunmehr zu einer Unterform der psychogenen Erkrankungen.

Betrachten wir zunächst die psychogenen Erkrankungen, so fällt auf, daß Kraepelin hier eine ungewöhnliche und heute nicht mehr gebräuchliche Einteilung vorschlägt, was in Anbetracht der Popularität seiner sonstigen psychiatrischen Nosologie verwundert. Unter die von ihm als "Tätigkeitsneurosen" oder "Tonopathien" bezeichnete erste Untergruppe rechnet er die nervöse Erschöpfung und die Erwartungsneurose. Die zweite Gruppe wird von den "Verkehrspsychosen", die er auch "Homilopathien" nennt, gebildet, wobei das "induzierte Irresein" und der Verfolgungswahn der Schwerhörigen hier diskutiert werden. Die dritte Unterform der psychogenen Erkrankungen sind die von Kraepelin "Symbantopathien" genannten "Schicksalspsychosen". Darunter zählt er die Unfallneurosen, die psychogenen Geistesstörungen der Gefangenen sowie - was im Kapitel V.2.3. vertieft wurde - nunmehr auch den Querulantenwahn. Die eigenartige Terminologie soll hier nicht interessieren. Wichtig ist, wie Kraepelin diese Gruppe der von ihm psychogen genannten Erkrankungen grundsätzlich auffaßt. Er diskutiert kritisch die verschiedenen Bedeutungen, die dem Wort "psychogen" in der zeitgenössischen Literatur zugemessen worden sind und deutet an, daß es ihm in Anbetracht der vielen Begriffsüberlappungen sogar angebracht erschien, für die nicht-hysterischen psychogenen Erkrankungen einen neuen Namen zu prägen. Dies habe er aber zur Vermeidung weiterer terminologischer Ausuferung vermieden. Jedoch weist er deutlich darauf hin, daß "der Inhalt des auf diese Weise umgrenzten Formenkreises ... noch immer ein ziemlich bunter" sei (1915, S. 1398). Aus der folgenden, recht allgemein gehaltenen Definition psychogener Erkrankungen geht auch die Begründung für die Abgrenzung der Hysterie als eigene Krankheitsgruppe hervor, die Kraepelin erstmals in der 8. Auflage vornimmt:

"Außer der psychischen Entstehungsweise ist den psychogenen Erkrankungen in weiterem Sinne gemeinsam die Abhängigkeit der klinischen Erscheinungen nach Inhalt und Verlauf von der Art der ursächlichen psychischen Einwirkung. So kommen eine Reihe von Krankheitsbildern zustande, deren klinische Gestaltung im allgemeinen ohne weiteres den Rückschluß auf ganz bestimmte psychische Ursachen zuläßt. Eine Ausnahme macht eigentlich nur die Hysterie. Hier wird das Auftreten dieser oder jener Krankheitszeichen nicht durch die besondere Art der psychischen Einwirkungen, sondern durch Einflüsse bestimmt, die in der erkrankenden Persönlichkeit selbst ihre Quelle haben. Was somit die Hysterie im Gegensatz zu allen anderen psychogenen Erkrankungen kennzeichnet, das sind die ungewöhnlichen Formen, in die psychische Reize durch die krankhafte Reaktionsweise umgesetzt werden. Während wir sonst die inneren Beziehungen zwischen den Krankheitserscheinungen und ihren psychischen Ursachen unschwer erkennen und verfolgen können, schieben sich bei der Hysterie unbekannte Zwischenglieder ein, die diese Durchsichtigkeit des Zusammenhanges verwischen. Aus diesem Grunde erscheint es mir zweckmäßig, die Hysterie als eine Krankheit von ausgesprochener Eigenart aus der engeren Verbindung mit den übrigen psychogenen Störungen loszutrennen." (1915, S. 1397/1398)

Man könnte erwarten, daß im Falle der psychogenen Erkrankungen die situativen, reaktiven Momente ätiologisch ganz im Vordergrund stehen, wohingegen "angeborene" Tendenzen eine geringere Rolle spielen. Dies ist aber nur mit Einschränkungen richtig. Denn eben so sehr wie Kraepelin im Falle der Hysterie die "minderwertige Veranlagung" als allgemeine Grundlage ansieht, so klar ist für ihn auch, daß etwa im Falle der nervösen Erschöpfung nicht nur normale Ermüdungsphänomene, sondern auch habituelle Defizite in Form krankhafter Veranlagung vorliegen können. Hier ist der psychologische Versuch, vor allem die Ermüdungsmessung, von besonderer Bedeutung. Lobend erwähnt Kraepelin die von Möbius geäußerte Hypothese, daß die nervöse Erschöpfung Folge einer chronischen Intoxikation durch "Ermüdungsstoffe" sei; er bezeichnet diese Konzeption ausdrücklich als "recht fruchtbar, da sie uns den Weg weist, der aus der jetzigen Unklarheit in der Lehre von der Neurasthenie herausführt" (1915, S. 1409).

Ganz im Sinne seiner nosologischen Grundsätze fordert Kraepelin auch in diesem durch zahlreiche Überschneidungen gekennzeichneten Gebiet als Fernziel die Abgrenzung der rein reaktiven Erschöpfungszustände von den klinisch ähnlich aussehenden Zustandsbildern bei, wie er es nennt, angeborener krankhafter Veranlagung. Dadurch wird erneut deutlich, wie häufig und an welch zentralen Stellen Kraepelin die Degenerationstheorie in die Ätiologiediskussion einbringt.

In diesem Zusammenhang ist der Faden der Hysterielehre wieder aufzunehmen. Die Hysterie - in der 8. Auflage auf immerhin nahezu 160 Druckseiten behandelt - wird klinisch charakterisiert durch die

"außerordentliche Leichtigkeit und Schnelligkeit ..., mit der Gemütsbewegungen nicht nur das gesamte Seelenleben beeinflussen, sondern auch mannigfache körperliche Krankheitserscheinungen hervorbringen." (1915, S. 1548)

Bei kaum einem anderen klinischen Erscheinungsbild wird ein wesentliches Dilemma der Annäherung an und des Verständnisses von Kraepelinschen Texten so deutlich wie im Falle der Hysterie: Zweifellos fühlt sich der heutige Leser abgestoßen durch Termini wie "entartet", "minderwertige Veranlagung", "mangelnde Ausrüstung für den Lebenskampf" und Ähnliches. Ohne Frage berührt es unangenehm, wenn Kraepelin immer wieder dem weiblichen Geschlecht unterstellt, affektiv instabiler, beeinflußbarer und weniger belastbar zu sein. Ebenso wie es aber eine unkritische Sicht der Dinge wäre, ließe man diese Aspekte, die ja nicht nur sprachlicher Art sind, sondern Kraepelin in seiner engen und oft unreflektierten Vernetzung mit dem "Zeitgeist" zeigen, einfach weg, so kann es ebenfalls nicht angängig sein, seinen klinischen Scharfsinn und die subtile Beobachtungsgabe zu ignorieren. Gerade bei der sehr umfangreichen Schilderung der hysterischen Symptome wird man nicht umhin können, die Art der Darstellung als höchst differenziert und als unmittelbar aus klinischer Erfahrung fließend zu bezeichnen. Er betont,

"daß die Hysterie ... keine einheitliche Krankheitsform darstellt, sondern daß sich mehrere Gruppen von Beobachtungen auseinanderhalten lassen, deren Prognose sehr verschieden zu stellen ist." (1915, S. 1642/1643)

Die tragende Bedeutung des Degenerationskonzeptes wird allerdings sofort wieder deutlich, wenn Kraepelin zwischen der "Entwicklungs-" und der "Entartungshysterie" unterscheidet. Im ersteren Falle handele es sich um eine bei Kindern und Jugendlichen in den Entwicklungsjahren auftretende, in der Regel vorübergehende und therapeutisch beeinflußbare Störung, wohingegen bei der "Entartungshysterie", die allerdings die wesentlich kleinere Gruppe sei, "in ausgeprägter Weise die Züge psychopathischer Minderwertigkeit" zutage träten (1915, S. 1643). Kraepelin spricht hier wiederholt von Gruppen von Beobachtungen und nicht von eigentlichen Krankheitseinheiten; es gebe eine Reihe von Übergangs- und Mischformen. Über die Hypothesen, daß es sich bei der Hysterie zunächst um "eine Erkrankungsform des unentwickelten, naiven Seelenlebens handele" (1915, S. 1654), und daß möglicherweise nicht nur onto-, sondern auch phylogenetische Entwicklungshemmungen eine Rolle spielten, kommt Kraepelin zu folgender, freilich von ihm selbst als "Vermutung" eingestufter Hysteriekonzeption:

"Man darf vielleicht vermuten, daß unter Umständen die stammesgeschichtlich alte Neigung zu unmittelbarem Ausstrahlen der Gemütsbewegungen auf die verschiedensten Gebiete körperlicher und seelischer Leistungen infolge von Entwicklungshemmungen besonders stark erhalten bleibt und krankhaft ausgestaltet wird. Damit wäre dann eine Brücke von der Entwicklungshysterie zur Entartungshysterie geschlagen. Was bei jener ersteren eine bald überwundene Entwicklungsstufe darstellt, auf der sich, namentlich unter ungünstigen Lebensbedingungen, hysterische Reaktionsformen ausbilden können, wäre hier eine dauernde, sich nicht mehr ausgleichende Minderwertigkeit der Anlage." (1915, S. 1658)

Er insistiert auf der Feststellung, daß es geradezu das Wesen der Hysterie ausmache, daß sie auf psychischen Vorgängen beruhe. Die "Unausgeglichenheit der gemütlichen Vorgänge und dadurch bedingte innere Unfreiheit" (1915, S. 1665) ist, so Kraepelin, zwar eine notwendige, aber nicht hinreichende Bedingung für die Diagnose einer Hysterie. Vielmehr sei es die Tendenz zur Ausstrahlung des Affektiven ins Körperliche und Geistige, die Tendenz zur Übertreibung und Verzerrung seelischer Ausdrucksformen, was die Hysterie von anderen, ansonsten vergleichbaren seelischen Störungen abgrenze. Dieses rasche Umschlagen ins Körperliche ist für ihn ein weiterer Hinweis darauf, daß man es möglicherweise mit der krankhaften Reaktivierung "umfassender und verwickelter, stammesgeschichtlich uralter Schutzeinrichtungen" zu tun habe (1915, S. 1666). Kraepelin geht hier, was er sehr selten tut, sogar soweit, sich explizit auf *Darwin* zu berufen und darzulegen, wie ursprüngliche Verteidigungsreflexe im Laufe der Entwicklung verkümmerten oder überflüssig wurden. Derartige Vorgänge, wie etwa Erweiterung der Hautgefäße oder Sträuben der Haare, seien nicht dem bewußten Willen, sondern nur "den Gemütsbewegungen" zugänglich.

Um noch einmal an einem konkreten Beispiel darzulegen, wie sehr man unter dem negativen Eindruck der zeitgenössischen Diktion Gefahr läuft, den Kliniker Kraepelin zu unterschätzen, sollen im Folgenden zwei Zitate einander gegenübergestellt werden. Das erste Zitat zeigt sein auf dem Hintergrund der zeitgenössischen Literatur entwickeltes Hysteriekonzept; der zweite Abschnitt ist eine kasuistische Schilderung:

"Wir kämen somit zu dem Schlusse, daß wir es bei der Hysterie in gewissem Sinne mit einer Entwicklungshemmung zu tun haben. Ursprünglich zweckmäßige, aber veraltete Schutzeinrichtungen haben sich hier in ungewöhnlichem Umfange erhalten, zum Teil in krankhaft veränderten Formen, während auf der anderen Seite jene Eigenschaften unentwickelt geblieben sind, die sie ersetzen sollten, die Fähigkeit, Gemütsbewegungen zu beherrschen und in planmäßig geleitete Willensarbeit umzusetzen. Wir begreifen unter diesem Gesichtspunkte, warum hysterische Störungen einmal als mehr vorübergehende Erscheinung bei Jugendlichen, unfertigen Persönlichkeiten, namentlich unter schwierigen Lebensbedingungen, auftreten, warum sie beim weiblichen Geschlechte mit seinem reicher ausgebildeten Triebleben besonders häufig sind, auch bei Naturvölkern wie in geistig wenig entwickelten Massen verhältnismäßig leicht Boden gewinnen, und warum sie andererseits als dauernde Eigentümlichkeiten den Ausdruck der Entartung bilden können." (1915, S. 1668)

In - erfreulichem - Kontrast zu diesem, mit fragwürdigen wissenschaftlichen Hypothesen, um nicht zu sagen Vorurteilen belasteten Text steht nun die folgende klinische Schilderung des "hysterischen Krampfanfalles":

"Sodann beginnen gewöhnlich leichte, sich rasch verstärkende Zuckungen im Gesicht, am Kopfe, in Armen und Beinen, Schüttelbewegungen, Schleudern, Umsichschlagen und vielfach eine wirre, abwechslungsreiche Folge der wildesten motorischen Entladungen. Die Kranken verdrehen und verrenken die Glieder ... zu den absonderlichsten Stellungen, strecken sich, krümmen sich nach hinten oder vorn zusammen, werfen, wälzen und rollen sich herum, strampeln, stampfen, stoßen, schlagen um sich; sie schnellen sich in die Höhe, wippen mit dem Becken, bäumen sich auf, so daß sie schließlich nur noch mit Fußsohlen und Hinterhaupt den Boden berühren (arc de cercle), schlagen Purzelbäume. Die Augen sind dabei geschlossen oder weit aufgerissen, starr in die Ferne gerichtet ... , in äußerster Convergenzstellung, oder nach oben, in eine Ecke der Lidspalte geflohen; sie werden herumgerollt, verdreht. Die Gesichtszüge sind gespannt; die Zunge wird bisweilen weit vorgestreckt ... . Die Atmung ist beschleunigt, krampfhaft, öfters durch Stillstände in äußerster Exspirationsstellung unterbrochen; die Kranken stöhnen, ächzen, keuchen, röcheln, stoßen unartikulierte Laute oder durchdringende Schreie aus, schäumen auch bisweilen, schlucken Luft. ... Zwischen die angeführten, sinn- und ziellosen Entladungen schieben sich im Verlauf des Anfalles sehr gewöhnlich noch andere ein, die Ausdrucksbewegungen darstellen oder in einer gewissen Beziehung zur Umgebung stehen ... . Man kann sich dabei meist leicht überzeugen, daß die Kranken, wenn auch unklar und bruchstückweise, äußere Eindrücke wahrzunehmen und zu verarbeiten vermögen. ... Weiterhin ist bemerkenswert, daß sich die Kranken trotz der oft außerordentlichen Heftigkeit ihrer Bewegungsäußerungen doch nur sehr selten ernstere Verletzungen zuziehen. Wir können aus diesen und ähnlichen Beobachtungen den Schluß ziehen, daß im hysterischen Anfalle das Bewußtsein vielfach nur getrübt, aber nicht erloschen ist; wahrscheinlich ist seine Helligkeit vielfachen Schwankungen unterworfen." (1915, S. 1605 - 1608).

Auf die von Kraepelin im Zusammenhang mit der Hysterie erneut vorgebrachte, erwartungsgemäß harte Kritik an der Psychoanalyse wird in anderem Zusammenhang eingegangen (vgl. IV.4.). Die - knappen - therapeutischen Empfehlungen werden im Kapitel V.2.6. erörtert.

Wenden wir uns nunmehr den wesentlichen Kennzeichen derjenigen klinischen Erscheinungsbilder zu, die Kraepelin in der 8. Auflage als "originäre Krankheitszustände" bezeichnet. Diese tragen "deutlich das Gepräge des Krankhaften", wohingegen die Patienten mit psychopathischen Störungen lediglich im Sinne "einer persönlichen Eigentümlichkeit" auffällig sind (1915, S. 1781). Bemerkenswerterweise nimmt er an dieser Stelle noch einmal zur Frage der Abgrenzung von Krankheitsvorgängen und abnormen Zuständen Stellung. Aus dem folgenden Satz geht zwar nicht explizit, jedoch aus dem Kontext durchaus eindeutig hervor, daß auch die Erkrankungen aus dem manisch-depressiven Formenkreis in Kraepelins Augen "Krankheitsvorgänge" sind. Für die zahlreichen Erscheinungsbilder der Dementia praecox hatte er dies ohnehin nie ernsthaft bezweifelt. In Bezug auf die "originären Krankheitszustände" äußert Kraepelin:

"Schon mit der Betrachtung der Hysterie und der Paranoia haben wir ein Gebiet der Psychiatrie betreten, auf dem wir es nicht mehr, wie bis dahin (also einschließlich der manisch-depressiven Erkrankung; P.H.), mit eigentlichen Krankheitsvorgängen von bestimmtem Verlaufe zu tun haben, sondern mit andauernden abnormen Zuständen, deren Wandlungen in erster Linie durch den Einfluß seelischer Erlebnisse mitbestimmt werden ... . Es steht wohl zu hoffen, daß die Scheidung der Entwicklungsstörungen von den Krankheitsvorgängen allmählich in vollkommenerer Weise sich wird durchführen lassen ... . Zu den Psychopathen im weitesten Sinne gehören auch die hysterischen und die Paranoiker, ferner die verschiedenen Veranlagungsformen, die wir als Vorstufen des manisch-depressiven Irreseins kennengelernt haben." (1915, S. 1780/1781)

Viele der Auffälligkeiten, die Kraepelin bei seinen Patienten mit "Nervosität" schildert, würden heute zweifellos eher der Kategorie Persönlichkeitsstörung zugeordnet. Kraepelin betont die Störung der Willensleistung, die Herabsetzung der Widerstandsfähigkeit, was sich in einem "Mangel an Ebenmaß in der Ausbildung der gesamten psychischen Persönlichkeit" äußere (1915, S. 1783). Es handele sich um Menschen, die zwar auf manchen Gebieten hervorragende Leistungen bringen könnten, andererseits jedoch gesteigert ermüdbar seien, verstärkt ablenkbar, suggestibel und mit mangelndem Selbstvertrauen ausgestattet. Es gebe aber häufig auch Zustände von großer Reizbarkeit. Die von Alfred Adler vertretene Auffassung, daß all diese psychologischen Zusammenhänge im Dienste der Erreichung und Aufrechterhaltung zwischenmenschlicher Machtstrukturen dienten, hält Kraepelin "für viel zu weitgehend", wenn er auch einräumt, daß sich bei diesen Patienten

"hinter verblüffender Frechheit gelegentlich ängstliche Schüchternheit, hinter sinnlosem Trotze Schwäche und Haltlosigkeit, hinter barschem, widerborstigem Wesen gemütliche Weichheit verbirgt." (1915, S. 1791)

Nervöse Menschen in der Begriffsfassung Kraepelins neigten zu hypochondrischer Verzerrung der Selbstwahrnehmung, sie seien im Grunde in ihrem Handeln unfrei, da sie nicht über einen festen charakterlichen Bezugsrahmen verfügen könnten. Daß Kraepelin hinsichtlich der Verursachung der Nervosität die "erbliche Entartung" in den Vordergrund rückt, überrascht in Anbetracht des Kontextes nicht mehr. Er streicht den Vorrang der ererbten Unzulänglichkeit vor einer potentiellen Keimschädigung heraus. Psychosoziale Zusammenhänge hätten zweifellos ihre Bedeutung, jedoch dürfe man sie, so Kraepelin, im Vergleich zu den Vererbungseinflüssen nicht überschätzen. Immerhin seien jedoch die Lebensbedingungen in den modernen Großstädten häufig die Ursache von "Verführungen und Erregungen"; er erwähnt beispielhaft

"das Wohnungselend, gesundheitswidrige Einflüsse im Fabrikbetriebe, die Schädigung durch aufreibende Akkord- und Nachtarbeit, die Unsicherheit der wirtschaftlichen Lage, die aufreizenden Wirkungen des Klassenkampfes." (1915, S. 1810)

Ein interessanter Randaspekt ist, daß Kraepelin eine scharfe Trennung zwischen der Nervosität und der Neurasthenie vollzieht. Während nämlich bei nervösen Menschen eine seelische, vor allem mangelndes Selbstvertrauen hervorrufende Störung vorliege, seien die Neurastheniker von einer körperlich begründeten Störung im Sinne einer Arbeitsbehinderung betroffen. Es handele sich also jeweils "um eine ganz verschiedene Entstehungsgeschichte" (1915, S. 1812).

Das gemeinsame Kennzeichen der zweiten großen Störungsgruppe innerhalb der originären Krankheitszustände, nämlich der Zwangsneurose, sei "das lebhafte Gefühl der Überwältigung durch sich aufdrängende Vorstellungen oder Befürchtungen" (1915, S. 1823/1824). Auch hier spricht Kraepelin von im Vordergrund stehenden affektiven Auffälligkeiten in Verbindung mit Störungen des Willens wie Gebundenheit, Unfreiheit, Schwerfälligkeit und Entschlußunfähigkeit. Charakteristischerweise kritisiert er an der sehr ausdifferenzierten zeitgenössischen Einteilung der Zwangsphänomene nach Janet die Tendenz, nach inhaltlich-psychologischen, nicht jedoch nach klinischen Gesichtspunkten zu gruppieren. So komme es, daß Janet eine große Zahl verschiedener Zwangsstörungen und Störungen der Impulskontrolle zusammenfasse, ohne zu realisieren, daß es sich um ein und dasselbe Krankheitsbild handele.

Gerade im Hinblick auf die aktuelle kriteriengeleitete Diagnostik erscheint das Kraepelinsche Monitum von Interesse, daß der klinische Gesamtzusammenhang und eben nicht das psycho(patho)logische Einzelmoment, etwa ein Zählzwang, im Vordergrund zu stehen habe, sei letzteres auch noch so beeindruckend. Wenn Kraepelin kritisch vom "rein psychologischen Aufbau" etwa des Janetschen Systems spricht, so meint er hier natürlich eine bloß inhaltliche beschreibende und interpretierende Art der Psychologie, nicht aber den von ihm selbst bevorzugten experimentell-psychologischen Zugang. Kategorisch äußert er:

"Der Hauptmangel dieser, bis in die kleinsten Einzelformen sich verzweigenden Einteilung ist ihr rein psychologischer Aufbau ... . Ich glaube daher, daß die Störungen des Denkens, Fühlens und Wollens, soweit sie überhaupt einem einheitlichen Krankheitsvorgange angehören, miteinander in diejenige Verbindung gebracht werden müssen, in der sie tatsächlich beobachtet werden." (1915, S. 1831)

Als die gemeinsame Störung, die allen ausgeprägten Zwangsvorgängen zugrunde liege, bezeichnet Kraepelin die Angst. Die Prognose der Zwangsneurose wird als im allgemeinen nicht günstig bezeichnet. Wiederum streicht er die Bedeutung der erblichen Belastung hervor. Unter den eigenen Fällen sei Nervosität bei den Eltern in 30% vorgekommen. Erwartungsgemäß nimmt Kraepelin die sich hier bietende Gelegenheit wahr, sich ausgesprochen kritisch, wenn auch vergleichsweise wenig polemisch mit den Auffassungen der Psychoanalyse auseinanderzusetzen. Er räumt in Bezug auf das Entstehen von Zwangsvorstellungen zwar durchaus die Bedeutung der sexuellen Sphäre ein, bestreitet aber energisch deren dominierenden Charakter (vgl. IV.4.).

Kritisch kommentiert er auch alle diejenigen Konzepte, die Zwangssymptome ausschließlich als entweder kognitive (Westphal, Thomson, Kramer, Bumke) oder affektive (Morel, Aschaffenburg, Störring, Regis) verstehen. Für Kraepelin stellt "die Angst in den verschiedensten Abstufungen" (1915, S. 1888) das wesentliche Bindeglied aller Zwangssymptome dar. Dies erkläre, warum Zwangssymptome keineswegs für die Zwangsneurose pathognomonisch seien, sondern eben auch bei anderen, mit Angst einhergehenden seelischen Störungen zu finden seien, "so namentlich beim manisch-depressiven Irresein, bei der Dementia praecox, bei der Hysterie" (1915, S. 1890).

Auch hier schlägt Kraepelin eine Brücke zwischen psychopathologischen Auffälligkeiten und "Entwicklungshemmungen", vergleicht die Zwangsneurose mit gewissen Entwicklungsstadien des gesunden Kindes und auch mit "entsprechenden Beobachtungen bei Naturvölkern"; er spricht sogar von einem "Infantilismus des Charakters" (1915, S. 1891), wodurch die klinisch zu beobachtende Häufigkeit der Verbindung von hysterischen und zwanghaften Symptomen zu verstehen sei. Dem - auch in Kraepelins Augen - problematischen Begriff des Infantilismus werden wir im Zusammenhang mit den Persönlichkeitsstörungen noch begegnen.

Das "impulsive Irresein" wird ohne Umschweife verstanden als

"all diejenigen Formen des Entartungsirreseins ... , denen die Entwicklung einzelner krankhafter Neigungen und Triebe eigentümlich ist." (1915, S. 1901)

Kraepelin bezeichnet diesen Bereich der Psychiatrie als noch sehr wenig erforscht und bezweifelt sowohl seine nosologische Einheitlichkeit als auch die Möglichkeit einer zuverlässigen Abgrenzung der einen Störung von der anderen. Das gemeinsame Kennzeichen der hierher gehörenden Störungsbilder sei, daß der Kranke sich zu den auffälligen Handlungen gedrängt fühle:

"Es kommt über ihn, so daß er handeln muß, unter Umständen sehr gegen seine bessere Überzeugung." (1915, S. 1902)

Man erkennt die oft erstaunliche Verwandtschaft zwischen Kraepelins diagnostischer Einteilung und derjenigen der modernen operationalen Klassifikationssysteme, wenn man etwa Kraepelins "impulsives Irresein" mit den "Störungen der
Impulskontrolle" des DSM-III-R und der ICD-10 vergleicht. In beiden Fällen
findet man die "pathologische Brandstiftung" (Pyromanie) und den "krankhaften
Stehltrieb" (Kleptomanie), bei Kraepelin zusätzlich noch die jugendlichen Kin-
derpflegerinnen, die ohne erkennbaren Anlaß die von ihnen betreuten Kinder
massiv angreifen oder gar töten, sowie die "triebhaften Giftmischer", die
"anonymen Briefschreiber" und schließlich die "triebhaften Schuldenmacher und
Kaufsüchtigen". Kraepelin betont, daß man zwar deskriptiv diese verschiedenen
Bereiche gestörter Impulskontrolle voneinander abgrenzen könne, jedoch keineswegs daraus den Schluß auf das Vorliegen trennbarer und natürlicher Krankheitseinheiten ziehen dürfe. Ganz explizit wendet er sich auch an dieser Stelle
gegen die alte Lehre von den Monomanien, die vom Vorliegen jeweils isoliert
gestörter seelischer Einzelfunktionen ausgegangen ist bei ansonsten im wesentlichen gesunder Psyche. Für ihn sind die Störungen der Impulskontrolle ebenfalls
"Überbleibsel früherer Entwicklungsstufen". Es handele sich also nicht um etwas
von vornherein Krankhaftes, sondern geradezu im Gegenteil um

"natürliche Regungen ..., die nur deswegen krankhafte Formen und Ausdehnung gewinnen, weil
ihnen die hemmenden und umwandelnden Gegenkräfte fehlen, wie sie aus der Entwicklung der
höheren seelischen Leistungen entspringen." (1915, S. 1915/1916)

In vergleichbar deutlicher Weise manifestiert sich Kraepelins Verankerung in
der Degenerationstheorie auch hinsichtlich der sexuellen Funktionsstörungen, die
in seiner Terminologie "geschlechtliche Verirrungen" heißen und für deren
Entwicklung "die psychopathische Entartung ... einen ungemein fruchtbaren Boden" bilde (1915, S. 1916). Er diskutiert unter Bezugnahme auf die zeitgenössische Literatur die verschiedensten sexuellen Auffälligkeiten, wozu er Selbstbe-
friedigung, Exhibitionismus, Fetischismus, Masochismus und Sadismus sowie
auch - "neben der Onanie wohl das am meisten verbreitete Zerrbild des gesunden
Geschlechtstriebes" (1915, S. 1936) - die Homosexualität rechnet. Der gemeinsame Grundgedanke aller seiner Äußerungen zur "konträren Sexualempfindung"
(vgl. 1918d, 1922) ist der, daß bei Homosexuellen die "Triebrichtung" früh
krankhaft verändert werde, etwa durch autoerotische Handlungen. Es seien aber,
so Kraepelin, keineswegs nur äußere Einflüsse, die zur Entstehung von Homosexualität führten, man müsse eben auch hier eine "degenerative" Grundlage fordern.

Er wendet sich entschieden gegen die Auffassung anderer Autoren, daß Homosexualität angeboren sei. Vielmehr beharrt er auf der These, daß es sich um
eine das einzelne Individuum in der Kindheit und Jugendzeit betreffende Fehl-
entwicklung handelt, die allerdings auf dem Boden einer degenerativen Anlage
zum Tragen komme. Es gebe keinerlei Grund, für die Homosexualität eine ande-

re Verursachung anzunehmen als für die im gleichen Kontext besprochenen sexuellen Funktionsstörungen.

Der große Bereich der Persönlichkeitsstörungen - Kraepelin spricht von "psychopathischen Persönlichkeiten" - wird mit einer differenzierten Diskussion der Schwierigkeit eingeleitet, die Begriffe Psychopathie und "Entartung" zu definieren und die psychopathischen Persönlichkeiten abzugrenzen von anderen seelischen Auffälligkeiten, die unter die "originären Krankheitszustände" oder die sexuellen Funktionsstörungen einzuordnen seien. Wiederum zeigt sich ein deutlicher aktueller Bezug, wenn Kraepelin nunmehr (1915) zwei Entstehungsmöglichkeiten psychopathischer Persönlichkeiten unterscheiden zu können glaubt: Auf der einen Seite gebe es Persönlichkeitsstörungen als Vorstufen psychotischer Erkrankungen, gleichsam als "Formes frustes" etwa der manisch-depressiven oder schizophrenen Erkrankung (vgl. V.2.1. und V.2.2.); auf der anderen Seite

"scheint mir für das ganze übrige Gebiet der psychopathischen Persönlichkeiten die Annahme umschriebener Entwicklungshemmungen eine brauchbare Richtschnur weiterer Forschungen abzugeben." (1915, S. 1976)

Im selben Kontext nennt er die Persönlichkeitsstörungen, wie schon den Zwang, "umgrenzte Infantilismen" und grenzt sie vom "hochgradigen allgemeinen Infantilismus der Imbezillität und der Idiotie" ab. Diese Abgrenzung fußt notabene auf einem quantitativen Kriterium - "umgrenzt" versus "allgemein" -, wohingegen die, wenn man so will, gemeinsame Pathogenese, eben die "Entwicklungshemmung", geradezu betont wird.

Die von Kraepelin angestellten Überlegungen, auf welche seelischen Gebiete sich die Entwicklungshemmung bei unterschiedlichen Persönlichkeitsstörungen auswirkt, brauchen hier nicht im einzelnen erörtert zu werden. Wesentlich für das Verständnis seiner Nosologie schlechthin ist aber das Verhältnis dieser Entwicklungshemmung zu den affektiven "Grundzuständen" bei der manisch-depressiven Erkrankung. So sehr Kraepelin die Unmöglichkeit einer wirklich scharfen Abgrenzung auch immer wieder betont, ein quasi kategorialer Unterschied bleibt doch festzuhalten: Bei den "Grundzuständen" handelt es sich nach seiner Auffassung um angeborene, zumeist quantitative Besonderheiten der Affektivität, eben eine dauerhafte Neigung zur Traurigkeit, Gereiztheit oder zum raschen Wechsel von gegensätzlichen Affekten (vgl. V.2.1.); die auftretenden Affekte sind also grundsätzlich "normal", wenn auch in ihrem Ausmaß, in ihrer Dynamik unangemessen.

Anders verhält es sich bei den "Infantilismen", die nach Kraepelins Hypothese - mitunter spricht er sogar nur von der "Denkmöglichkeit" (1915, S. 1977) - eben nicht nur quantitative, sondern auch qualitative Defizite darstellen: Diese Patienten erreichen erst gar nicht das seelische Funktionsniveau eines normalen Erwachsenen, verharren in "infantilen", unausgereiften Erlebens-, Denk- und Handlungsweisen. Allerdings wird diese theoretisch sehr weitgehend anmutende Unterscheidung durch die klinische Praxis wieder deutlich relativiert, wie Kraepelin mit einer Spur Resignation ob des schwer faßbaren Gegenstandes bemerkt:

Manche von ihm benutzte Formulierung sei "nur eine ganz rohe Formel", die Verhältnisse seien in Wirklichkeit "sehr viel verwickelter", der Ausdruck Infantilismus sei "nichts weniger als eindeutig" (1915, S. 1976/1977).

Der folgende, ungekürzt zitierte Abschnitt zeigt - neben der zeittypischen Diktion Kraepelins - sein an den Konzepten der Entwicklungshemmung und der Degenerationstheorie orientiertes Verständnis gestörter Persönlichkeiten:

"Die persönliche wie stammesgeschichtliche seelische Entwicklung vollzieht sich in so vielen Stufen, auf deren jeder sie haltmachen kann, daß dem Zurückbleiben auf einem Teilgebiete sehr verschiedenartige Zustände entsprechen können. Sodann wird die Gestaltung der klinischen Bilder wesentlich davon abhängig sein, ob nur die höchsten oder zugleich auch die niederen Leistungen eines Gebietes verkümmert sind. Da vielfach ein gewisser Gegensatz zwischen beiden besteht, können unter Umständen niedere und urwüchsige seelische Regungen deswegen besonders früh und stark hervortreten, weil das Gleichgewicht der Entwicklung durch die Unzulänglichkeit der entsprechenden höheren Eigenschaften gestört ist. Endlich ist noch der modelnde Einfluß der Lebenserfahrungen zu berücksichtigen. Die schwachen Punkte der Anlage bieten mangelhaft verteidigte Angriffspunkte für die Schädigungen des Daseinskampfes. Die hier sich häufenden Niederlagen führen zu weiteren Verkümmerungen, vielleicht zur Entstehung ungewöhnlicher Abwehrhilfsmittel, bisweilen endlich auch zu besonderer Einstellung und Verzerrung der seelischen Gesamtpersönlichkeit. Aus allen diesen verschiedenen Vorgängen in mannigfaltigster Ausdehnung und Verbindung setzt sich das Ergebnis zusammen, das wir in der einzelnen psychopathischen Persönlichkeit vor uns haben." (1915, S. 1977)

Sehr deutlich wird hier wieder ein für Kraepelins Psychiatrie überaus charakteristisches Moment: Hinter einer stabilen, wenn auch kaum explizit dargelegten theoretischen Struktur, die Aspekte der Vererbungslehre, der Degenerationstheorie und der Sozialpsychologie aufnimmt, verliert sich die individuelle Biographie, das ganz persönliche Werden, Meinen, Empfinden, Denken des Einzelnen. Der Umstand, daß sich genau diese Erkenntnisebene einer theoretisch-systematischen Erfassung nur schwer öffnet, führt bei Kraepelin zu einer weitgehenden Unterschätzung des - im engsten Sinne - Individuellen (vgl. V.2.6.).

Wie es zu den "Entwicklungshemmungen" kommt, läßt Kraepelin ausdrücklich offen. Wiederum - man ist versucht zu sagen: erwartungsgemäß - diskutiert er als mögliche Ursachen die "erbliche Entartung", aber auch "Keimschädigungen" und umschriebene fötale Erkrankungen. Er betont hier wie kaum einmal sonst in seinem Werk, daß eine scharfe Abgrenzung der Störungen untereinander nicht möglich ist:

"Irgendwie kennzeichnende Krankheitserscheinungen gibt es nirgends. Alle die verschiedenen Einzelstörungen finden sich immer wieder, nur hier stärker, dort schwächer ausgeprägt." (1915, S. 1978)

Die von ihm getroffene Auswahl von Persönlichkeitsstörungen wird damit begründet, daß es sich um die am häufigsten dem Psychiater vorgestellten Störungen handele. Es gebe darüberhinaus aber noch eine ganze Reihe von Spielarten der Persönlichkeitsstörungen, "so die Wirrköpfe, die Ästheten, die Schwärmer und Fanatiker, die Überspannten und viele andere" (1915, S. 1979). Kraepelin unterscheidet sechs klinisch wichtige "Formenkreise", nämlich die Erregbaren, die Haltlosen, die "Triebmenschen", die "Lügner und Schwindler" sowie schließlich die "Gesellschaftsfeinde" (antisoziale Persönlichkeiten). Er verwendet viel

Mühe auf eine ausgesprochen detaillierte und reich mit Kasuistiken ausgestattete Schilderung aller dieser Gruppen; im folgenden sollen nur die wesentlichen Strukturen herausgearbeitet werden.

Die intellektuelle Ausstattung der meisten von ihm untersuchten Patienten mit Persönlichkeitsstörungen sei gut bis überdurchschnittlich. Der Gedanke einer zurückgebliebenen individuellen Entwicklung im Sinne der "Entartungslehre" wird dennoch immer wieder erwähnt. Im Falle der erregbaren Persönlichkeiten müsse man von einer "Durchgangsstufe der Persönlichkeitsentwicklung" ausgehen (1915, S. 1991). Es gebe Verbindungen zu hysterischen Störungen, jedoch auch zur manisch-depressiven Erkrankung.

Zwei vor allem bei den "haltlosen Persönlichkeiten" angesprochene Aspekte seien wegen ihrer übergeordneten Bedeutung hier erwähnt. Zum einen geht es um den zentralen Stellenwert, den der Bereich des Willens für Kraepelin stets einnahm. Für haltlose Menschen sei geradezu eine "die gesamte Lebensführung beherrschende Bestimmbarkeit des Willens" kennzeichnend (1915, S. 1995). Häufig finde sich Reizbarkeit, jedoch auch ausgeprägte Selbstsucht und - in Anbetracht seiner arbeitspsychologischen Interessen für Kraepelin ein besonders wichtiger Punkt - eine "gänzliche Unfähigkeit zu ausdauernder und gründlicher Arbeit" (1915, S. 2000). Die Prognose wird als ungünstig eingeschätzt. Er betont zwar ausdrücklich, daß sich im Falle widriger Kindheitsverhältnisse der Wille nicht in erwartungsgemäßer Art entwickeln könne, jedoch komme unbeschadet dieser reaktiven Momente "der ursprünglichen Anlage eine weitreichende Bedeutung" zu (1915, S. 2014). Zum anderen gewinnt hier die Frage der differentialdiagnostischen Abgrenzung von den Psychosen an Gewicht; die Symptomatik könne vor allem den Verdacht auf eine beginnende Dementia praecox aufkommen lassen. Jedoch bleibt Kraepelin an dieser Stelle ganz im Sinne seiner nosologischen Grundauffassungen kompromißlos:

"Allein es handelt sich hier ohne Zweifel um gänzlich verschiedene Dinge. Die Haltlosigkeit führt wohl zum Müßiggange und zum Verzichten auf einen Wirkungskreis, aber niemals zur Verblödung. Die Kranken bleiben im wesentlichen, was sie von Jugend auf waren ... . Ihr Wollen ist schwach und bestimmbar, aber niemals verschroben." (1915, S. 2017/2018)

Die Debatte um Diagnostik, forensische Relevanz und Therapie von Persönlichkeitsstörungen nimmt in den letzten Jahren an Intensität zu. Kategoriale, typologische und dimensionale Ansätze stehen einander gegenüber (Kraus 1991b, Schwartz und Wiggins 1987). Die *Typologie* Kraepelins, losgelöst von der problematischen Einbettung in die Degenerationstheorie, und ihre Weiterführung durch Kurt Schneider haben sich wegen ihrer pragmatischen klinisch-psychopathologischen Ausrichtung vor allem in der forensischen Literatur niedergeschlagen (vgl. Saß 1987).

## V.2.5.    Hirnorganisch begründbare Erkrankungen

Die Entwicklung der nosologischen Differenzierung hirnorganischer Störungen
ist bei Kraepelin recht komplex, jedoch hinsichtlich des Hauptanliegens dieser
Arbeit, nämlich die Aktualität der von ihm aufgeworfenen Probleme herauszuarbeiten, nicht von so zentraler Bedeutung wie die Stellungnahmen zu den
"endogenen" Psychosen. Daher soll der Schwerpunkt bei den senilen und präsenilen Demenzen sowie bei der Frage liegen, inwieweit es Zusammenhänge der
beiden großen psychotischen Formenkreise mit den im engeren Sinne hirnorga-
nischen Störungen gibt, also etwa im Hinblick auf die klinische Stellung der
Melancholie.

Auch wird, insoweit sich differentialdiagnostische Probleme bezüglich der
endogenen Psychosen ergeben, auf die chronischen Intoxikationen eingegangen,
in erster Linie also auf die Alkoholabhängigkeit. Demgegenüber sollen die Bereiche der Epilepsie, Oligophrenie und der paralytischen Psychosen hier nicht im
Detail nachgezeichnet werden.

In den ersten drei Auflagen des Lehrbuches erfährt die senile Demenz eine
wenig veränderte, dabei insgesamt knappe Schilderung. In der 4. Auflage wird
sie vom klinischen Erscheinungsbild her aufgefächert, insbesondere werden
nunmehr Depressionszustände sowie manische und deliriöse Formen der Erkrankung unterschieden. Erst in der 5. Auflage von 1896 kommt es zu einer konzeptuellen Änderung: Im Rahmen der Einführung der Obergruppe "Irresein des
Rückbildungsalters" beschäftigt sich Kraepelin hier sowohl mit der Melancholie
als auch mit dem "Altersblödsinn". Dessen klinische Umgrenzung ändert sich
aber nicht wesentlich.

Die 6. Auflage führt zusätzlich den "präsenilen Beeinträchtigungswahn" ein.
Freilich wäre es voreilig, in den klinisch wie ätiologisch recht unbestimmten
Schilderungen dieses Krankheitsbildes von 1899 den unmittelbaren Vorläufer
derjenigen präsenilen Psychose zu sehen, die auf Vorschlag Kraepelins später als
Alzheimersche Erkrankung bezeichnet werden sollte (Hoff 1991). Dennoch ist es
ein Beleg für Kraepelins klinisches Gespür, wenn er hier trotz aller Abgrenzungsprobleme zu den senilen Psychosen und zur Dementia praecox auf der
zumindest zu vermutenden klinischen Selbständigkeit der beschriebenen Störung
beharrt.

Er hält den präsenilen Beeinträchtigungswahn für eine verhältnismäßig sel-
tene Erkrankung, wobei er in 10 Jahren etwa ein Dutzend Fälle, mehrheitlich
Frauen, gesehen habe. Bei den Frauen habe das Erkrankungsalter etwas niedriger
als bei den Männern gelegen, nämlich "regelmäßig im 5. oder im Beginne des 6.
Lebensjahrzehntes" (1899, Bd. 2, S. 345). Insgesamt definiert Kraepelin diese
Krankheitsgruppe als

"eine kleine Gruppe von Fällen aus den Rückbildungsjahren ... , die durch allmähliche Entwicklung grosser Urtheilsschwäche mit Wahnbildungen und gesteigerter gemüthlicher Erregbarkeit
gekennzeichnet sind. Der Beginn der Krankheit ist immer ein schleichender." (1899, Bd. 2, S.
342)

Er vermutet,

"dass wir es hier mit einer vorzeitigen Alterserkrankung auf krankhaft vorbereitetem Boden zu thun haben, umso mehr, als wir im eigentlich senilen Verfolgungswahn ein Bild kennen, welches viele ähnliche Züge aufweist. Ob es sich indessen um einen eigenartigen Krankheitsvorgang handelt, wird erst die weitere Erfahrung entscheiden müssen." (1899, Bd. 2, S. 345)

Die Abgrenzung von der Paranoia wird damit begründet, daß es im Falle des präsenilen Beeinträchtigungswahnes gerade nicht zu der für die Paranoia typischen umfangreichen Verarbeitung der Wahnvorstellungen komme. Überdies seien die Wahnvorstellungen nicht konstant, sondern wechselten häufig, teilweise sogar in kurzer Frist. Gegen die Auffassung dieses Krankheitsbildes als Sonderform der Dementia praecox spricht für Kraepelin das Fehlen ausgeprägter katatoner Symptome. Darüberhinaus sei die bei Dementia praecox nahezu regelhaft auftretende, rasche Entwicklung einer affektiven Abstumpfung nicht zu beobachten, vielmehr überwiege die Störung der Urteilsbildung ganz eindeutig diejenige des Fühlens und Handelns.

Nach einer konzeptuell unveränderten 7. Auflage kommt es im zweiten Band der 8. Auflage zu einer umfassenden Umstrukturierung. Wie im Kapitel V.2.1. erörtert, nimmt Kraepelin aufgrund der empirischen Befunde von Thalbitzer und Dreyfuß die Melancholie, insbesondere in ihrer periodischen Form, aus der Gruppe der Psychosen des Rückbildungsalters heraus und ordnet sie dem manisch-depressiven Formenkreis zu. Dadurch wird der Weg frei für ein klinisch plausibleres, übersichtlicheres, histopathologisch gestütztes und mit den Namen Nissl und Alzheimer verbundenes "präseniles Irresein". In dieser Gruppe geht jetzt auch der früher als eigene Entität beschriebene "präsenile Beeinträchtigungswahn" auf. Kraepelin nennt den nosologischen Bereich des "präsenilen Irreseins" in Anbetracht der symptomatologischen Vielfalt und der noch recht dürftigen und widersprüchlichen histopathologischen Befunde dasjenige Gebiet, welches "heute vielleicht das dunkelste der ganzen Psychiatrie" ist (1910, S. 534).

In Anlehnung an Gaupp (1905) unterscheidet Kraepelin symptomatologisch eine Gruppe von Patienten mit depressiv getönten Wahnvorstellungen und Angst, bei denen ein allmählicher Übergang in dauerhafte psychische Schwächezustände zu verzeichnen sei, von einer "weiteren, kleinen Gruppe von Fällen, die bei ungünstigem Verlaufe auffallend schwere anatomische Veränderungen aufweisen" (1910, S. 541). Die von Kraepelin in diesem Zusammenhang gegebene Schilderung erinnert in manchen klinischen und anatomischen Aspekten bereits sehr deutlich an das, was später als Alzheimersche Erkrankung bezeichnet werden wird:

"Das Leiden beginnt subakut mit einem Depressionszustande. Die Kranken fühlen sich unwohl, haben ein sonderbares Gefühl im Kopf, können nicht mehr gut arbeiten, nicht schreiben oder rechnen, ihre Gedanken nicht mehr fassen, wissen nicht mehr, was sie kochen sollen, haben kein rechtes Verständnis für das, was sie lesen und hören. Das Gedächtnis wird schlecht ... . Ausgeprägte Sinnestäuschungen scheinen nicht aufzutreten. Nach kurzer Zeit werden die Kranken unzugänglich, gespannt, geben keine Auskunft mehr, sprechen verworren ... . Zugleich entwickelt sich, bisweilen ganz plötzlich, eine heftige, ziellose Unruhe und Erregung ... . Die

Kranken ... murmeln und jammern unverständlich vor sich hin, vollführen unablässig, ohne Nachdruck, einförmige Bewegungen, setzen und erheben sich, wandern wenige Schritte hin und her, fahren mit der Hand über Gesicht und Haare, drehen und wenden sich, ringen die Hände, zupfen an ihren Bettstücken, kramen sie um, nesteln an den Kleidern, kauen, schmatzen, drängen zeitweise fort. ... Im weiteren Verlaufe werden die Kranken ... allmählich ruhiger, aber auch stumpfer und gedankenärmer. Wie es scheint, entwickelt sich ein psychischer Schwächezustand, in dem die Kranken zwar in der Familie leben und sich auch ein wenig beschäftigen können, aber in geistiger und gemütlicher Beziehung eine schwere Einbuße erlitten haben, pflegebedürftig und außerstande sind, ihre frühere Stelle im Leben wieder auszufüllen." (1910, S. 541 - 543)

Bei den drei Patienten, die unter den gerade geschilderten Krankheitserscheinungen zu Tode gekommen seien, habe Alzheimer vergleichbare histopathologische Veränderungen gefunden, nämlich destruierende, zur Verflüssigung der Zellen führende Vorgänge, ausgesprochene Wucherungen der Glia und starke Vergrößerungen des Protoplasmas; "um die Gefäße herum und in den Gefäßwandzellen lagen ungeheure Mengen von lipoiden Abbaustoffen" (1910, S. 544). Diese histologischen und klinischen Gemeinsamkeiten sprechen für Kraepelin dafür, "daß wir es hier mit einem eigenartigen Krankheitsvorgange zu tun haben" (1910, S. 544), eine, wie bereits des öfteren deutlich geworden ist, für Kraepelins Nosologie recht charakteristische Formulierung.

Hinsichtlich der alkoholbedingten Seelenstörungen fällt auf, daß sich im Vergleich zu den meisten anderen Krankheitsgruppen keine gravierenden inhaltlichen Umschichtungen ergeben. Allerdings baut Kraepelin die Schilderung der Einzelbefunde und, vor allem ab der 6. Auflage, die Einbettung in experimentell-psychologische Untersuchungen aus. Er unterscheidet die verschiedenen Arten des Alkoholrausches vom chronischen Alkoholismus mit dessen typischen seelischen und körperlichen Folgeerscheinungen. Er schildert sehr ausführlich das Delirium tremens und grenzt davon ab der 7. Auflage ein besonderes Zustandsbild ab, welches Bonhoeffer als "chronisches Delirium" bezeichnete. Demgegenüber zieht es Kraepelin vor, in Anlehnung an die Beschreibung von Korsakow aus dem Jahre 1887 von der "Korsakowschen Psychose" zu sprechen. Diese müsse zwar, im Gegensatz zu der Meinung des Erstbeschreibers, nicht immer die typischen neurologischen Ausfälle zeigen, so daß die Bezeichnung "polyneuritische Psychose" nach Kraepelins Auffassung nicht mehr aufrechterhalten werden könne, wohl aber verteidigt er diese Erkrankung als eigenständige, oft auf dem Boden des Alkoholismus entstandene Psychose, die von symptomatologisch ähnlichen, jedoch nicht mit Alkoholkonsum in Verbindung stehenden seelischen Störungen abzugrenzen sei.

Das von Wernicke als "akute Halluzinose der Trinker" bezeichnete Krankheitsbild wird von Kraepelin als "halluzinatorischer Wahnsinn der Trinker" aufgeführt, wobei die Prognose dieser Erkrankung insgesamt als günstig eingestuft wird mit vollständiger Genesung in der überwiegenden Mehrzahl der Fälle. Allerdings sei die Gefahr eines Rückfalles groß.

Es gebe aber auch ausgesprochen chronische Alkoholpsychosen, die sich sowohl an ein Delirium tremens als auch an den prognostisch im allgemeinen günstigen "Alkoholwahnsinn" anschließen könnten. Kraepelin erwähnt zusätzlich den "halluzinatorischen Schwachsinn der Trinker", dessen Verlaufscharakteristika "in hohem Grade gewissen Endzuständen der Dementia praecox" ähnelten (1904a, S. 129). Schließlich wird noch der "Eifersuchtswahn der Trinker" abgegrenzt, wobei er nicht versäumt, darauf hinzuweisen, daß wahnhafte Eifersucht bei den unterschiedlichsten psychiatrischen Erkrankungen zur Beobachtung gelange.

Zusammenfassend arbeitet Kraepelin hinsichtlich der seelischen Folgen des akuten oder chronischen Alkoholkonsums zwei verschiedene Reihen von seelischen Störungen heraus, "einerseits die deliriöse Störung der Merkfähigkeit und der Auffassung, andererseits die Sinnestäuschungen und die Wahnbildungen" (1904a, S. 130). Eine wesentliche Umgestaltung erfährt dieses Konzept in den späteren Auflagen und in den programmatischen Schriften nicht mehr. Kraepelins ausdauerndes und massives Eintreten für die Alkoholabstinenz, sein "Kampf" gegen die sozialen Auswirkungen des Alkoholismus, wird im Kapitel IV.6. im Kontext seiner politischen Grundüberzeugungen angesprochen.

## V.2.6.     Diagnostischer Prozeß und psychiatrische Therapie

Es mag überraschen, daß diese beiden zentralen psychiatrischen Bereiche in einem gemeinsamen Kapitel erscheinen. Der Grund liegt wesentlich darin, daß sie auch bei Kraepelin eher knapp, auf jeden Fall aber nicht eingebettet in einen differenzierten theoretischen Kontext besprochen werden. So wichtig sie auch für die psychiatrische Arbeit sein mögen, tiefergehende Einsichten in die Struktur der Kraepelinschen Psychiatrie ermöglichen sie nur an wenigen Stellen. Um diese soll es im folgenden gehen.

Es gibt, um mit dem *diagnostischen Prozeß* zu beginnen, bei Kraepelin kein methodenkritisches Kapitel, das den Weg von den Symptomen zur Diagnose nachzeichnet. Er schildert die Grundlagen der Diagnosefindung in ähnlicher Weise wie die nosologische Ebene: Wie dort nach seiner Auffassung alle wissenschaftlichen Zugangswege letztlich in die von ihm postulierten "natürlichen Krankheitseinheiten" einmünden (vgl. IV.3.), so hat auch der diagnostische Prozeß am einzelnen Patienten sämtliche zur Verfügung stehenden Methoden anzuwenden. Allerdings kommt hier mehr noch als bei den nosologischen Grundlagen eine eindeutige Wertung ins Spiel: Während nämlich pathologische Anatomie, Physiologie und experimentelle Psychologie bereits das Stadium quantifizierender (Natur-) Wissenschaften erlangt hätten, treffe dies für die psychopathologische Ebene gerade nicht zu:

"Leider gehen die Hilfsmittel, die uns für die Klärung dieses wichtigen Teiles des Krankheitszustandes zu Gebote stehen, bisher nur wenig über diejenigen hinaus, die uns die gewöhnliche Lebenserfahrung an die Hand gibt. Die Untersuchung des psychischen Zustandes liefert uns zumeist keinerlei Zahl- und Massbestimmungen. Sie begnügt sich vielmehr mit der ursprünglichsten Art der Beobachtung und mit dem einfachsten psychologischen Versuche, der Stellung von

Fragen; sie hält sich in ihrem Gange nicht an einen vorherbestimmten Plan, sondern sie schreitet nach Belieben vom unmittelbar Vorliegenden und Auffallenden zum Verborgenen und schwerer Auffindbaren fort." (1903a, S. 349)

An anderer Stelle geht er mit der psychopathologischen Diagnostik noch härter ins Gericht:

"Es wird kaum in Abrede gestellt werden können, dass für die wissenschaftliche Betrachtung und auch im Vergleiche mit anderen medizinischen Gebieten das Verfahren, nach dem wir den Seelenzustand unserer Kranken feststellen, ein recht rohes genannt werden muss; es hat fast mehr Ähnlichkeit mit dem Vorgehen des Untersuchungsrichters als mit einer naturwissenschaftlichen Erforschung. Leider ist es weniger schwer, diesen Mangel zu erkennen, als ihm abzuhelfen." (1903a, S. 355)

Vieles erinnert an die aktuelle Debatte um die Reliabilität psychiatrischer Diagnosen, wenn Kraepelin unmittelbar auf das Untersuchungsinstrument des Fragebogens zu sprechen kommt:

"Einen wesentlichen Fortschritt unseres psychischen Untersuchungsverfahrens bedeuten jedoch die von verschiedenen Forschern unternommenen Versuche, die geistigen Leistungen unserer Kranken auf bestimmten Gebieten planmässig und unter einheitlichen Gesichtspunkten aufzuzeichnen. ... Diesem Zwecke dienten vorgedruckte Fragebogen mit verschiedenartigem Inhalte. ... Die grossen Vorzüge dieses bereits in mehreren grösseren Versuchsreihen angewendeten Fragebogenverfahrens liegen in der Vergleichbarkeit der Ergebnisse. So manche klinischen Eigentümlichkeiten der einzelnen Krankheitsformen gewinnen dadurch greifbare Gestalt ... ." (1903a, S. 353)

Freilich ist dieses Lob für die Fragebogenmethode eingebettet in Kraepelins Vorliebe für experimentalpsychologische Methoden und darf nicht unmittelbar auf die Quantifizierungsbemühungen heute gebräuchlicher "rating scales" übertragen werden. An anderer Stelle spricht sich Kraepelin deutlich gegen eine Überbewertung des quantitativen Zugangs im Sinne eines einfachen Zählens von Symptomen aus. Für den forensischen Bereich ist dies im Kapitel IV.5. gezeigt worden; im jetzigen Zusammenhang hebt er warnend hervor:

"Das Gebiet der psychischen Vorgänge [setzt] an sich der Einführung wirklich zuverlässiger Beobachtungshilfsmittel den grössten Widerstand entgegen, der nur allmählich überwunden werden kann ... ." (1903a, S. 355)

Von diesem Caveat scheinen bis zu einem gewissen Grad die von Kraepelin unermüdlich propagierten "zuverlässigen psychologischen Versuchsreihen" ausgenommen zu sein. Denn ihre konsequente Anwendung wird gerade mit dem Hinweis auf die Unzulänglichkeit bloßen Zählens gefordert:

"Die untersuchten Leistungen sind schon zu verwickelte, und die festgestellten einzelnen Abweichungen sind so verschiedenartig, dass eine einfache zahlenmässige Verwertung unmöglich wird. Es drängt sich unter diesen Umständen ganz von selbst die Forderung auf, diejenigen Verfahren für die psychiatrische Untersuchung nutzbar zu machen, die von der Psychologie zur feineren Zergliederung der Seelenvorgänge und zur Gewinnung genauer, vergleichbarer Zahlenwerte ausgebildet worden sind." (1903a, S. 356)

Die von unverhohlener Skepsis geprägte Bestandsaufnahme der psychopathologischen "Zustandsuntersuchung", die den einzigen Ausweg in der Experimentalpsychologie erblickt, führt dazu, daß Kraepelin - bekräftigt von seinem Mitarbeiter Alzheimer (1910) - die organisch orientierten diagnostischen Schritte nicht nur als erste, sondern wegen ihrer "Wissenschaftlichkeit" auch stets lobend erwähnt, so etwa die Untersuchung der Kreislaufverhältnisse, vor allem des Blutdrucks, der vegetativen Innervation, der Pupillomotorik bis hin zu chemischen Analysen von Blut, Harn und Magensaft. Manche Unklarheit etwa der pathologischen Anatomie der Hirnrinde seien geradezu der psychopathologischen Begriffsunschärfe anzulasten:

"Ein wesentliches Hindernis für die Fortentwicklung unserer anatomischen Diagnostik ist zur Zeit ohne Zweifel noch die Unsicherheit, die in der Gruppierung der klinischen Krankheitsbilder herrscht." (1903a, S. 373)

Ganz ähnlich wird die biologische Psychiatrie 80 Jahre später argumentieren, wenn sie die für die Forschung hinderliche Orientierung an nosologischen Entitäten beklagen und eine "Denosologisierung" fordern wird (vgl. VI.3.).

Leider trifft man in der Literatur oft auf Kraepelinzitate, die kaum oder gar nicht in einen explikativen Kontext gestellt und darüberhinaus, im Falle der fremdsprachigen Literatur, nicht selten mangelhaft übersetzt sind. Daraus ergeben sich immer Fehleinschätzungen, die oft schwer zu korrigieren sind, so etwa die irrige Auffassung, Kraepelin habe einen materialistischen Standpunkt vertreten (vgl. IV.2.). Ein weiteres Beispiel stellt die folgende Bemerkung zur psychiatrischen Diagnostik dar. Für sich allein genommen, verleitet sie dazu, charakteristische Merkmale der Kraepelinschen Psychiatrie, insbesondere auch deren innere Begrenztheit, zu verfehlen:

"Die Beantwortung der Frage nach dem Vorhandensein einer Geistesstörung im einzelnen Falle setzt vor allem die Kenntnis der Tatsachen voraus, die uns von der Geschichte und dem Zustande der gesamten Persönlichkeit ein möglichst klares und vollständiges Bild zu vermitteln geeignet sind." (1903a, S. 339)

Mißverständlich ist hier vor allem der Ausdruck "gesamte Persönlichkeit". Der heutige Leser assoziiert damit - in Anlehnung an Janzarik (1988) - sowohl Struktur und Dynamik der aktuellen Persönlichkeit als auch biographische Determinanten in ihrer ganzen Komplexität. Beide Gesichtspunkte sind aber bei Kraepelin von durchaus geringerem Interesse: Die innere Ausdifferenziertheit der Persönlichkeit und deren Bedeutung für die psychiatrische Diagnostik kommt bei ihm erst ab der 8. Auflage des Lehrbuches, vor allem in den späten programmatischen Schriften (1918 - 1920), in relevanter Weise zum Tragen (vgl. IV.3. und V.2.9.). Eine ähnliche, wenn auch spät einsetzende Wertschätzung ließ Kraepelin dem biographischen Aspekt hingegen nie angedeihen. Sucht nämlich der Leser nach einer näheren Bestimmung dessen, was Kraepelin mit den Ausdrücken "gesamte Persönlichkeit" oder "psychische Grundeigenschaften" meint, so sieht er sich zurückverwiesen auf die - vermutlich hier nicht erwartete - experimentalpsychologische Ebene:

"Mit Hilfe der fortlaufenden Lösung gleichartiger Aufgaben sind wir nämlich imstande, die Änderungen unserer geistigen Leistungsfähigkeit auf verschiedenen Gebieten dauernd zu verfolgen. Aus den Schwankungen der Arbeitsfähigkeit können wir aber ein Mass gewinnen für die ... Grundeigenschaften der geistigen Persönlichkeit." (1903a, S. 368)

Weder die hier und an anderen Stellen (Lange 1925, Kraepelin 1925) angesprochenen "Grundeigenschaften" noch die "Grundzustände", die von Kraepelin im Zusammenhang mit der manisch-depressiven Psychose erörtert werden (vgl. V.2.1.), sind also gleichzusetzen mit der biographisch gewordenen und aktuell gegebenen Persönlichkeit, zu der sie allerdings beitragen. Man kann diesen sehr wichtigen Aspekt noch pointierter fassen: Die Kritik, daß Kraepelin das individuelle Moment, die Idiographie, zugunsten einer auf allgemeingültige Regeln abzielenden Wissenschaftlichkeit, der Nomothetik, vernachlässigt habe, ist aus heutiger Sicht berechtigt.

Zwar bedeutet dies keineswegs, daß er ein dogmatischer Nosologe ohne Respekt vor der klinischen Erfahrung gewesen wäre (vgl. V.2.7. - 9.). Wohl aber sind trotz aller Bedeutung, die Kraepelins Lehre hatte und hat, zwei diagnostische Momente auszumachen, in denen er hinter einem methodenkritisch durchdachten wissenschaftlichen Anspruch zurückbleibt - und das nicht zuletzt aufgrund der in Kapitel IV.2. erörterten, wenig reflektierten philosophischen Vorannahmen.

Der erste Bereich hängt mit Kraepelins Wertschätzung, viele meinen seiner Überschätzung, der Experimentalpsychologie zusammen. Und tatsächlich ließ er sich trotz zahlreicher offen eingeräumter Rückschläge nie von der Hoffnung abbringen, mittels des experimentellen Zugangs nicht nur das kranke, sondern gerade auch das gesunde Seelenleben wissenschaftlich-quantifizierend erfassen zu können (vgl. IV.4.). Kaum ein Bereich blieb von diesem - überhöhten - Anspruch unberührt, natürlich nicht die Psychopharmakologie und die Leistungspsychologie, aber auch nicht die forensische Psychiatrie und eben die Persönlichkeitspsychologie. Persönlichkeit und experimentell faßbare Leistungsfähigkeit werden von Kraepelin mitunter fast synonym gebraucht; dies führt dann zu so mißverständlichen Ausdrücken wie "Grundeigenschaften der geistigen Persönlichkeit". Genau hier endet der letztlich reduktionistische Weg von der Experimentalpsychologie Wundtscher Provenienz - und das heißt eben auch Wundtscher Breite - über die schon wesentlich "engere" Kraepelinsche Psychologie als "Via regia" der zustandsgebundenen psychopathologischen Forschung bis hin zur Betrachtung komplexester, biographisch gewordener Phänomene unter experimentellem Blickwinkel. Überspitzt und sprachlich unschön, aber prägnant, kann man dies als Kraepelins Weg von der Experimentalpsychologie zu einer Art "Experimentalbiographie" beschreiben. Dies ist eine der beiden signifikanten Verkürzungen des diagnostischen Prozesses.

Die zweite betrifft den sozialen Kontext des psychisch Kranken. Auch hier kommt die individuelle Komponente, das je Einzigartige des konkreten Patienten in seinen wie auch immer gestörten sozialen Bezügen zu kurz. Vor allem bei der Diskussion des Alkoholismus, der Hysterie und der Persönlichkeitsstörungen verschwindet das Individuum mitunter geradezu hinter einem grobgerasterten Theoriengeflecht, welches vor allem Elemente der Degenerationslehre und des Sozialdarwinismus aufnimmt. Wieder überspitzt formuliert, muß man Kraepelin eine starke Tendenz zur "Sozialbiographie" bei Vernachlässigung der "Individualbiographie" attestieren.

Konkret bedeutet dies, daß er zwar oft zum sozialen Werdegang seiner Patienten Stellung nimmt, dabei aber vorwiegend auf Parameter wie gesellschaftliche Schichtzugehörigkeit, Arbeits- und Lebensbedingungen sowie das Auftreten "degenerativer" Störungen in der Familie verweist. Die individuelle Persönlichkeit in ihrer vielfältigen "inneren", von soziokulturellen Bedingungen weit weniger abhängigen Nuancierung, kurz, in ihrer "Subjektivität", kommt kaum zum Tragen. Beide Aspekte, "Experimentalbiographie" und "Sozialbiographie", tragen ganz deutlich reduktionistisches Gepräge; beide - daran können auch die fundierte klinische Erfahrung und die empirie-orientierte Nosologie nichts ändern - stellen markante Defizite der Kraepelinschen Psychiatrie dar.

Eine Transponierung der Begrifflichkeit Kraepelins auf aktuelle psychopathologische Systeme hat Kick (1981a, b) durchgeführt.

Betrachten wir in einem zweiten Schritt den *therapeutischen Bereich*. Das häufig anzutreffende Vorurteil, Kraepelin habe sich so gut wie nicht um die Belange der Behandlung gekümmert, habe die wissenschaftlich-diagnostische Ebene ganz in den Vordergrund rücken lassen, ist unrichtig. Sein klinisch-pragmatischer Krankheitsbegriff (vgl. IV.3.) hatte stets eine dezidiert therapeutische Komponente. Allerdings ist auch sein Verständnis von psychiatrischer Therapie, wie nicht anders zu erwarten, auf das engste verbunden mit philosophischen und methodischen Vorannahmen, ja mit seinem "Menschenbild".

Diese Einbettung in den gesamten Kontext ruft beim heutigen Leser unterschiedliche Eindrücke hervor: Manche Konzepte wirken modern und praxisnah, etwa wenn es um die bauliche Gestaltung psychiatrischer Kliniken geht. Bei anderen wiederum fällt der Kontrast zwischen der damaligen Einschätzung als fortschrittlich und der heutigen als antiquiert bis kurios ins Auge, vor allem hinsichtlich der "Bäderbehandlung", der Anfänge der Psychopharmakologie oder der "Elektrotherapie". Immer wieder irritiert schließlich die sich aus dem semantischen Umfeld der "Degenerationstheorie" speisende Terminologie. Aber - und das ist hervorzuheben - nie werden ohne zwingenden Grund restriktive oder gar gewaltsame Maßnahmen gutgeheißen; im Gegenteil, Kraepelin wird nicht müde, lobend auf das von Conolly (1856) in England eingeführte System des "non-restraint" hinzuweisen, welches er während seiner Tätigkeit bei von Gudden kennen- und schätzengelernt hatte.

Wie jedes andere Thema, so geht Kraepelin auch den therapeutischen Bereich ausgesprochen systematisch an. Vor allem verwundert es in Anbetracht seiner sozialpolitischen Einstellung (vgl. IV.6.) nicht, daß er die Therapiekapitel der Lehrbücher mit demonstrativ-markanten Hinweisen auf die Bedeutung der Vorbeugung einleitet. Wie bereits am Beispiel der forensischen Psychiatrie gezeigt (vgl. IV.5.), so erhält der (Seelen-) Arzt auch hier, bei der Prophylaxe, umfangreiche Kompetenzen: Stichworte sind die innerfamiliäre und schulische Erziehung, die Verhinderung der immer wieder angeprangerten "Überbürdung", also der leistungsmäßigen Überforderung der Kinder sowie - noch breiter - "die Wahl des Berufes und die gesamte Lebensführung" und schließlich "der Kampf gegen Trunksucht und Syphilis" (1903a, S. 393).

Bei den Therapieverfahren im engeren Sinne unterscheidet er körperliche und psychische. Vergleicht man die diesbezüglichen Abschnitte der Lehrbuchauflagen, so erhält man einen authentischen Überblick über die sich entwickelnde Psychopharmakologie (Mayer-Groß 1957). Wo immer möglich, verweist Kraepelin dabei in konsequenter Anwendung seines psychiatrischen Wissenschaftsverständnisses auf experimentalpsychologische Studien über die Wirkung von psychotropen Substanzen (vgl. IV.4.). So etwa wird die Wirksamkeit des Opiums - "(durch nicht zu kleine Gaben) Beruhigung und mittelbar Schlaf" - ausführlich kommentiert, wobei er wegen der drohenden Suchtentwicklung mit Nachdruck empfiehlt, "den Gebrauch des Morphiums soweit wie nur irgend möglich einzuschränken" (1903a, S. 396/397).

Er steht den zahlreichen neu synthetisierten sedierenden Substanzen, vor allem denjenigen aus der Barbituratreihe, nicht ohne Skepsis gegenüber, bezeichnet einige ganz offen als "noch zu wenig erprobt", als "unzuverlässig und ätzend" oder, immerhin, als "leidlich brauchbar" (1903a, S. 403/404). Es werden auch "anregende", das Endokrinium beeinflussende Substanzen wie "Thyreoidin" oder "Nebennierenextrakt" erwähnt, jedoch eher zurückhaltend beurteilt. Im Falle des Schilddrüsenpräparates äußert Kraepelin aufgrund "sehr ausgedehnter Versuche", der psychopathologische Befund werde "nicht einschneidend beeinflusst, vielleicht bisweilen etwas verschlechtert (Aufregungen)"; man könne, wie er süffisant hinzufügt, "höchstens ... einige verkleinernde Wirkung auf manche Kröpfe" beobachten (1903a, S. 408).

Es mag überraschen, daß Kraepelin trotz seiner strikten Alkoholgegnerschaft die sedierenden Wirkungen des Alkohols lobend hervorhebt und seinen Einsatz vor allem bei "verwirrten Erregungszuständen, die mit Nahrungsverweigerung, schwerer Unruhe und schwachem Pulse einhergehen" empfiehlt (1903a, S. 404). Sogar das Haschisch ("Cannabinon") wird wegen seines allerdings "nicht sehr sicheren" schlafanstoßenden Effektes erwähnt (1903a, S. 399). Er nimmt in diesem Kontext Aspekte der aktuellen Diskussion um die therapeutische und prophylaktische Wirksamkeit antiepileptischer Substanzen bei phasenhaften Psychosen vorweg (Emrich et al. 1984, Schmidt und Greil 1987):

"In ähnlicher Weise wie die Krampfanfälle vermögen die Bromsalze auch bisweilen periodisch auftretende Aufregungszustände zu unterdrücken, namentlich dann, wenn sie mit den Menses in Beziehung stehen und von kurzer (1 - 2wöchiger) Dauer sind. Der Erfolg tritt nicht überall, in einzelnen Fällen aber mit grosser Sicherheit ein." (1903a, S. 407)

Trotz all dieser Ansätze kann aber von differenzierter psychopharmakologischer Indikationsstellung noch nicht die Rede sein. Kraepelins medikamentöse Therapie hatte als wesentliche Zielsymptomatik Unruhe- und insbesondere Erregungszustände. In seinen Worten:

"Unter den Arzneimitteln sind es besonders die Narkotica, die wegen ihrer beruhigenden Wirkung eine hervorragende Stelle in dem Heilapparate der Geistesstörungen einnehmen." (1903a, S. 396)

Der Grundtenor der weiteren Darstellung von "körperlichen" Behandlungsverfahren ist, wie nicht anders zu erwarten, ein dezidiert medizinisch-naturwissenschaftlicher. Früher geübte Eingriffe, wie etwa gynäkologische Operationen bei Hysterie oder der Aderlaß werden von Kraepelin als unbefriedigend und spekulativ abgelehnt, "weil die Behandlung das Wesen des Leidens völlig verkannt hatte" (1903a, S. 410). Die nicht zuletzt von ihm forcierte "Medikalisierung" der Psychiatrie - heute genauso aktuell, aber eher noch mehr umstritten als damals (vgl. VI.3.) - steht Pate, wenn er in fünf Zeilen auf den Aderlaß eingeht, "früher das Hauptmittel bei Erregungszuständen", der, wie er nicht ohne Stolz betont, "jetzt durch unsere veränderten Anschauungen über die Entstehungsursachen des Irreseins ganz verdrängt worden" sei (1903a, S. 411). Nicht anders ist der Kontext bei der als "Umwälzung im Betriebe der unruhigen Abteilungen" (1903a, S. 411) gefeierten Behandlung mit warmen (Dauer-) Bädern, geht es doch auch hier um das wachsende Selbstverständnis der Psychiatrie als medizinische Disziplin, die sich von früher praktizierten, barbarischen "Therapiemethoden" wie Fesseln, Isolieren, Übergießen mit eiskaltem Wasser abgrenzen wollte. Kraepelins Aufsatz "100 Jahre Psychiatrie", so verkürzend er in theoretischer Hinsicht auch sein mag (vgl. III.), belegt dies eindrücklich, ebenso wie der Lehrbuchtext:

"Erst mit der Beseitigung aller Zwangsmittel, der Einrichtung von Wachabteilungen und dem Bestreben, der Irrenanstalt immer mehr den Stempel des Krankenhauses aufzudrücken, wurde die Badebehandlung allmählich in immer grösserem Umfange angewendet, da sich herausstellte, dass sie ausserordentlich wohltätig wirkte, ohne von nennenswerten Nachteilen begleitet zu sein." (1903a, S. 412)

Abgesehen von schweren Erregungszuständen, die für den Patienten wie für die Umgebung gefährlich werden können, kann unmittelbarer Zwang nach Kraepelin kein geeignetes psychiatrisches Behandlungsinstrument sein, auch nicht bei der "Bäderbehandlung":

"Die Kranken durch irgendwelche Anwendung von Gewalt im Bade festzuhalten, ist, wie ich glaube, verfehlt, weil dadurch der wesentliche Zweck des Bades, die Beruhigung, vereitelt wird." (1903a, S. 414/415)

Man muß sich die konkrete Situation in den psychiatrischen Kliniken um die Jahrhundertwende plastisch vor Augen halten. Nur dann wird verständlich, warum zahlreiche Autoren immer wieder betont haben, daß durch die Einführung der "Badebehandlung" nicht nur ein menschenwürdigerer Umgang mit schwer erregten Patienten ermöglicht, sondern auch das gesamte Klima einer Station oder Klinik günstig beeinflußt wurde.

Kraepelin hat sich mit der praktischen Ausgestaltung der Stationen - bauliche Struktur, technische Anlagen, Einrichtung - eingehend auseinandergesetzt. Mehrfach hat er seine Vorschläge für die "Überwachungsstationen" veröffentlicht (1894a, 1895, 1901a, 1902a). Intensive Überwachung gefährdeter Patienten durch geschultes Pflegepersonal unter Vermeidung von unmittelbarem Zwang und Isolierung - das war eine seiner hartnäckig vorgebrachten Forderungen an die therapeutische Grundversorgung (Gross 1929). Über die deletären Folgen einer zu langen Absonderung war er sich im Klaren und verwechselte sie keineswegs mit den Symptomen der Grundkrankheit. Wenn man sich nämlich vor Augen halte,

"dass auf diese Weise jene 'Anstaltsartefakte' zu stande kommen, die durch ihre Verwilderung den Schrecken ihrer Umgebung bilden, so kann darüber kein Zweifel sein, dass die Isolierung ein Übel ist, welches man sobald wie möglich beseitigen sollte." (1903a, S. 422)

Und, noch drastischer:

"Die wahren Zerstörungskünstler, denen durchaus nichts widersteht, denen jeder Stein, jedes Drahtstückchen, jeder abgebrochene Löffelstiel zum vielseitigsten, vernichtendsten Werkzeuge wird, bildet nur die Isolierung aus. Ihnen gegenüber sind alle 'unzerreissbaren' Kleider, alle 'unzerstörbaren' Geschirre und Einrichtungen gänzlich nutzlos. Mit der Durchführung der zellenlosen Behandlung werden sie aus unserem Anstaltsleben verschwinden." (1903a, S. 439)

In seinen Lebenserinnerungen schildert er einen Besuch in der Wiener Klinik im Jahre 1910. Bei dieser Gelegenheit machte er

"die Bekanntschaft meines dortigen Fachgenossen Wagner von Jauregg. Ich besichtigte auch unter Führung von Stransky die psychiatrische Klinik, die sich in einem geradezu entsetzlichen Zustande befand. In überfüllten, äußerst unbehaglichen Räumen waren alle Kranken zusammengepfercht, zum Teil an den Wänden in geschlossenen Gitterbettstellen, wie sie von manchen Irrenärzten unbegreiflicherweise noch heute als Mittel zur Behandlung unruhiger Kranker empfohlen werden." (1983, S. 177)

An weiteren, im psychiatrischen Alltag aber eher zweitrangigen körperlichen Behandlungsmaßnahmen erwähnt er die - freilich nicht mit der Jahrzehnte später eingeführten Elektrokrampftherapie zu verwechselnde - "Elektrotherapie" sowie Massage und "diätetische Massregeln". Einzelheiten sind hier nicht von Belang.

Bemerkenswert erscheint hingegen Kraepelins Auffassung von der "psychischen Behandlung". Daß er kein der Psychotherapie im heutigen Sinne zugeneigter Psychiater gewesen ist, bedarf keiner besonderen Erwähnung. Um so erstaunlicher mag es sein, daß er sehr wohl über fundierte theoretische Kenntnisse und über eigene praktische Erfahrungen mit der Hypnose verfügte und sich, wie seine Literaturhinweise belegen, mit den zeitgenössischen Argumenten zum Thema Psychotherapie auseinandergesetzt hat.

Seine unverändert kompromißlose, ja bissig-polemische Ablehnung der Psychoanalyse sowohl als Therapieform wie als psycho(patho)logische Theorie ist im Kapitel IV.4. dargestellt worden. Die von ihm anerkannten "psychischen Behandlungen" lassen sich unter dem Schlagwort einer autoritativen - notabene: nicht autoritären -, "paternalistischen" Psychotherapie subsumieren (Richter 1992). Diese kann, wie Kraepelin immer wieder durchblicken läßt, vor allem im Falle psychotischer Erkrankungen in Anbetracht der als biologisch-substratnah gedachten Ätiologie lediglich ein *supportives*, sicher aber nicht *kausales* Therapieprinzip darstellen. Der Psychiater müsse imstande sein,

"dem Kranken nicht nur ein Arzt, sondern zugleich ein Erzieher und Freund zu werden, nicht nur den körperlichen Grundlagen der Geistesstörung seine Aufmerksamkeit zuzuwenden, sondern durch die Macht seiner Persönlichkeit verständnisvoll auch die krankhaften psychischen Erscheinungen selbst zu bekämpfen." (1903a, S. 425)

Positiv ist zu vermerken, daß Kraepelin auch dem psychotisch Erkrankten gegenüber weitestgehende Offenheit fordert, umgekehrt also jede Art von Überlistung oder Täuschung, etwa im Sinne einer scheinbaren Zustimmung zu den geäußerten Wahnideen, strikt verurteilt. Besonders wichtig sei die regelmäßige Beschäftigung. Dies wird zum einen mit dem überzeugenden Argument begründet, man müsse der Entwicklung eines chronischen Antriebsdefizites, sei es nun morbogen oder ein "Anstaltsartefakt", rechtzeitig und konsequent entgegenwirken; zum anderen aber - und das wirft ein charakteristisches Licht auf sein Psychotherapieverständnis - gehe es darum, durch

"die Auswahl einer passenden, wohl anregenden, aber nicht anstrengenden Beschäftigung ... die Gedanken des Kranken von den Zuständen des eigenen Innern abzuziehen und in ihm die Teilnahme an der Aussenwelt, an der gewohnten Tätigkeit wieder zu erwecken." (1903a, S. 430/431)

Im Vergleich zu der heutigen - hier nicht zu wertenden - Methodenvielfalt im Bereich der Psychotherapie der Psychosen (Böker 1991, Müller 1991, Schimmelpenning 1989) hat Kraepelins Konzept einen sehr engen Spielraum: Im Grunde handelt es sich um rehabilitative Maßnahmen bei der sozialen Wiedereingliederung psychisch Kranker. Und konsequenterweise kann für ihn eine derartige Behandlung erst nach Abklingen der akut psychotischen Symptomatik, die als wesentlich biologisch determiniert verstanden wird, sinnvoll einsetzen (vgl. Starobinski 1960):

"Bei allen mehr oder weniger rasch sich abspielenden Formen der Geistesstörung ist die Aufgabe der psychischen Behandlung wesentlich eine abwartende. Überall handelt es sich um krankhafte Erregungszustände des Gehirns, die vor allen Dingen Ruhe und immer wieder Ruhe fordern. Der Arzt hat daher in erster Linie für die möglichste Fernhaltung aller äusseren und inneren Reize zu sorgen." (1903a, S. 428)

Wie aber steht es mit der Einschätzung psychotherapeutischer Maßnahmen bei den neurotischen und "psychopathischen" Störungen? Dieser Aspekt wird in den Lehrbuchtexten kaum im Kapitel über die "psychische Behandlung", sondern vorwiegend in den Abschnitten über die einzelnen Krankheitsbilder erörtert. Ganz offensichtlich bestand Kraepelins Patientenklientel im wesentlichen aus Psychotikern; er hat aber, worauf zuletzt Leonhard (1984) hingewiesen hat, in seiner - wohl eher kleinen - Ambulanz durchaus neurotische Patienten behandelt. Auch hier stellt er den Aspekt der langsamen Rückführung in die gewohnten sozialen Bezüge stark in den Vordergrund. "Psychodynamische", interpretationsgebundene, also stark subjektzentrierte Überlegungen finden so gut wie nie seine Zustimmung im Gegensatz zu "morbozentrischen" (Schmidt-Degenhard 1988) Therapieansätzen. Dazu muß noch angemerkt werden, daß Kraepelin wie die meisten zeitgenössischen Autoren "Neurosen" und "Psychopathien" zu den Geistesstörungen im weiteren Sinne - in seinen Worten: zum "Irresein" - gerechnet hat. Insoweit legte schon die Terminologie keine therapeutische Dichotomie - hier körperliche, da psychische Verfahren - nahe.

Eine Ausnahme hinsichtlich des Kraepelinschen Interesses für Psychotherapie bildet die Hypnose, mit der er sich eine Reihe von Jahren recht intensiv beschäftigt hat. Mit einem der engagiertesten Vertreter der Hypnotherapie und Mitbegründer der "Zeitschrift für Hypnotismus", Auguste Forel (1848 - 1931), war Kraepelin persönlich bekannt; ihre Beziehung wurde durch das gemeinsame Eintreten für die Abstinenzbewegung intensiviert.

Eine umfassende Auseinandersetzung mit der facettenreichen Entwicklung der Suggestionstherapie von Mesmer über Charcot, Bernheim, Forel bis zu Breuer und Freud findet sich bei Kraepelin allerdings nicht. Auch äußert er sich später immer zurückhaltender zur Bedeutung dieses Verfahrens; so etwa spricht er ironisch von dem "verführerischen Ausblick", der sich "in neuerer Zeit der psychischen Behandlung des Irreseins durch die staunenerregenden Tatsachen der suggestiven Beeinflussung in der Hypnose" scheinbar eröffnet habe (1903a, S. 432). Den Einsatz hypnotischer Verfahren bei akut psychotischen Erkrankungen hält er für wenig sinnvoll. Erfolgversprechender seien sie bei Störungen, "bei welchen erfahrungsgemäss psychische Wirkungen ohnedies eine herrschende Rolle im Krankheitsbilde spielen, bei der Hysterie und der Nervosität" (1903a, S. 433).

Obwohl die Hypnose früher überschätzt worden sei, richtet Kraepelin die "dringende Mahnung" an die Psychiater, "sich mit der Anwendung dieses Heilverfahrens auf das eingehendste vertraut zu machen, sei es auch nur, um nicht durch unsachgemässes Vorgehen Schaden anzurichten" (1903a, S. 434). Dabei empfiehlt er die konkrete Gestaltung der hypnotischen Therapie nach der von Bernheim und seinen Schülern geübten Methode (Hoff 1989a).

Insgesamt werden also auch Kraepelins Äußerungen zur psychiatrischen Therapie nur auf dem Hintergrund seines wissenschaftlichen "Weltbildes" plausibel: Aus einem zweifellos verkürzten Verständnis der romantischen Psychiatrie heraus (vgl. III.) ging es ihm um die Abwendung "spekulativer", naturphilosophischer Konzepte und um die Brandmarkung von rohem, ja gewalttätigem Verhalten gegenüber Patienten, welches sich gar nicht selten mit pseudowissenschaftlicher Rationalität getarnt hatte:

"Dennoch konnte es nicht fehlen, dass der Einfluss gewisser spekulativ-psychologischer Auffassungen des Irreseins sich in allerlei Absonderlichkeiten geltend machte, so namentlich in der Anwendung einer Reihe von ausgesuchten Marterwerkzeugen, ... durch die man bestimmte heilsame psychische Wirkungen auszuüben gedachte." (1903a, S. 448)

Therapie, sei sie pharmakologisch, physikalisch oder psychisch, hatte sich ebenso in sein Wissenschaftskonzept einzufügen wie jeder andere psychiatrische Bereich, etwa Diagnostik, Nosologie oder forensische Fragen. Und was den diagnostischen Prozeß anbetrifft, so war dessen Ausrichtung auf den prognostischen Aspekt in Kraepelins Augen ein unverzichtbares Merkmal seiner "Verlaufspsychiatrie" (vgl. IV.3.).

## V.2.7.    Synopsis: Der "frühe" Kraepelin

Sucht man nach einem programmatischen Schlagwort für jede der drei hier abgegrenzten Entwicklungsphasen Kraepelins, so bietet es sich für diesen ersten
Abschnitt, der etwa den Zeitraum von 1880 bis 1891 umfaßt, an, von der *Suche
nach einem tragfähigen psychiatrischen System* zwischen ungestümem Naturalismus und Wundtscher Psychologie zu sprechen. Kraepelin arbeitete in diesen
Jahren in München, Leipzig, Dresden und Dorpat (vgl. II.); es entstanden nach
dem Kompendium (1883) die zweite (1887) und dritte Auflage (1889) des Lehrbuches.

Erwartungsgemäß findet sich eine orientierende und von daher sehr breit angelegte Beschäftigung mit den zeitgenössischen Forschungsrichtungen in der
Psychiatrie. Zwei Aspekte sind hervorzuheben: Zum einen spricht aus der ersten
wissenschaftlichen Veröffentlichung Kraepelins über die "Abschaffung des
Strafmaßes" (1880) ein drastischer Naturalismus, dessen grobkörnige Argumentation sich in späteren Schriften kaum noch findet; zum anderen ist an den weiteren Veröffentlichungen dieser Zeitspanne eine zunehmende Nuancierung seines
Ansatzes in Richtung auf eine naturwissenschaftliche, dabei aber nicht dogma-
tisch-metaphysische und vor allem nicht materialistische Forschungskonzeption
unter dem prägenden Einfluß von Wilhelm Wundt zu beobachten.

Kraepelins erste Kontakte zur klinischen Realität der Psychiatrie führten offensichtlich zu einer erheblichen Ernüchterung, spricht er in den Lebenserinnerungen doch vom "verwirrenden Gewimmel" der psychotisch Erkrankten, vom
"Labyrinth der Psychiatrie" und der "Ohnmacht des ärztlichen Handelns" (vgl.
II). Er empfand die dringende Notwendigkeit einer empirisch, möglichst auch
experimentell fundierten Krankheitslehre.

Zu einer kritischen Erörterung der philosophischen Aspekte kommt es nicht,
weder hinsichtlich des Naturalismus noch des von Wundt übernommenen Parallelismus. Der wissenschaftliche Arbeitsschwerpunkt liegt auf der experimentellen Psychologie: Es werden Grundlagen für die spätere Entwicklung der Psychopharmakologie als selbständige Disziplin gelegt, wobei die Betonung auf dem
leistungspsychologischen Aspekt liegt. Das auch später unverändert beibehaltene
engagierte Interesse für forensische Fragen ist bereits deutlich erkennbar. Im Unterschied dazu kommt hier der Nosologiedebatte noch nicht der zentrale Stellenwert zu, den Kraepelin ihr nach der Übernahme des Heidelberger Lehrstuhles
einräumte.

Es ist festzuhalten, daß in dieser ersten wissenschaftlichen Entwicklungsphase
die Ausrichtung der Kraepelinschen Psychiatrie bereits recht klar vorgezeichnet
ist, wie etwa der Dorpater Vortrag über die "Richtungen der psychiatrischen Forschung" (1887b) zeigt; noch fehlt allerdings ihr von einem durchgängigen Wissenschaftsoptimismus getragener Systemcharakter, wie er vor allem für die
"mittlere Phase" kennzeichnend ist.

## V.2.8.    Synopsis: Der "mittlere" Kraepelin

Dieser Phase sind zeitlich die Jahre von 1891 bis 1915 zuzuordnen. Kraepelin leitete die psychiatrischen Universitätskliniken in Heidelberg und - ab 1903 - in München. Es entstanden die vierte (1893) bis achte Auflage (letzter Band 1915) des Lehrbuches. Programmatisch ist dies als die Phase des *selbstbewußten klinischen wie wissenschaftlichen Systematikers Kraepelin* zu bezeichnen, in der sein System den Höhepunkt der "äußeren" Differenzierung erreicht. Dies ist näher zu erläutern.

Kraepelins wissenschaftliches Weltbild verfestigt sich, ohne das philosophische Reflexionsniveau Wundts zu erreichen. Er verficht weiterhin einen dualistischen, von ihm selbst in aller Regel "parallelistisch" genannten Standpunkt hinsichtlich des Leib-Seele-Problems und wehrt sich sehr entschieden, nicht selten auch polemisch gegen die beiden metaphysischen Extrempositionen des materialistischen und des idealistischen Monismus. Allerdings gerät seine Forschungskonzeption aufgrund ihrer klaren Bevorzugung quantifizierend-"objektiver" Verfahren immer mehr in die Nähe eines - notabene ausdrücklich nicht metaphysisch gemeinten - methodischen Monismus.

Mit Blick auf die Nosologie ist dies der Zeitraum der umfangreichen "Stoffsammlung": Kraepelins klinische Erfahrung erweitert sich, insbesondere nachdem die in Dorpat sehr belastende Sprachbarriere weggefallen ist. Immer deutlicher hebt er den schon von Kahlbaum erörterten unterschiedlichen Status des aktuellen Querschnittsbefundes auf der einen und des Längsschnittes der "Syndrom-Verlaufs-Einheit" auf der anderen Seite hervor. Schon dies stellt eine Grundlage für ein psychiatrisches "System" dar. Aber Kraepelin geht jetzt noch einen entscheidenden Schritt weiter: Er verbindet die "klinische Betrachtungsweise" (1896) mit dem - schon in den ersten Auflagen aufgestellten - Postulat der Existenz und wissenschaftlichen Erkennbarkeit von "Krankheitsvorgängen", die gleichsam hinter den Syndrom-Verlaufs-Einheiten stehen und natürliche Entitäten sind. Auf sie müsse jede Art von wissenschaftlicher Zugangsweise früher oder später einmal stoßen.

Das bekannteste konkrete Ergebnis dieses theoretischen Ansatzes ist die Dichotomie endogener Psychosen, also die bis in die aktuelle operationalisierte Diagnostik hinein wirksame Abgrenzung der schizophrenen Psychosen - bei Kraepelin "Dementia praecox" genannt - von der manisch-depressiven Erkrankung. Unbeschadet der Bedeutung dieser Dichotomie für die weitere Entwicklung der psychiatrischen Diagnostik wäre es im Grunde angemessener, von einer *nosologischen Dreiteilung* zu sprechen, die stärker auf die ätiologischen und pathogenetischen Aspekte abhebt:

Bereich 1: "Dementia praecox"
 Kraepelins Hypothese: Es handelt sich um einen organischen "Krankheitsvorgang", der zu einem kortikalen Zelluntergang, möglicherweise infolge einer Autointoxikation, führt; die "angeborene Eigenart" (1915, S. 933) begünstigt zwar das Entstehen der floriden Psychose, jedoch gewinnt die

Degenerationstheorie hier nicht die Bedeutung wie bei den beiden folgenden Gruppen (vgl. V.2.2.).

Bereich 2: Manisch-depressive Erkrankung
Kraepelins Hypothese: Auch hier liegt ein "Krankheitsvorgang" vor, über dessen Art aber weit weniger bekannt ist als im Falle der Dementia praecox; es besteht eine vorwiegend genetisch bedingte Störbarkeit eigentlich "normaler" Affekte; die Psychose entsteht zumeist auf dem Boden prädisponierender "Grundzustände"; das "Degenerationskonzept" ist integraler Bestandteil der Diskussion um die Ätiologie und Pathogenese der affektiven Psychosen, jedoch in qualitativ anderer Nuancierung als bei der dritten Gruppe (vgl. V.2.1.).

Bereich 3: Persönlichkeitsstörungen im weitesten Sinne
Kraepelins Hypothese: Hier liegt eine umschriebene psychische Entwicklungshemmung vor, die den Betroffenen erst gar nicht auf das seelische Leistungsniveau eines Gesunden kommen läßt; von "Krankheitsvorgängen" kann nicht gesprochen werden; die Degenerationstheorie liefert für diesen Bereich die tragenden ätiologischen und pathogenetischen Argumente (vgl. V.2.3. - 4.).


Es ist wichtig, noch einmal ausdrücklich darauf hinzuweisen, daß Kraepelin bei aller sonstigen Differenzierung in begrifflich zumeist vage bleibender Weise die Degenerationstheorie quer zur gesamten nosologischen Spannweite in Anwendung bringt. Der ständige, ja geradezu inflationäre Verweis auf die - mehr oder weniger ausgeprägt - "degenerative" Grundlage von ansonsten unterschiedlichsten psychiatrischen Erkrankungen macht natürlich weit eher die wissenschaftliche Zweifelhaftigkeit der Degenerationstheorie deutlich, als daß er zur Klärung der Pathogenese beiträgt.

Jedoch war die Nosologie, so paradox es klingen mag, nicht Kraepelins Hauptinteresse. Vielmehr ging es ihm um die Entwicklung einer alle existierenden Forschungsmethoden einbeziehenden, allerdings naturwissenschaftlich ausgerichteten klinischen Verlaufspsychiatrie, die das hochgesteckte Ziel verfolgte, naturgegebene Krankheitsentitäten zu entdecken. Diesem Ideal kam seine Psychiatrie, zumindest von ihrer Struktur her, in der "mittleren" Entwicklungsphase am nächsten: Trotz mancherlei Kritik setzte sich seine Nosologie zunehmend durch, was zum einen mit ihrer klinisch plausiblen und übersichtlichen Argumentation zusammenhängt, zum anderen natürlich mit der weiten Verbreitung des Lehrbuches (Berner 1991, 1992, Olivier 1991). Außerdem bemühte er sich in Heidelberg und München, durch die Schaffung entsprechender personeller und organisatorischer Voraussetzungen die psychopathologische Ebene durch experimentell-psychologische, pathologisch-anatomische, (bio-) chemi-sche, genetische und epidemiologische Methoden zu ergänzen. Letztlich kulminierten diese Konzepte in der Planung und Realisierung der "Deutschen Forschungsanstalt für Psychiatrie".

In keinem anderen Zeitraum seiner Laufbahn als psychiatrischer Forscher schätzte er die Erklärungskapazität seines Ansatzes höher ein als hier. Als Symbol für dieses Selbstverständnis des "mittleren" Kraepelin kann der programmatische Aufsatz über "Fragestellungen der klinischen Psychiatrie" (1905a) angesehen werden. Er repräsentiert die sehr weitgehende "äußere" Differenzierung der Kraepelinschen Psychiatrie, deren optimistische Grundeinstellung hinsichtlich ihrer wissenschaftlichen Leistungsfähigkeit nur selten das Bedürfnis nach (selbst-) kritischer Reflexion weckte. Dies mag einer der wesentlichen Gründe für die - erstaunliche - Tatsache sein, daß sich in Kraepelins Veröffentlichungen weder die zeitgenössische Debatte um die wissenschaftstheoretischen Grundlagen der Psychologie niederschlägt noch eine detaillierte Auseinandersetzung mit anderen psychologischen Schulen und deren Forschungsergebnissen findet.

Insgesamt kann also für diese Entwicklungsphase noch nicht von einem systematischen Hinterfragen eigener begrifflicher Grundlagen und konkurrierender Konzepte gesprochen werden. Gerade deswegen wurde aber die Diskrepanz zwischen dem enorm hohen Anspruch der Kraepelinschen Psychiatrie und der realen Situation der psychiatrischen Forschung immer deutlicher spürbar und von Kritikern klar angesprochen, was schließlich zu der für den letzten Abschnitt seiner Entwicklung charakteristischen "inneren" Differenzierung führte.


## V.2.9.    Synopsis: Der "späte" Kraepelin

Diese Zeitspanne, die sich von 1916 bis zu Kraepelins Tod im Jahre 1926 erstreckt, trägt die Merkmale einer *"inneren" Differenzierung* seines psychiatrischen Systems unter dem Eindruck der zeitgenössischen Literatur, die Kraepelins Ansatz einerseits kritisierte (Hoche), andererseits aber auch qualitativ weiterentwickeln wollte (Kretschmer).

In diesen Zeitraum fallen die Gründung der "Deutschen Forschungsanstalt für Psychiatrie" (1917) (Weber 1991), die Emeritierung als Ordinarius unter Beibehaltung der Leitung der Forschungsanstalt (1923) sowie - inhaltlich - die späten programmatischen Arbeiten einschließlich der Vorbereitungen zur 9. Auflage des Lehrbuches, deren teilweise Fertigstellung durch Johannes Lange (1927) Kraepelin nicht mehr erlebte.

Die angesprochene "innere Differenzierung" seines Systems in den späten Arbeiten bezieht sich insbesondere auf zwei Aspekte, einen pathogenetisch und einen psychopathologisch bedeutsamen. Zunächst zur Pathogenese: Kraepelin schaltet nunmehr "zwischen" die weiter für natürliche Entitäten gehaltenen Krankheitsvorgänge und die von jeher als nosologisch unspezifisch betrachtete klinische Symptomatologie eine zusätzliche Ebene ein. Er spricht von "gegebenen Vorbedingungen" und meint mit diesem wenig plastischen Ausdruck individuelle Besonderheiten biologischer oder seelischer Art. Die Bezeichnung "individuell" zielt hier allerdings gerade nicht auf ein je einzigartiges, nur der idiographischen Erfassung zugängliches subjektives Moment ab; vielmehr hat Kraepelin die durchschnittlich zu erwartende Schwankungsbreite der menschlichen Grundkonstitution im Auge, die durchaus quantifizierend-objektivierender, nomothetischer Forschung offen steht.

Der Krankheitsvorgang wird von diesen "Vorbedingungen" derart deutlich moduliert, daß es klinisch zu breiten Überlappungsbezirken kommt. Doch die zugrundeliegenden Krankheitsvorgänge als solche überlappen sich nicht. Man müsse - so die unzweideutige Forderung aus dem Jahre 1920 - "unbedingt an der grundsätzlichen Verschiedenheit der Krankheitsvorgänge selbst festhalten" (1920a, S. 27). Dieser in der Kraepelinforschung immer wieder umstrittene - und wichtige - Punkt ist im Kapitel IV.3. ausführlich dargestellt worden.

Die psychopathologisch interessante Differenzierung bezieht sich auf die in der Klinik regelhaft anzutreffenden Verkopplungen von Symptomen, die eine vertiefte Bearbeitung erfahren. Kraepelin spricht nunmehr von "Registern" oder "Äußerungsformen des Irreseins". Freilich korrelieren diese psychopathologischen Einheiten auch aus seiner Perspektive mit den pathogenetisch relevanten "gegebenen Vorbedingungen", sind aber nicht mit ihnen identisch.

Diese letzte Phase in Kraepelins Denken ist also gekennzeichnet durch eine Anpassung an neue klinische und theoretische Gesichtspunkte; dabei versucht er eine Straffung des enormen klinischen Materials durch die psychopathologische Betonung der "Syndromebene" und eine differenzierte Betrachtung der "Pathogenese", behält aber das Grundpostulat der natürlichen Krankheitseinheiten unverändert bei.

# VI.  Kraepelin und die Psychiatrie des ausgehenden 20. Jahrhunderts

## VI.1.  "Kraepelin-Renaissance" - Zufall oder Notwendigkeit?

Dieser Abschnitt enthält einen knappen Abriß über die auf Kraepelin folgenden psychiatrischen Konzepte. Darauf aufbauend, wird begründet, warum das in den letzten Jahren stetig steigende Interesse an Kraepelin kein bloßer Zufall ist, sondern unmittelbar aus den aktuellen Fragestellungen hervorgeht.

Es ist deutlich geworden, wie sehr Kraepelin an der Entwicklung einer autarken, in einem bestimmten Sinne "wissenschaftlichen" Psychiatrie gelegen war. Nur diesem Zweck sollte seine Nosologie dienen, die insoweit mit Sicherheit kein Selbstzweck war. Aus einem ganzen Bündel von Gründen, die hier nicht wiederholt werden sollen (vgl. IV.3.), wurde Kraepelins Ansatz außerordentlich einflußreich. Die "Gravitationskraft" seines Systems ließ jedoch ab den 20er Jahren dieses Jahrhunderts zunächst einmal nach.

Alternative oder ergänzende Konzepte wurden ausgearbeitet und fanden Eingang in die psychiatrische Diagnostik und Therapie: Die "Tübinger Schule" im Gefolge von Robert Gaupp und Ernst Kretschmer vervollkommnete den "multidimensionalen" Ansatz. Dieser berief sich auf eine biologisch fundierte, aber besonders den Stellenwert der Persönlichkeit betonende Konstitutionslehre (Gaupp 1915, Kretschmer 1918, 1919). Die formal stringentere "Heidelberger Schule" konnte sich wohl noch am ehesten als Fortsetzung Kraepelinschen Erbes betrachten, allerdings nicht so sehr, was ihre psychopathologische Ausrichtung betraf, als in Bezug auf ihre Tendenz zur somatischen Fundierung der schizophrenen Psychosen und auch des Wahns (Gruhle 1932). In diesen Kontext gehört Kurt Schneiders "Somatosepostulat" (Schneider 1980). Hier blieb es bei Kraepelins Dichotomie der endogenen Psychosen, auch die Paranoia behielt ihren Charakter als eigenartiges Krankheitsbild, das sich jeder raschen Einordnung widersetzte, allerdings immer wieder mit der Schizophrenie in Verbindung gebracht wurde (Janzarik 1949/50, 1959).

Einen ganz anderen, nicht zufällig an die Begrifflichkeit neurologischer Systemkrankheiten erinnernden Weg schlug die sich auf Carl Wernicke und Karl Kleist berufende Konzeption Karl Leonhards (1980) ein: Die endogenen Psychosen werden noch viel subtiler als bei Kraepelin unterteilt, und auch hier scheint das Postulat der "natürlichen Krankheitseinheiten" durch.

Eine gegenläufige Tendenz, nämlich die Wiederbelebung der unter Kraepelins Einfluß weitgehend in Vergessenheit geratenen Debatte um die Einheitspsychose, findet sich in den nosologisch-psychopathologischen Ansätzen von Janzarik (1988) und Rennert (1965). Ersterem geht es um die Aufhellung - nosologieübergreifender - strukturdynamischer Veränderungen bei den endogenen Psychosen, die er mit Bedacht als "idiopathische Psychosyndrome" bezeichnet; letzterer stellt die Hypothese der "Universalgenese endogener Psychosen" zur Diskussion (vgl. III.).

Für die psychoanalytische Theorie, die sich durch die nationalsozialistische Verfolgung ab den dreißiger Jahren schwerpunktmäßig in den Vereinigten Staaten weiterentwickelte (Peters 1992), stellte die psychiatrische Diagnostik einen vergleichsweise wenig interessanten Bereich dar. Zwischen den (neo-) psychoanalytischen Krankheitskonzepten und Kraepelins Nosologie fand sich bald fast keine Übereinstimmung mehr (Loch 1981). Recht deutlich wird das an der ersten Fassung des diagnostischen und statistischen Manuals seelischer Störungen DSM-I, das 1952 von der American Psychiatric Association herausgegeben wurde und sich ganz wesentlich auf psychoanalytische Konzepte stützte (Grob 1991).

Vor wenigen Jahrzehnten provozierte - aus heutiger Sicht mag man eher sagen: verblüffte - die antipsychiatrische Bewegung mit der Behauptung, die wesentlichen psychischen, vor allem psychotischen Störungen seien im Grunde nichts anderes als ungerechtfertigte, im Dienste mehr oder weniger unreflektierter bürgerlicher Ideologien stehende Konstrukte der Psychiater, hätten aber jedenfalls keine reale Entsprechung in einer "krankhaften" psychischen Verfassung der Betroffenen (Laing 1959).

Sozialpsychiatrisch orientierte Autoren wiederum bestreiten zwar keineswegs die Existenz seelischer Erkrankungen, verweisen aber im Gegensatz zu einem vorwiegend biologischen Verständnis auf deren ätiologische, pathogenetische und verlaufsbezogene Vernetzung mit psychosozialen, besonders intrafamiliären und rollentypischen Determinanten (Dörner und Plog 1986).

Einen ungewöhnlich eng an philosophische Konzepte angelehnten Weg beschritt die anthropologische Psychiatrie. Husserls Phänomenologie und die Heideggersche Existentialontologie lieferten den theoretischen Bezugspunkt für ein Verständnis psychotischer Verfassungen als spezifisch menschliches, in den interpersonellen Grundlagen verzerrtes "In-der-Welt-Sein" (Binswanger 1965, Blankenburg 1971, Husserl 1913, Kockelmans 1978, Kraus 1988, Kuhn 1963).

Während noch in den 50er Jahren gerade die letztgenannte Richtung einen erheblichen Einfluß vor allem auf die psychiatrische Theoriediskussion hatte, leiteten die Entdeckung und Weiterentwicklung neuer medikamentöser Behandlungsstrategien den Aufschwung der biologischen Psychiatrie ein. Wegen der immer subtiler und zuverlässiger erfaßbaren somatischen Parameter wurde die Forderung laut, nosologische Systematiken nicht (nur) auf - oft schlecht quantifizierbare - psychopathologische, sondern auf biologische Befunde auszurichten, also in verstärktem Maße "Außenvalidierung" zu betreiben (vgl. VI.3.).

Im übrigen müssten auch psychopathologische Begriffe stringenter definiert werden, um Reliabilität und Validität zu erhöhen - dieses Postulat führte zur Entwicklung operationaler Diagnostik (vgl. VI.2.). Deren theoretische Wurzeln gehen auf den "Wiener Kreis" um Rudolf Carnap zurück, der in den 20er und 30er Jahren eine von subjektiven Momenten weitgehend befreite, eindeutige Wissenschaftssprache forderte. Eine solche hätte auch innerhalb einer sich als "positive Wissenschaft", als "Realwissenschaft", verstehenden Psycho(patho)logie Anwendung finden sollen. Nach dieser Auffassung liegt nur dann Wissenschaft vor, wenn in Form intersubjektiv jederzeit verifizierbarer oder falsifizierbarer Protokollsätze das "positiv Vorhandene" abgebildet wird. Aussagen, die nicht in diese Form gebracht werden können, seien nun nicht etwa falsch, sondern schlicht sinnlos, seien "Scheinprobleme der Philosophie" (Carnap 1928), etwa für die europäische Philosophietradition so tragende Fragestellungen wie das Leib-Seele-Problem, der Gegensatz von Willensfreiheit und Kausaldeterminismus, die Wahrheits- und Relativismusdebatte (Faust und Miner 1986, Hempel 1965, Hoff 1990a, 1992a, Klerman et al. 1984, Möller 1976, 1993, Reznek 1991, Saß 1990, Schwartz und Wiggins 1986a, Spitzer und Degkwitz 1986, Stein 1991).

Eine weitere für die Psychiatrie wichtige Entwicklung betrifft die im angelsächsischen Raum entstandene "Philosophy of Mind", die im Deutschen meist als "Analytische Philosophie des Geistes" bezeichnet wird: Sie hat in den letzten Jahren für die Erkenntnistheorie der Humanwissenschaften erheblich an Bedeutung gewonnen (Bieri 1981). Nun tritt diese Richtung nicht mit dem Anspruch auf, eine systematische philosophische Theorie entwickelt zu haben. Vielmehr handelt es sich um sehr heterogene Denkanstöße von philosophischer, mathematischer und naturwissenschaftlicher Seite, denen es um eine sinnvolle Verbindung zwischen dem Pragmatismus der empirischen "Realwissenschaften" einerseits und den philosophischen Grundlagen andererseits geht. Das Erscheinungsbild der Philosophy of Mind ist, trotz der Orientierung der Mehrzahl ihrer Autoren an einer - im philosophischen Sinne - *realistischen* Erkenntnistheorie, sehr facettenreich, wie schon ein Blick auf zentrale Stichworte wie Physikalismus (Nagel 1965), Identitätstheorie (Bieri 1981), Emergenztheorie (Hastedt 1988) und Intentionalität (Searle 1983) zeigt. Eine - allerdings ausgesprochen kontroverse - Literatur versucht, diese und eine Reihe jetzt nicht aufgezählter Ansätze auf ihre Implikationen für die psychiatrische Forschung und Praxis hin zu untersuchen.

Eine vertiefte Darstellung dieser Debatte ist hier nicht Gegenstand. Die ausgesprochen heterogene psychiatrische Theorienlandschaft wird aber auch durch diese knappe Übersicht deutlich. Sabshin (1990) hat, was die nordamerikanische Situation betrifft, vier Wendepunkte der Psychiatrietheorie des 20. Jahrhunderts ausgemacht. Freilich meint dies nicht ein krasses Wechseln der gesamten theoretischen Matrix, sondern eine jeweils andere Schwerpunktsetzung: Er grenzt den psychobiologischen Ansatz Adolf Meyers von der stark psychoanalytisch beeinflußten Strömung nach dem II. Weltkrieg ab (vgl. VI.2.) und diese wiederum von der dem logischen Positivismus verpflichteten "Neuroscience" der 70er und 80er Jahre. Bemerkenswerterweise prognostiziert Sabshin für das Ende dieses Jahrhunderts eine Wiederbelebung breiter, "ganzheitlicher", also Meyers Perspektiven aufnehmender Tendenzen (Peters 1990).

Zusammenfassend kann man von einer Phase der Aufsplitterung der psychiatrischen Theoriebildung in der nach-Kraepelin-Ära sprechen. Diese Theorienvielfalt besteht zwar auch heute noch, jedoch wird seit einigen Jahren besonders von biologisch-psychiatrisch ausgerichteten Autoren der Ruf nach einer "Wieder-Entdeckung" Kraepelinscher Prinzipien laut. Bevor in den beiden folgenden Kapiteln die Einzelheiten dieser Entwicklung erörtert werden, ist darzustellen, warum diese "Kraepelin-Renaissance" weit mehr ist als eine zufällige historische Reminiszenz.

Vielmehr ist das Gegenteil der Fall. Bei einem Vergleich der ideengeschichtlichen Ausgangspositionen Kraepelins und des aktuellen "Neo-Kraepelinianismus" fallen nämlich *frappierende Parallelen* auf. Dies möchte ich mit sechs Beispielen veranschaulichen.

1. Die übereinstimmende Forderung nach einer Umgestaltung der psychiatrischen Forschung bezieht ihre Überzeugungskraft aus der verbreiteten Unzufriedenheit damit, daß schon bestehende Ansätze methodisch wie inhaltlich unvereinbar sind. Kraepelin hatte vom "Gewirr der Beobachtungen" (1904a, S. 191) gesprochen.

2. Beide Richtungen trauen dem psychopathologischen Querschnittsbefund eine maßgebliche nosologische Ordnungsfunktion nicht zu. Das klinische Bild müsse mit biologischen Parametern und - vor allem von Kraepelin selbst betont - mit dem Verlauf korreliert werden.

3. Psychiatrische Forschung - so das gemeinsame, nach außen oft pointiert dargestellte Selbstverständnis - habe sich am Vorbild der Naturwissenschaften zu orientieren, habe insbesondere von "spekulativen" Ansätzen Abstand zu halten. Kraepelins Angriffe galten hier vornehmlich der "romantischen Psychiatrie", aber auch der Psychoanalyse; letztere bleibt für viele "Neo-Kraepelinianer" Hauptziel ihrer Kritik.

4. In beiden Fällen wird die wissenschaftliche Tragfähigkeit des eigenen Ansatzes selbstbewußt und optimistisch beurteilt, was ganz wesentlich mit den zur Verfügung stehenden neuartigen Forschungsmethoden in Verbindung steht: Für Kraepelin die sich rasch entwickelnde Hirnanatomie, die (Neuro-) Physiologie und Biochemie, die psychiatrische Genetik und Epidemiologie, für die heutigen Autoren die Molekularbiologie, die Biochemie des Zellstoffwechsels, "bildgebende Verfahren" wie CT, MR, PET oder SPECT sowie die erweiterten neurophysiologischen Methoden ("brain-mapping").

5. Philosophischen Fragen wird zunächst wenig Interesse entgegengebracht. Bei Kraepelin selbst zeigt sich dies in seiner verkürzten, wenn auch nicht grob verzerrten Rezeption der Wundtschen Philosophie (vgl. IV.1.); Arbeiten aus dem "neo-Kraepelinianischen" Umfeld lassen erst in jüngster Zeit erkennen, daß sie die philosophischen Grundlagen des Ansatzes für wissenschaftlich wesentlich halten (Reznek 1991).

6. Beiden Richtungen geht es um die Etablierung einer forschenden Psychiatrie, die sich dezidiert als autarkes medizinisches Fach versteht, sich von den Nachbarwissenschaften also klar abgrenzt.

Auf diesem Hintergrund wird in den folgenden Kapiteln die aktuelle psychiatrische Theoriediskussion auf ihre - tatsächliche oder bloß behauptete - Verbindung mit Kraepelin hin untersucht.

## VI.2. Die operationalisierte Diagnostik in der Psychiatrie zwischen Kraepelin, Hoche und Kurt Schneider

Seit einigen Jahren nimmt der Einfluß operationalisierter Diagnosesysteme in der Psychiatrie stetig zu (Hoff 1992d, Mathis 1992, Spitzer und Degkwitz 1986, Saß 1990). Das "Diagnostische und Statistische Manual psychischer Störungen" der APA (DSM-III-R) (1987) sowie die 1991 von der Weltgesundheitsorganisation eingeführte ICD-10 sind in vergleichbarer Weise operational organisiert. Im folgenden werden die wesentlichen Merkmale der beiden neuen Klassifikationen auf ihre konzeptuellen Verbindungen zu Kraepelin hin untersucht.

Nicht zuletzt Kraepelin selbst ist ein aussagefähiges Beispiel dafür, daß die psychiatrische Diagnostik von einem komplexeren und daher auch weniger einheitlichen Netz wissenschaftstheoretischer Vorannahmen abhängig ist als etwa die internistische oder chirurgische. Nur so ist es zu erklären, daß, um ein wesentliches Beispiel herauszugreifen, im Falle der Schizophrenie das Spektrum von der biologischen Dopaminhypothese bis zur antipsychiatrischen Leugnung der Existenz des Krankheitsbildes reicht. Derartig krasse konzeptuelle Heterogenitäten begleiten die Entwicklung der Psychiatrie seit ihrer Entstehung als eigenständige medizinische Wissenschaft im 19. Jahrhundert. Und es verwundert nicht, daß dieser Sachverhalt regelmäßig beklagt wurde, verbunden mit der Forderung nach besserer wissenschaftlicher Kommunikation.

In den 60er Jahren des 20. Jahrhunderts gewann diese Kritik wieder an Einfluß. Internationale Studien über die Vergleichbarkeit psychiatrischer Diagnosen (WHO 1973) förderten zumeist desillusionierende Befunde zutage: So hatte etwa ein in den USA unter dem theoretischen Einfluß Eugen Bleulers, der Psychoanalyse und der Psychobiologie Adolf Meyers, also in einem sehr weiten Sinn, als schizophren diagnostizierter Patient eine vergleichsweise geringe "Chance", dieselbe Diagnose auch von der an Emil Kraepelin und Kurt Schneider orientierten, einen engeren Schizophreniebegriff vertretenden kontinentaleuropäischen Psychiatrie zuerkannt zu bekommen. Wie wenig es sich hier um ein rein methodisches Problem handelt, wird deutlich, wenn man sich die außerordentlichen - und dennoch oft unterschätzten - Konsequenzen vergegenwärtigt, die mit der ärztlichen Feststellung etwa einer Schizophrenie für das Leben des Betroffenen und für sein soziales Umfeld verbunden sind.

Vor allem im Kontext der neuen und effizienteren Therapiemaßnahmen, die ab den 50er Jahren dieses Jahrhunderts entwickelt wurden, empfanden viele Autoren es als zunehmend unvertretbar, daß ein und derselbe Patient je nach theoretischem Bezugsrahmen des Untersuchers die unterschiedlichsten Diagnosen erhielt und daß, umgekehrt, Patienten mit derselben Diagnose nur wenige psychopathologisch faßbare Gemeinsamkeiten des klinischen Bildes und Verlaufes aufwiesen. Diese Unzufriedenheit verband sich mit der Forderung, diagnostische und therapeutische Strategien durch empirische Begleitforschung auch im internationalen Vergleich zu überprüfen, was eine reliable Befunderhebung voraussetzte. Hauptziele der sich zunehmend selbstbewußter formierenden Richtung waren also, vereinfachend gesagt, die Abschwächung, ja vielleicht sogar die Abschaffung des klinisch-intuitiven, in diesem Sinne "subjektiven" Teils der Diagnose und die Entwicklung gleichsam "objektiv" nachprüfbarer, kriteriengeleiteter diagnostischer Prozeduren.

Nun entsteht, wie gerade Kraepelins Psychiatrie verdeutlicht, kein diagnostisches System ohne theoretischen oder, provozierender, weltanschaulichen Hintergrund (Hoff 1990a). Daran kann auch eine sehr strikte Operationalisierung des diagnostischen Prozesses nichts ändern. Im Falle des DSM-III-R und der ICD-10 stellt die Philosophie des logischen Empirismus die wissenschaftstheoretische Grundlage dar (Schwartz und Wiggins 1986a) (vgl. VI.1.). Die praktische Durchsetzungskraft der neuen Konzepte zeigt sich in der enormen Reduktion der in Gebrauch befindlichen Diagnosesysteme: 1950 existierten nahezu 40, mittlerweile verengt sich das Feld zumindest auf der internationalen Ebene zwar langsam, aber stetig auf das DSM-III-R und die ICD-10, die überdies - unbeschadet ihrer Konkurrenzsituation - erhebliche strukturelle Ähnlichkeiten aufweisen.

Die wesentlichen Merkmale operationaler Diagnosesysteme sind die folgenden:

1.  Es werden Ein- und Ausschlußkriterien sowie Kriterienverbindungen für jede Diagnose festgelegt - hier liegt der methodische Kern der Operationalisierung.

    Dieser Weg führt bis hin zu diagnostischen "Entscheidungsbäumen", die bei aller Transparenz allerdings auch Zwänge generieren: Sind nämlich die Kriterien erfüllt, so steht die Diagnose fest, sie muß dann gestellt werden. Die Frage des Klinikers, ob nicht aufgrund von möglicherweise nicht operationalisierbaren Merkmalen eine andere Diagnose zu erwägen ist, wird klar verneint.

2.  Das Prinzip der Komorbidität wird betont.

    Der Untersucher wird aufgefordert, bei einem Patienten mehrere Diagnosen zu stellen, sofern die jeweiligen Kriterien erfüllt sind. Dies wendet sich gegen die Tendenz, nur die schwerste Störung, etwa eine schizophrene Psychose, zu diagnostizieren und etwaige weitere seelische Auffälligkeiten, man denke an Persönlichkeitseigentümlichkeiten oder mißbräuchliches Einsetzen von psychotropen Substanzen, nicht eigens diagnostisch hervorzuheben.

3.  Der diagnostische Prozeß wird multiaxial strukturiert.

    Das Prinzip der mehrachsigen Diagnostik ist bislang nur beim DSM-III-R und noch nicht in der ICD-10 verwirklicht (Mombour und Sartorius 1992): Jeder Patient wird auf verschiedenen, im Falle des DSM-III-R auf fünf Achsen beurteilt. Die erste Achse ist die dem Psychiater besonders geläufige Ebene der klinischen Symptomatologie; die zweite Achse enthält eine Beschreibung der Persönlichkeit des Patienten; auf der dritten Achse werden körperliche Erkrankungen benannt; auf der vierten und fünften Achse schließlich geht es um die Fragen, wie gut der Patient im letzten Jahr vor der Untersuchung psychosozial integriert gewesen ist bzw. ob und in welchem Umfange er reaktiven Belastungsmomenten ausgesetzt war.

4. Operationale Systeme orientieren sich eher an quantitativen als an qualitativen Aspekten der zu beobachtenden Psychopathologie.

Konkret bedeutet dies, daß von herkömmlichen, jedoch für wissenschaftlich schlecht oder gar nicht abgesichert gehaltenen Unterscheidungen wie derjenigen zwischen Neurose und Psychose oder, im Falle der depressiven Erkrankungen, zwischen den endogenen und reaktiven Depressionen, ausdrücklich Abstand genommen wird. Anstelle dessen wird nach dem Kriterium des Schweregrades differenziert, bei der Depression etwa zwischen einer leichten, mittelschweren und schweren Episode. Die Unterscheidung zwischen organisch begründbaren und nicht organisch begründbaren seelischen Störungen wird hingegen (noch) beibehalten; das DSM-IV wird voraussichtlich auch diese für obsolet und irreführend gehaltene Dichotomie aufgeben und durch die Unterscheidung von primären und sekundären Erkrankungen ersetzen (Spitzer et al. 1992).

5. Operationale Diagnosen erheben den Anspruch, unabhängig von ätiologischen Vorannahmen zu sein.

Dieser Sachverhalt wird oft mit dem mißverständlichen Terminus "Theoriefreiheit" bezeichnet. Damit ist zweifellos nicht gemeint, daß operationale Diagnosesysteme völlig frei von jedweder theoretischer Vorannahme wären. Vielmehr soll operationales Diagnostizieren verschiedene Untersucher auch dann zur selben Diagnose führen, wenn sie in ihren Grundannahmen zur Entstehung seelischer Störungen sehr divergente Positionen vertreten, man denke an die ätiopathogenetischen Hypothesen der Psychoanalyse im Vergleich zu denjenigen der biologischen Psychiatrie. Die operationale Diagnose soll gleichsam den kleinsten gemeinsamen Nenner für die zuverlässige Beschreibung des klinisch Wahrnehmbaren darstellen.

Vergleicht man nun die Grundlagen Kraepelinscher und operationaler Diagnostik, so ergeben sich eine Reihe von Gemeinsamkeiten, aber auch bemerkenswerte Differenzen. *Gemeinsam* ist beiden Ansätzen eine objektivierende Tendenz: Es geht um psychopathologische Merkmale, die in irgendeiner Weise der Beobachtung zugänglich sind und nicht nur durch Interpretation - des Patienten oder des Arztes - gewonnen werden können. Es wird eine Quantifizierung der Befunde angestrebt, wobei Kraepelin hier mehr die experimentell-psychologische Absicherung und nicht so sehr eine quantitative Psychopathologie etwa im Sinne von "rating-scales" im Auge hatte. Geht man vom "späten" Kraepelin aus, so wird man eine Annäherung an ein multiaxiales Diagnostizieren feststellen können (vgl. V.2.9.). Freilich war dies keineswegs in einen vergleichbar ausdifferenzierten theoretischen Rahmen eingebettet wie etwa die von Kretschmer als Ergänzung, nicht als Ersatz für die Kraepelinsche Psychiatrie vorgeschlagene "multidimensionale Diagnostik" (vgl. VI.1.). Die zur Zeit in Anwendung befindliche Fassung der ICD-10 verfügt noch nicht über mehrere Achsen, jedoch ist deren Entwicklung vorgesehen (Dilling und Dittmann 1990).

Eine weitere vergleichbare Problematik ist die - allerdings jedem nosologischen System immanente - reduktionistische Tendenz, wobei hier deutlich unterschiedliche Nuancierungen vorliegen: Bei Kraepelin wurde das klinische Material wahrlich nicht reduziert, wie der stetig wachsende Umfang des Lehrbuches zeigt. Wohl aber zeigte sich das reduktionistische Element indirekt dadurch, daß auf dem Hintergrund unreflektierter philosophischer Vorannahmen einige methodische Zugänge deutlich bevorzugt, andere hingegen vernachlässigt bis offen abgelehnt wurden (vgl. IV.3. und V.2.6.).

Im Gegensatz dazu liegen die philosophischen Grundlagen der operationalen Diagnostik recht klar auf der Hand; hier geht es vielmehr um eine Art des Reduktionismus, der zu einem dogmatischen Gültigkeitsanspruch gegenüber allen anderen Arten des Diagnostizierens führen kann. Sicherlich nicht in der Grundintention der Autoren, wohl aber in der klinischen und auch der forensischen Praxis zeigt sich die Gefahr, operationale Systeme unkritisch, und das heißt jenseits ihres Kompetenzbereiches, einzusetzen: Ungünstigstenfalls wird die kriteriologische Diagnostik mit der Psychopathologie sogar identifiziert, werden diagnostische Manuale für Lehrbücher gehalten. Ausgewogene Stellungnahmen der letzten Jahre heben denn auch den Wert der erhöhten Reliabilität ausdrücklich hervor, verweisen aber auf die Tatsache, daß operationale Diagnosen sich notwendigerweise auf einen Sektor des psychopathologischen Befundes beziehen. Dieser Sektor kann in vielen Fällen sehr groß sein, kann aber auch wesentliche Aspekte übersehen; dies wird besonders deutlich, wenn man sich die Problematik der operationalen Diagnostik von Persönlichkeitsstörungen vor Augen hält (Hoff 1992a, Kraus 1991b, Priebe 1989, Saß 1987a, 1987b, Saß und Wiegand 1990, Schwartz und Wiggins 1987, Schwartz et al. 1989, Snaith 1993).

Für Kraepelin war - auch dies eine Parallele zur heutigen Diagnostik - die psychiatrische Diagnose keineswegs ein Selbstzweck; er verstand sich, was überraschen mag, in erster Linie als forschender Kliniker und dann erst als Nosologe. Allerdings betrachtete er ein empirisch abgesichertes nosologisches Grundgerüst als unverzichtbare Voraussetzung für jede Art von psychiatrischer Forschung. Ganz ähnlich fungiert die kriteriologische Diagnostik in der heutigen Situation als wesentliches Moment der Evaluationsforschung.

Es existiert aber auch eine Reihe von wichtigen *Unterschieden*, die es verbieten, operationale Diagnostik gleichsam als unmittelbare Fortsetzung Kraepelinscher Ansätze aufzufassen, wie es ein oberflächliches Verständnis von "Neo-Kraepelinianismus" nahelegen könnte (vgl. VI.3.). Kraepelin fußt auf den - von ihm nicht explizit benannten - theoretischen Konzepten des Realismus und Naturalismus, der operationale Ansatz hingegen ist dem logischen Empirismus und einer relativistischen Grundhaltung verpflichtet (vgl. IV.2. und VI.1.). Dieser abstrakt anmutende Unterschied manifestiert sich ganz praxisnah etwa hinsichtlich des teleologischen Momentes: Hatte Kraepelin den Zweckgedanken in Bezug auf

Entstehung und Bedeutung psychischer Krankheiten mitunter bis hin zu einem unverhüllten Sozialdarwinismus ausgebaut - markantestes Beispiel: "Das Verbrechen als soziale Krankheit" (1907) -, so wollen sich ICD-10 und DSM-III-R von Vorentscheidungen zur Ätiologie und im Grunde auch zur sozialen Relevanz seelischer Störungen freihalten.

Ein besonders wichtiger Unterschied bezieht sich auf ein Kernproblem jeder psychiatrischen Klassifikation, die Entscheidung zwischen kategorialem und dimensionalem Ansatz (Kendell 1978). Kraepelin gehörte trotz aller Unsicherheit der klinischen Diagnostik, trotz aller "Zwischen-Fälle", wie sich Kurt Schneider später ausdrücken sollte, dem kategorialen Lager an. Eine solche Position entsprach ganz konsequent seinem Postulat der Existenz und Erkennbarkeit natürlicher Krankheitseinheiten (vgl. IV.3.). Dies bezieht sich wohlgemerkt auf die psychotischen Erkrankungen. Zugespitzt formuliert, hielt Kraepelin im Gegensatz zu der (späteren) Auffassung Kurt Schneiders im Bereiche der endogenen Psychosen nicht nur eine "bloße" Differentialtypologie, sondern eine "echte" Differentialdiagnose für möglich. Ob eine solche Differentialdiagnose mit den zur Verfügung stehenden methodischen Mitteln bereits zu leisten sei, erschien zumindest dem "späten" Kraepelin allerdings fraglich. Insoweit relativiert sich also die Diskrepanz zwischen dem "Optimismus" Kraepelins und der skeptischen Einstellung des methodischen Puristen Schneider.

Die operationalen Systeme verhalten sich nun im Streit um Kategorizität oder Dimensionalität explizit unentschieden. Dies mag anachronistisch klingen, entspricht aber recht genau deren Zielsetzung: Ob es im Bereich seelischer Auffälligkeiten distinkte, von Natur aus klar unterschiedene Einheiten gibt oder "nur" ein Kontinuum ohne feste Grenzen - diese Frage wird offengelassen, schließlich soll ja eine für beide Richtungen akzeptable diagnostische "Sprache" angeboten werden. Hier steht also, drückt man es in Anlehnung an den philosophischen Sprachgebrauch aus, dem Kraepelinschen Streben nach Realdefinitionen die Beschränkung auf Nominaldefinitionen gegenüber. In der Praxis ist allerdings zu beobachten, daß doch wieder eine Art "Reifizierung" oder "Ontologisierung" ins Spiel kommt: Im Bewußtsein des unkritischen Anwenders werden die operational definierten Störungsgruppen zu feststehenden Einheiten, deren Konstruktcharakter übersehen wird.

Die Debatte um die operationalisierte Diagnostik erinnert an die ebenso häufig zitierte wie verkürzt dargestellte Auseinandersetzung zwischen Kraepelin und Hoche (Berrios und Dening 1991). Bei aller Bemühung Kraepelins um kategoriale Unterscheidungen darf doch nicht übersehen werden, daß er dies auf die "natürlich" vorkommenden "Krankheitsvorgänge" bezogen wissen wollte, nicht aber - und hier liegt eine dauerhafte Quelle von Mißverständnissen - auf die Ebenen der klinischen Symptomatologie oder gar des Übergangs von (noch) gesund zu (bereits) krank (vgl. IV.3.). Er sah durchaus die grundsätzlichen Schwierigkeiten, die sich bei der wissenschaftlichen Systematisierung des Phänomens "psychisch kranker Mensch" notwendig ergeben. Dies belegt etwa seine warnende - und auch den heutigen Diagnostiker nicht gerade ermunternde - Vorbemerkung hinsichtlich aller denkbaren "Kriterien des Irreseins":

"Das Bedürfnis nach einer strengen Definition der Geisteskrankheit, nach einer Abgrenzung dieser letzteren von der Breite des Normalen, ist in der Geschichte der Psychiatrie der Ausgangspunkt zahlloser, angestrengter Bemühungen, scharfsinniger Auseinandersetzungen und spitzfindiger Argumentationen gewesen, bis endlich jetzt die unvermeidliche Erkenntniss sich immer mehr Bahn zu brechen beginnt, dass die Fragestellung von vornherein eine falsche war, dass es hier wirklich scharfe Grenzen und unfehlbare Kriterien der Natur der Sache gemäss ebensowenig geben kann, wie bei der Unterscheidung von körperlicher Gesundheit und Krankheit." (1887a, S. 165)

Notabene, es ist hier die Rede von der Unmöglichkeit einer wissenschaftlichen Grenzziehung zwischen "normal" und "psychopathologisch auffällig", die von zahlreichen nicht quantifizierbaren und letztlich wertenden Faktoren und Vorannahmen abhängt; dies gilt aber nicht für die - nach Kraepelins Auffassung sehr wohl, und zwar im wörtlichen Sinne, in der "Natur" der Sache liegende - Grenzziehung zwischen Krankheitsvorgang A und Krankheitsvorgang B, die er für möglich und erforderlich hält. Es geht ihm im jetzigen Kontext um die Kritik an der Inkompatibilität psychiatrischer "Sprachen":

"Noch jeden Tag kann es sich ereignen, daß sich den Anhängern verschiedener diagnostischer Systeme angesichts des konkreten Falles ähnliche Schwierigkeiten der gegenseitigen Verständigung darbieten, wie einstmals den Erbauern des Babylonischen Turmes." (1887b, S. 4)

Wie steht es nun mit der fraglichen Nähe des operationalen Ansatzes zur Hocheschen Kritik an Kraepelins Krankheitseinheiten? Sicherlich verbindet beide Ansätze die theoretisch fundierte Zurückweisung des Anspruchs, anstelle von psychopathologischen Konstrukten natürliche Krankheitseinheiten erkennen zu können. Allerdings darf man nicht verkennen, daß auch Hoches Syndrome, die "Einheiten zweiter Ordnung", komplexe klinische Entitäten darstellen, die sich keineswegs problemlos operationalisieren lassen. Darüberhinaus kann das Bündel von Argumenten, das Hoche Kraepelin entgegengehalten hat (Hoche 1912), nahezu unverändert auf die oben angesprochene Tendenz der operationalen Diagnosen angewendet werden, zumindest in der praktischen Anwendung doch wieder zu quasi natürlichen Krankheitseinheiten aufgewertet zu werden.

Versucht man eine zusammenfassende Wertung, so wird man die operationalisierte Diagnostik weder eindeutig auf Kraepelin noch auf Hoche zurückführen können. In komplexer Weise steht sie gewissermaßen zwischen beiden. Darüberhinaus nimmt sie wesentliche Impulse aus Kurt Schneiders Psychiatrie auf, vor allem teilt sie mit ihm die bereits erwähnte Tendenz zu methodischem Purismus. Sehr vielsagend ist eine Bemerkung Schneiders bei der Erörterung der Konstitutionslehre Kretschmers und der Differentialtypologie endogener Psychosen. Knapp, gedanklich dicht, unverschnörkelt, wie es für seine Texte so charakteristisch ist, nimmt er hier, in seiner "Allgemeinen Psychopathologie", ein wesentliches Grundmoment der operationalen Diagnostik vorweg, nämlich das Postulat nach der Unabhängigkeit der Diagnose von ätiologischen Vorannahmen:

"Gegenüber der Konstitutionspsychiatrie Kretschmers ist folgendes hervorzuheben. Unsere Zwischen-Fälle sind rein beschreibend gemeint, also untheoretisch. Es liegt ihnen also nicht der Gedanke zugrunde, der Zyklothymie und Schizophrenie entsprächen zwei Konstitutionsformen oder Konstitutionskreise, die nun in solchen Zwischen-Fällen sich mischten. Der Gedanke, die endogenen Psychosen auf zwei (oder auch drei) Konstitutionsformen aufzuteilen, liegt uns fern. Unsere rein deskriptiven Aufstellungen liegen gewissermaßen vor einer konstitutionswissenschaftlichen Erklärung und sind einer solchen gegenüber neutral. Obschon diese auf einige Tatsachen gestützt werden kann, ist sie eine konstruktive Deutung, die zur Annahme nicht zwingt." (Schneider 1980, S. 145)

Hier, bei dem "gelernten Philosophen" Schneider, kommt es im übrigen nicht zu einem Mißverständnis hinsichtlich der Bedeutung von "untheoretisch". Im Vorwort zum DSM-III-R wird bekanntlich der Terminus "atheoretical" so wenig erläutert, daß häufig der irrige Eindruck entstand, die Autoren hielten sich allen Ernstes für frei von jeder theoretischen Vorannahme; bei Kurt Schneider geht aus dem Kontext eindeutig hervor, daß es ihm um die Unabhängigkeit von ätiologischen oder pathogenetischen Hypothesen geht - genau das aber intendieren auch DSM-III-R und ICD-10.

Die Möglichkeiten und Grenzen jeder Operationalisierung, insbesondere die bereits angesprochene Gefahr der Verwechslung diagnostischer Schemata mit der Psychopathologie selbst, hat Schneider klar gesehen:

"Es ist Aufgabe der Psychopathologie, weiter zu versuchen, die zahlreichen vagen Fachausdrücke zu differenzieren und so festzulegen, daß sie eindeutiger und im Gebrauch der Willkür mehr als bisher entzogen werden. Der Untersucher aber soll die Beschreibung dessen, was er sicht, gerade nicht voreilig in übernommene Schablonen pressen, sondern den ganzen Reichtum der lebendigen Sprache benützen, um anschaulich zu schildern. Das Auffangen in die Begriffe der Symptomatik, das Messen an möglichst eindeutig festgelegten Fachausdrücken ist für ihn etwas Sekundäres. Es muß zwanglos geschehen und unetikettiert stehenlassen, was nicht aufgeht. Gerade durch das vorschnelle Belegen des Gesehenen mit Fachausdrücken entstehen die meisten falschen Diagnosen." (Schneider 1980, S. 145)

Streng empirische Ausrichtung, straffe Definition psychopathologischer Termini und eine Tendenz zur Aufwertung der Querschnittsdiagnostik - dies sind die wesentlichen Berührungspunkte zwischen Kurt Schneider und der operationalen Diagnostik. Diese weicht allerdings von Schneiders Gesamtkonzept insofern deutlich ab, als sie weder wirkliche "Erstrangsymptome" anerkennt noch sich zur Ätiologie endogener Psychosen äußert, also insbesondere nicht das "Somatosepostulat" vertritt.

Die inhaltlichen Beziehungen zwischen der operationalen Diagnostik und Kraepelin sind also zu komplex, um sie in einer griffigen Formulierung darstellen zu können. So wie einerseits die mitunter geradezu uferlose Deskription Kraepelins häufig nicht den heutigen Ansprüchen an eine klare, operationale Begrifflichkeit genügen kann, so wird der operationale Ansatz genau dann hinter Kraepelin zurückfallen, wenn er die "klinische Betrachtungsweise" vernachlässigt (Kraus 1991a, Parshall und Priest 1993, Saß 1990, Scadding 1993, Ulrich 1992). Und in der Tat erinnert eine aus juristischer Perspektive vorgetragene Befürchtung recht deutlich an Kraepelins Kritik an der Monomanienlehre des frühen 19. Jahrhunderts: Durch die starke Zunahme von Diagnosen - im DSM-III-R mehr als 250 - drohe, so Blau (1989), eine "Psychiatrisierung des Alltags", wobei auch die (sehr) leichte seelische Auffälligkeit mit einer Diagnose versehen und dergestalt in den Zuständigkeitsbereich der Psychiatrie bewegt werde (vgl. Hoff 1992a und IV.5.).

Auch die vordergründige Gleichsetzung von operationalem Ansatz und "Neo-Kraepelinianismus" trägt nicht zur Klärung bei. Freilich fordern die Autoren dieser Gruppe einen reliablen und nachprüfbaren diagnostischen Prozeß, jedoch handelt es sich bei dem "Neo-Kraepelinianismus" um ein viel zu heterogenes Gebilde, als daß man es auf eine Ebene mit der konzeptuell scharf umrissenen operationalen Diagnostik stellen dürfte.

## VI.3.  "Neo-Kraepelinianer" - Bemerkungen zum Selbstverständnis der biologischen Psychiatrie

Die seit einer Reihe von Jahren einflußreichste psychiatrische Gruppierung, die sich unmittelbar auf Emil Kraepelin beruft, sind die bereits mehrfach erwähnten "Neo-Kraepelinianer" in den USA (Blashfield 1984). Zentren dieser Richtung waren und sind die Universitäten und Kliniken in St. Louis, Iowa City und New York City. Paradigmatisch sind die Veröffentlichungen von Guze (1970, 1978), Klein und Davis (1969), Robins und Guze (1970), Spitzer (1975), Winokur et al. (1969).

Dieses Kapitel hat drei Schwerpunkte: Zum einen die Erörterung der wesentlichen Kriterien des "Neo-Kraepelinianismus" nach dessen eigenem Selbstverständnis, zum anderen die Frage, inwieweit tatsächlich eine Übereinstimmung mit Kraepelins Konzepten vorliegt oder ob sich Diskrepanzen ergeben, kurz, ob die Bezeichnung "Neo-Kraepelinianismus" sachlich gerechtfertigt ist, und schließlich die Darstellung einiger für die aktuelle psychiatrische Forschungspraxis wichtiger Ansätze aus dem Umfeld des "Neo-Kraepelinianismus".

Zunächst zur Begriffsklärung. In erster Näherung kann man den Grundgedanken des "Neo-Kraepelinianismus" dahingehend beschreiben, daß die Existenz von untereinander sowie vom gesunden Bereich abgrenzbaren seelischen Störungen postuliert wird, die empirischer, insbesondere neurobiologischer Forschung zugänglich sind; für die Durchführung dieser Forschung sei die Psychiatrie als dezidiert medizinische, methodisch an den Naturwissenschaften orientierte Fachdisziplin zuständig. Einen sehr klaren, wenn auch heute nur selten erwähnten Ausdruck fand dieses Konzept bereits ab den späten 40er Jahren dieses Jahrhunderts, als beispielsweise Ash (1949) die intolerabel geringe diagnostische Übereinstimmung selbst zwischen erfahrenen Psychiatern empirisch belegte und kritisierte. Der entscheidende Impuls - und der explizite Rückbezug auf Kraepelin - geht aber zweifellos auf das Lehrbuch der klinischen Psychiatrie zurück, das 1954 in englischer Sprache von W. Mayer-Gross, E. Slater und M. Roth veröffentlicht worden ist. Hier - und nicht etwa in den 70er oder 80er Jahren - liegt die konzeptuelle Wurzel des "Neo-Kraepelinianismus".

Es erscheint mir wichtig, darauf hinzuweisen, daß dieser grundlegende Text, im Gegensatz zu manchen rezenten Arbeiten, alles andere als unkritisch zustimmend mit Kraepelins Lehre umgeht: Deren Grenzen werden durchaus dargelegt, etwa wenn es um die Erfassung neurotischer und psychopathischer Zustände geht. Gerade diese kritische Ausgewogenheit läßt aber die sehr weitgehende Übereinstimmung mit Kraepelins Psychiatrieverständnis pointierter und vor allem substantiierter hervortreten. Es handelt es sich also keineswegs um eine bloß einleitende Bemerkung, sondern um ein optimistisches Forschungsprogramm, das demjenigen Kraepelins sehr ähnlich ist, wenn die Autoren die folgende Feststellung treffen:

"Dieses Buch basiert auf der Überzeugung der Autoren, daß die Grundlagen der Psychiatrie auf den Naturwissenschaften aufbauen müssen ... . Wir glauben, daß nur durch eine organische Verbindung zwischen den Naturwissenschaften, der Biologie, der Medizin und der Psychiatrie und durch die mühsamen, jedoch zuverlässigen Methoden wissenschaftlicher Untersuchung und Diskussion langfristige Fortschritte erreicht werden können." (Mayer-Groß et al. 1954, S. 1; übersetzt von P.H.)

Oft zeigen sich die Parallelen zu Kraepelins eigenen Texten schon in der Wortwahl:

"Es ist gut, sich daran zu erinnern, daß vor nur 150 Jahren die Behandlung geistiger Störungen, abgesehen von der Therapie gefährlicher psychotischer Patienten, als in die Zuständigkeit des Philosophen und des Theologen gehörend angesehen wurde ... . Normalerweise werden im Verlaufe wissenschaftlichen Fortschrittes zunächst Fakten gesammelt und bestätigt; anschließend wird eine Theorie an sie angepaßt, deren entscheidende Implikationen in der Folge getestet werden sollen. Dieser Prozeß ist durch einen luftigen Höhenflug unterbrochen worden. Eine theoretische Position folgt der nächsten mit stets zunehmender Komplexität, und die Notwendigkeit, die Theorie ständig durch das Aufsuchen neuer Fakten zu überprüfen, wird vergessen. Das natürliche Korrektiv dieser ungesunden Tendenzen liegt in einer Rückkehr zum Krankenbett und zu der Disziplin der klinischen Beobachtung. Die Autoren glauben, daß die Psychiatrie dann, wenn sie das Studium des kranken Menschen aufgibt, selbst aufhört, Psychiatrie zu sein." (Mayer-Groß et al. 1954, S. 2; übersetzt von P.H.)

Auch die Einschätzung der Psychoanalyse könnte unmittelbar aus Kraepelins näherem Umfeld stammen, heißt es in wahrlich polemischer Weise von ihr doch, sie sei ein

"schlagendes Beispiel dafür, was ein Neurologe hervorbringen kann, wenn er eine Theorie der Normalpsychologie entwickelt, nämlich eine mechanistische Mythologie." (Mayer-Groß et al. 1954, S. 11; übersetzt von P.H.)

Der trotz aller Orientierung an der Biologie geforderte "multidimensionale Zugang" erinnert an die allerdings noch nicht einen solchen Differenzierungsgrad erreichenden Bemühungen des "späten" Kraepelin, sich mit anderen Ansätzen, etwa von Birnbaum und Kretschmer, auseinanderzusetzen (vgl. V.2.9.).

Es erscheint konsequent, daß die Forderung nach der Entwicklung klarer, operationaler Kriterien für die psychiatrische Diagnostik vorwiegend von der gerade geschilderten Richtung artikuliert wurde. Insoweit sind die jetzt weltweit gebräuchlichen operationalen Diagnosesysteme DSM-III-R und ICD-10 durchaus gedanklich und personell mit dem "Neo-Kraepelinianismus" verbunden, freilich nicht mit diesem identisch. Sein Anspruch reicht wesentlich weiter als in den diagnostischen Bereich, knüpft aber an diesen an: Blashfield definiert die "Neo-Kraepelinianer" geradezu als

"eine Gruppe von Psychiatern, die sich gegen die antiklassifikatorischen Argumente der 50er und 60er Jahre des 20. Jahrhunderts ausgesprochen haben. Die Neo-Kraepelinianer betonten den positiven Wert der Klassifikation, befürworteten das medizinische Modell und favorisierten klar einen wissenschaftlichen Ansatz in der Psychopathologie, der auf Genetik und Biochemie beruht." (Blashfield 1984, S. 34/35; übersetzt von P.H.)

Am stringentesten hat Klerman (1978) die zentralen Anliegen des "Neo-Kraepelinianismus" ausformuliert; der folgende Vergleich mit Kraepelins Ansatz wird sich daher auf seine Kriterien stützen. Für Klerman bilden neun Grundsätze die Kernstruktur dieser Richtung (Übersetzungen jeweils von P.H.):

1. "Die Psychiatrie ist ein Zweig der Medizin."

Dieses affirmative Postulat wäre für Kraepelin selbstverständlich gewesen. Die Vermutung, daß dieser keine so enge Beziehung zur Medizin hätte herstellen wollen, um der Psychologie mehr Raum geben zu können (Blashfield 1984, S. 28), überzeugt nicht. Schließlich gestaltete sich für Kraepelin gerade aus der Verbindung von experimenteller Psychologie und naturwissenschaftlich orientierter psychiatrischer Forschung der optimistische, ja utopische Horizont einer psychiatrisch-psychologischen "Einheitswissenschaft", mit deren Hilfe sowohl das gesunde als auch das kranke Seelenleben wissenschaftlich erschöpfend zu erfassen seien (vgl. IV.3.). Insofern bezog, um ein aktuelles Schlagwort zu benutzen, Kraepelins Medikalisierung der Psychiatrie die Psychologie vollständig mit ein.

2. "Die Psychiatrie sollte moderne wissenschaftliche Methoden einsetzen und deren Ausübung auf wissenschaftlich gesicherten Kenntnissen aufbauen."

Fraglos identisch mit Kraepelins Intention, beschwört dieses Kriterium aber auch die gleichen inhärenten Schwierigkeiten herauf: Es wird nämlich solange lediglich eine Verschiebung des grundsätzlichen Problemes vorgenommen, wie nicht definiert wird, wodurch denn wissenschaftliche Methoden und Kenntnisse von unwissenschaftlichen abzugrenzen sind. Schließlich wird auch jeder Gegner des "Neo-Kraepelinianismus" sich für seine Methoden auf das Kriterium der Wissenschaftlichkeit berufen. Vor allem die psychodynamisch ausgerichteten Kritiker wenden ein, daß hier das Adjektiv "wissenschaftlich" kurzschlüssig mit "naturwissenschaftlich-quantifizierend" gleichgesetzt wird. Sollte dies tatsächlich beabsichtigt sein - Klerman kommentiert diese Frage nicht -, so läge fraglos eine reduktionistische Tendenz vor. Reduktion als solche - im Sinne einer Strukturierung des Datenmaterials gemäß theoretischen Vorannahmen - ist nun keineswegs wissenschaftlich bedenklich, sondern sogar notwendig, jedoch muß man sich ihrer bewußt sein. Anderenfalls entsteht ein Dogma, welches nur derartige Forschungsansätze anerkennt, die nahtlos in die jeweilige - hier die quantifizierende - "Wissenschaftssprache" zu übersetzen sind, und jedes andere Prozedere als "unwissenschaftlich" disqualifiziert. Dies führt besonders deutlich vor Augen, daß der Bedarf an philosophischer Reflexion im Falle des "Neo-Kraepelinianismus" keinen Deut geringer ist als bei Kraepelin selbst (vgl. IV.2.).

3. "Die Psychiatrie behandelt Menschen, die krank sind und die um Behandlung wegen einer seelischen Erkrankung nachsuchen."

Dieses Kriterium hat weder Bezug zu Argumenten, die Kraepelin vorgebracht hat, noch trägt es zur Klärung der angeschnittenen Fragen bei. Sein erster Teil ist tautologisch, und der zweite verkennt die psychiatrische Situation insofern, als gerade die besonders schwer gestörten Patienten häufig nicht nur keine Behandlung aufsuchen, sondern diese im Gegenteil strikt ablehnen.

4. "Es gibt eine Grenze zwischen Normalität und Krankheit."

Kraepelin war sich der hier vorliegenden Problematik durchaus bewußt. Das Konzept der "natürlichen Krankheitseinheiten" hinderte ihn nicht an der Erkenntnis, daß es in zweierlei Hinsicht fließende und gerade nicht kategorial-"sprunghafte" Unterschiede zwischen "gesund" und "krank" gebe: Zum einem sei der Übergang vom gesunden Zustand in den psychotischen oft nicht völlig abrupt, sondern stetig und verzögert. Gerade Kraepelins starke Betonung der prämorbiden, oft bis in die Kindheit zurückreichenden Auffälligkeiten bei Psychotikern legt für ihn die Möglichkeit eines langsamen "Herauswachsens" der Psychose aus vorbestehenden Störungen nahe - heute würde man von "Vulnerabilität" sprechen. Der Übergang zur manifesten Psychose wird dabei von Kraepelin an keiner Stelle seines Werkes als klarer qualitativer Sprung gewertet.

Das gleiche gilt für die - in Kurt Schneiders Worten - Differentialtypologie zwischen den unterschiedlichen nicht-psychotischen Erkrankungen, also etwa zwischen den Spielarten der Persönlichkeitsstörungen oder den Neurosen. Stets weist Kraepelin hier auf die fließenden Übergänge hin (vgl. V.2.4.). Andererseits - und das darf natürlich nicht übersehen werden - blieb er in einer Hinsicht kompromißlos: Zwischen den natürlichen Krankheitseinheiten, die nach seiner Auffassung "hinter" den klinischen "Erscheinungsformen des Irreseins" (1920) stehen, gebe es keine Übergänge, vielmehr lägen distinkte, naturgegebene Kategorien vor. Hier hätte Kraepelin - wieder im Sinne Kurt Schneiders - eine "echte" Differentialdiagnose für möglich und nötig gehalten (vgl. IV.3.). Insofern kann sich dieses Kriterium nur hinsichtlich der Abgrenzung von Psychosen untereinander auf Kraepelin berufen.

5. "Es gibt unterscheidbare seelische Krankheiten. Seelische Krankheiten sind keine Mythen. Es gibt nicht eine, sondern viele seelische Krankheiten. Es ist die Aufgabe einer wissenschaftlichen Psychiatrie, so wie es die Aufgabe anderer medizinischer Spezialdisziplinen ist, Ursachen, Diagnostik und Behandlung dieser seelischen Erkrankungen zu erforschen."

Dieses Kriterium entspricht genau der Kraepelinschen Suche nach "natürlichen Krankheitseinheiten". Die pointierte, gegen die antipsychiatrischen Attacken (Szasz 1972) gerichtete Feststellung, daß seelische Erkrankungen keine Mythen seien, beschwört allerdings eine allzu grobe Dichotomie herauf (vgl. Mindham et al. 1992). Daß Psychosen keine Krankheiten, sondern Mythen seien, wäre der Psychiatrie der Jahrhundertwende als groteske Behauptung erschienen. Die drastische Gegenüberstellung Klermans erinnert aber an die ähnlich grobkörnige, ja oberflächliche Dichotomie, als die Kraepelin den - vermeintlichen - Sprung von der "romantischen" zur "medizinisch-naturwissenschaftlichen" Psychiatrie verstanden wissen wollte (vgl. III.).

6. "Der Schwerpunkt psychiatrisch tätiger Ärzte sollte besonders auf den biologischen Aspekten seelischer Erkrankungen liegen."

Auch dieses Postulat spiegelt Kraepelinsche Gedanken recht präzise wider und hat entsprechend problematische Konsequenzen: Denn man wird die Kraepelin entgegengehaltene Kritik auch auf dieses Argument beziehen müssen, daß er nämlich infolge seiner vorwiegend biologischen Ausrichtung zu einem, wenn auch nicht metaphysisch-dogmatischen, so doch methodischen Monismus tendiert habe.

7. "Es sollte eine ausdrückliche und engagierte Beschäftigung mit der Diagnose und Klassifikation geben."

Hier ergeben sich keinerlei Diskrepanzen zu Kraepelins Position.

8. "Diagnostische Kriterien sollten in einem Kodex festgelegt werden. Es sollte eine anerkannte und für wissenschaftlich sinnvoll gehaltene Forschungsrichtung geben, die solche Kriterien durch verschiedene Techniken zu validieren sucht. Darüberhinaus sollten die psychiatrischen Abteilungen der medizinischen Hochschulen diese Kriterien lehren und nicht abwertend kritisieren, wie es viele Jahre lang der Fall gewesen ist."

Die Betonung des Einflusses, den die psychiatrische Aus- und Weiterbildung auf die Entwicklung des ganzen Faches hat, entspricht genau Kraepelins Intention: Nicht nur aus seinen Lebenserinnerungen geht anschaulich hervor, wie sehr er sich immer wieder um die Einführung und Weiterentwicklung von Unterrichtsveranstaltungen für Medizinstudenten, für niedergelassene Ärzte oder Juristen bemüht hat. Die "Kodifizierung" in Form expliziter diagnostischer Kriterien - struktureller Kern jeder operationalen Diagnostik - hatte bei dem stark verlaufsorientierten, den Querschnittsbefund also eher skeptisch betrachtenden Kraepelin hingegen noch keinen derartig hohen Stellenwert.

9. "Forschungsvorhaben mit dem Ziel einer erhöhten Reliabilität und Validität von Diagnose und Klassifikationen sollten statistische Techniken einsetzen."

Im Kontext der Diagnoseforschung - und nur dieser Aspekt berührt das Kriterium 9 - finden statistische Techniken bei Kraepelin (noch) kaum Berücksichtigung, anders als etwa in der experimentellen Psychologie. Die allgemeine Tendenz zur Quantifizierung wissenschaftlicher Hypothesen hingegen ist sehr kennzeichnend für seine Ausrichtung.


Zusammenfassend entsprechen die genannten Grundgedanken im wesentlichen durchaus der Kraepelinschen Position. Jedoch rezipieren sie vorwiegend deren Oberflächenmerkmale. Die so entstehende Situation entbehrt nun nicht einer gewissen Ironie: Denn tatsächlich erkauft sich der "Neo-Kraepelinianismus" sein Selbstverständnis nicht nur mit der wissenschaftlich fruchtbaren, also *positiven* Übernahme psychiatrischer Grundannahmen Kraepelins, vielmehr gerät er, wie Kraepelin selbst, in die Gefahr, durch die Unterschätzung der impliziten philosophischen Prämissen ungewollt zu reduktionistischen, ja dogmatischen Schlußfolgerungen gedrängt zu werden, ein "Neo-Kraepelinianismus" also auch in *negativer* Hinsicht.

Dieser Gedankengang kann anhand der beiden Kriterien 4 und 5 beispielhaft erläutert werden: Sie nehmen zwar ohne Frage Grundmomente Kraepelins auf, verschärfen sie aber so apodiktisch, daß man versucht ist, von einem "Hyper-Kraepelinianismus" (Michels 1984) zu sprechen. Konkret fällt eine deutliche Tendenz zur "Reifizierung" auf, also zur Vergegenständlichung und Objektivierung seelischer Krankheiten, die derart ausgeprägt allenfalls bei dem "mittleren Kraepelin" anzutreffen ist (vgl. V.2.8.). Das Problembewußtsein der späten programmatischen Schriften wird von diesen beiden Kriterien nicht erreicht (vgl. V.2.9.).

Wie im vorangegangenen Kapitel gezeigt, nimmt die operationale Diagnostik oft eine schwankende Haltung zu der Frage ein, was denn eigentlich klassifiziert werde, Symptome, Syndrome, Störungen oder Krankheiten? Nun hat auch der "Neo-Kraepelinianismus" als ganzer mit dieser Klippe zu kämpfen: So etwa spricht Klerman 1978 mit großer Selbstverständlichkeit von "many mental illnesses", während er 1990 den Anspruch deutlich zurücknimmt: "Mental illness consists of many disorders" (Klerman 1990). Unausgesprochen bleibt, daß dieser stille Wechsel vom Plural zum Singular des Wortes "illness" alles andere ist als eine semantische Nebensächlichkeit, sondern auf die Wirksamkeit genau derselben grundlegenden philosophischen Fragen verweist, mit denen es Kraepelin immer wieder zu tun hatte, obwohl er ihnen gerne ausgewichen wäre (vgl. IV.2.).

Es ist nun zu zeigen, wie sehr die angesprochenen Fragen das Spannungsfeld zwischen Kraepelins Vorgaben und dem heutigen (Selbst-) Verständnis von "Neuroscience" beeinflussen. Im Mittelpunkt des hier gewählten, praktisch ausgesprochen relevanten Beispiels steht das Verhältnis von Nosologie und Forschung. Konkreter ausgedrückt: Woran, wenn nicht an der klinischen Nosologie, soll sich die psychiatrische Forschung orientieren? Kraepelins Antwort auf diese Frage ist klar: Forschung zielt auf die Erkennung natürlicher Krankheitseinheiten ab, und die Nosologie hat sich mittels steter empirischer Überprüfung möglichst nahe an diese Einheiten anzunähern, wobei der (Langzeit-) Verlauf, jeweils korreliert mit neurobiologischen Befunden, das entscheidende Referenzsystem darstellt. Wie schwierig dies ist, hat er in seinen späten Schriften selbst herausgearbeitet, für unerfüllbar hielt er die Forderung aber nie (vgl. IV.3.).

Die Entwicklung nach Kraepelin hat in unkritischer Verkürzung den Systemcharakter seiner Nosologie über-, ihre empirische Modulierbarkeit aber unterbewertet. So wirkte sie im Laufe der Zeit starrer, als Kraepelin sie konzipiert hatte. Die sich ab den 50er Jahren dieses Jahrhunderts zunehmend selbstbewußt formierende biologische Psychiatrie teilte zwar mit Kraepelin manche wissenschaftlichen Grundannahmen, sie reflektierte aber nur in Ansätzen die diachrone Entwicklung seines Konzeptes der natürlichen Krankheitseinheiten bis hin zu der (selbst-) kritischen "inneren" Erweiterung nach 1918. Nur so erklärt sich das immer häufiger artikulierte Unbehagen an der traditionellen Nosologie, insbesondere was das - vermeintliche - Kraepelinsche Haupterbe anbetrifft, die Dichotomie endogener Psychosen. Die Forscher auf den Gebieten Neurochemie, Neurophysiologie oder Molekulargenetik fühlten sich eingeengt, fürchteten, daß die klassische Nosologie zur lästigen, der Forschung hinderlichen Hypothek werde. Sie forderten nosologieunabhängige Forschungsstrategien - das Schlagwort der "Denosologisierung" wurde geprägt.

Es mag nun paradox klingen, aber diese Aufforderung zur Nosologiekritik hätte Kraepelin wohl kaum getroffen. Wie im Kapitel IV.3. gezeigt wurde, war er von seinem Selbstverständnis her eben nicht in erster Linie Nosologe, sondern klinisch orientierter Forscher. Dies bedeutete für ihn, daß sich die klinische Nosologie der Forschung unterzuordnen habe und nicht umgekehrt. Die ständigen, für den Leser oft nur mühsam mitzuverfolgenden Umschichtungen während der Neubearbeitungen seines Lehrbuches sind letztlich nichts anderes als der Ausdruck von empirisch fundierter Nosologiekritik durch Kraepelin selbst. Die Beispiele der Melancholie, der Paraphrenien, der Paranoia, aber auch der Dementia praecox selbst belegen dies deutlich.

Um keine Mißverständnisse aufkommen zu lassen: Freilich hat Kraepelin an seinem Grundpostulat der Existenz und wissenschaftlichen Erkennbarkeit getrennter natürlicher Krankheitseinheiten nicht gerüttelt; auf *dieser* Ebene beharrt er tatsächlich auf dichotomen Vorgängen - entweder der jeweilige Krankheitsvorgang liegt vor oder eben nicht. Der "späte" Kraepelin hat aber ebenso klar ausgesprochen, daß von einer "natürlichen" Dichotomie zwischen den *klinischen Bildern* der Schizophrenie und der manisch-depressiven Erkrankung nicht die Rede sein könne. Insofern - und hier schließt sich der Kreis zur aktuellen Nosologiekritik - hätte er die Aufforderung, die Forschung nicht ausschließlich an klinischen Konstrukten zu orientieren, sondern "Außenvalidierung" zu betreiben, begrüßen können, ohne Abstriche an seinem Ansatz vornehmen zu müssen.

Dieses Thema ist in jüngster Zeit vor allem von van Praag et al. (1987) aufgegriffen worden. Wenn man nämlich, so die Kritik, biologisch-psychiatrische Daten bloß auf die herkömmliche - gemeint ist die Kraepelinsche - Nosologie projiziere, dann entstehe der Eindruck weitgehend oder gar völlig fehlender Spezifität. Exemplifiziert wird dies anhand der Untersuchungen zum Serotoninstoffwechsel bei unterschiedlichen seelischen Erkrankungen:

"Die starre Orientierung der biologischen Psychiatrie an der Suche nach Markern für Krankheitseinheiten hat den Fortschritt behindert. ... Die Entwicklung der Serotoninforschung in der Psychiatrie zeigt die Bedeutung dessen, was wir den funktionalen Ansatz genannt haben. Dieser geht einher mit der Unterteilung eines gegebenen psychopathologischen Syndroms in seine Komponenten, d.h. die psychologischen Funktionsstörungen, und mit der Suche nach Korrelationen zwischen biologischen und psychologischen Störungen." (van Praag et al. 1987; übersetzt von P.H.)

Daß eine radikale Abkehr von der Nosologie schlechthin nicht gemeint ist, hat van Praag klargestellt: Der funktionale Ansatz sei kein Ersatz für die Nosologie, sondern eine Ergänzung. Benkert (1990, 1993) schlägt eine schärfere Akzentuierung dieses weitreichenden und grundsätzliche Fragen aufwerfenden Gedankenganges vor: Da, so sein zentrales Argument, einerseits die tradierte nosologische Klassifikation in Anbetracht nosologieübergreifender biologisch-psychiatrischer Befunde und Therapiestrategien nicht mehr befriedigen könne, andererseits das erklärte Fernziel einer "biologischen", in Kraepelins Sprache "natürlichen" Klassifikation, wiewohl prinzipiell durchaus erreichbar und daher anzustreben, noch nicht verwirklicht sei, stelle vorderhand die als "funktional" apostrophierte Klassifikation die bestmögliche Interimslösung dar. Auf die facettenreiche, ja geradezu schillernde Entwicklung des Begriffes "funktional" in der Geschichte der Nervenheilkunde kann ich hier nicht eingehen; entscheidend ist, daß eine solche Klassifikation das Ansprechen auf ganz bestimmte (medikamentöse) Therapieformen formal zu einem wesentlichen Einteilungskriterium macht und inhaltlich über pathophysiologische Hypothesen mit neuronalen Transmittersystemen verknüpft: Klinische Syndrome, die auf die gleiche  Behandlung hin remittieren, sind in dieser Sichtweise auch dann funktional-nosologisch verwandt oder gar identisch, wenn sie aus der Perspektive der klassischen Nosologie weit auseinanderliegen; ein aktuelles Beispiel ist die therapeutische Beeinflußbarkeit unterschiedlicher psychopathologischer Symptome wie Zwang, Angst und depressive Verstimmung durch die auch von van Praag (1988) paradigmatisch hervorgehobenen Substanzen, die selektiv die Wiederaufnahme von Serotonin hemmen (vgl. Goodman 1992).

So berechtigt nun die Kritik an einer starren, bloß der Tradition verpflichteten Nosologie auch sein mag, eines bleibt zu bedenken: Ersetzt man die klassische, oft als dogmatisch empfundene Krankheitslehre, deren Begründer Kraepelin sich ja auch auf die "Natürlichkeit" der aufzusuchenden Entitäten berief, durch eine biochemisch-neurophysiologisch validierte, dann besteht die besondere Gefahr, durch eine Überschätzung der explikativen Kraft des biologischen Paradigmas eine neue Art des Dogmatismus zu fördern, sei es bewußt intendiert oder bloß implizit.

Dieser knappe Exkurs soll nicht mißverstanden werden: Unbestritten ist, daß die Betrachtung psycho(patho)logischer Phänomene auf dem Hintergrund biologischer Befunde sinnvoll ist und fruchtbare wissenschaftliche Hypothesen generiert. Deutlich wird dies in jüngster Zeit etwa durch die ideenreiche Debatte um die aus der Artificial-Intelligence-Forschung stammende Konzeption assoziativer Netzwerke (Churchland 1992, Spitzer 1993).

Etwas *ganz anderes* aber ist es, wenn auf diesem Weg, von den Beteiligten oft nahezu unbemerkt, ein biologisch fundierter Allerklärungsanspruch in die psychiatrische Forschung importiert wird. Nicht daß der biologische Ansatz keine philosophische Anerkennung gefunden hätte: Gerade der - erkenntnistheoretisch besonders radikale - eliminative Materialismus (Churchland 1986) gehört seit Jahren zu den am lebhaftesten debattierten Theorien der "Cognitive Science" (Blomfield 1992, Smythies 1992). Demgegenüber kann aber das bloß affirmative, also nicht argumentativ gestützte Ersetzen des psychopathologischen durch ein biologisches Referenzsystem für die psychiatrische Diagnostik und Forschung nicht akzeptabel sein, verkürzt es doch die Komplexität der inhärenten psychiatrischen Grundfragen auf ein scheinbar eindeutiges Entweder-Oder: Psychopathologie wird so zu einer zweitrangigen Methode, auf die man nur deswegen noch nicht völlig verzichten kann, weil die Außenvalidierung, etwa durch biologische Marker, noch zu wenig ausgereift ist. Hier ist wieder der sprachlich häßliche, inhaltlich aber vielsagende Terminus "Hyper-Kraepelinianismus" (Michels 1984) am Platz: Stülpt man der klinischen Psychopathologie ein fremdes, die Fülle der klinischen Erfahrung nicht respektierendes Raster über, so kann das Ergebnis erstens keine *psychiatrische* Nosologie mehr sein und sich zweitens - in unserem Zusammenhang entscheidend - nicht auf Kraepelin berufen.

Bei allen Vorbehalten gegen seine unreflektiert naturalistische Einstellung wird kein Kritiker umhinkommen zuzugestehen, daß für Kraepelin spätestens ab der programmatischen 5. Auflage des Lehrbuches (1896) das Primat der "klinischen Betrachtungsweise" außer Zweifel stand. Und letztlich war es diese klinische Sichtweise, die den modifizierten Standpunkt des "späten" Kraepelin erst möglich machte und inhaltlich prägte: Nicht "Außen-Kriterien", sondern genuin psychopathologische Argumente, vorgebracht etwa von Birnbaum und Kretschmer, ließen ihn die Grundlagen seiner Nosologie neu überdenken. Oder, um es pointiert auszudrücken: Ein "Hyper-Kraepelinianismus", der die Psychiatrie ausschließlich an biologischen Parametern orientiert, setzt sich der gleichen Kritik aus wie zwei von Kraepelin selbst immer wieder als untauglich bezeichnete, ja sogar verspottete Theorien, nämlich die naturphilosophischen Ansätze der romantischen Psychiatrie und die "Hirnmythologien" des ausgehenden 19. Jahrhunderts.

Was Denosologisierung ganz konkret bedeuten kann, ist an zwei Beispielen zu erläutern. Ausgehend von einer Arbeit von Buchsbaum aus dem Jahre 1976 sind in jüngster Zeit wiederholt die Möglichkeiten erörtert worden, zum einen diagnostische Gruppen anhand des Vorhandenseins oder Fehlens biologischer Marker zu definieren - "select-by-marker-" anstelle von "select-by-diagnosis-Strategie" -, zum anderen das bereits erwähnte Ansprechen oder Versagen bestimmter therapeutischer Maßnahmen zum differenzierenden Kriterium zu erheben - "Diagnostik ex iuvantibus" (Buchsbaum 1976, Helmchen 1987, 1990, Siever 1985). Am Rande sei vermerkt, daß auch Kraepelin die letztgenannte Methodik erwähnt. Jedoch plaziert er sie, gleichsam der Vollständigkeit halber, ganz am Ende der Erörterung diagnostischer Hilfsmittel; nur "hier und da" könne sie Anwendung finden. Denn schließlich wird hier die traditionelle Grundregel verletzt, wonach vor jeder Therapie die Diagnose zu stehen habe:

"Mit wenigen Worten soll endlich noch die Tatsache gestreift werden, daß hier und da auch aus dem Einflusse der Behandlung Schlüsse auf das Wesen eines gegebenen Krankheitsfalles gezogen werden können." (1919c, S. 233)

Als Beispiele nennt er die Bestätigung eines Kretinismusverdachtes durch das positive Ansprechen auf "Thyreoidin" sowie die klinische Erfahrung, daß die Opiumbehandlung bei affektiven Psychosen - er spricht von "melancholischen Erkrankungen" - weitaus wirksamer ist als bei äußerlich vergleichbaren Zustandsbildern im Verlauf schizophrener Psychosen, also der "Dementia praecox".

Verständlicherweise treffen die erwähnten Vorschläge bei psychopathologisch orientierten Autoren zunächst auf Skepsis bis offene Ablehnung: Mit Blick auf die wissenschaftstheoretischen Grundlagen der operationalen Diagnostik hat Glatzel (1990) sogar die "Abschaffung der Psychopathologie im Namen des Empirismus" beklagt. Nimmt man einen Kraepelinschen Grundgedanken, nämlich die bereits mehrfach angesprochene "klinische Betrachtungsweise" ernst, so verliert nach meiner Auffassung die Kontroverse zwischen "Biologen" und "Psychopathologen" ihre - unwissenschaftliche - Schärfe, ohne die durchaus konträren Argumente zu kaschieren. Dann nämlich wäre auch aus der Sicht einer "Psychopathologie als Grundlagenwissenschaft" (Janzarik 1979) nichts gegen die beiden oben genannten oder vergleichbare Forschungsstrategien einzuwenden, soweit damit nicht - dies allerdings ist eine conditio sine qua non - das stillschweigende Postulat verbunden wird, alle alternativen Konzepte seien "unwissenschaftlich", wenn also nicht, pointiert ausgedrückt, biologisches Paradigma und Psychiatrie gleichgesetzt werden.

Im übrigen ist ja Denosologisierung keineswegs nur mit "biologischen" Argumenten gefordert und durchgeführt worden; auch die subtile psychopathologische Erfassung des Quer- und Längsschnittbefundes hat neue nosologische Ordnungskriterien hervorgebracht. Es sei nur an die seit Kasanins und Langfeldts Arbeiten von 1933 und 1937 nicht abreißende Debatte um den Status des "schizoaffektiven Zwischenbereichs" erinnert (Bergem 1990, Janzarik 1980) oder an den Nachweis, daß sowohl "endogenomorphe" Depressionen bei schizophrenen Verläufen vorkommen können (Gross und Huber 1980) als auch Residualsyndrome vom Typus der "reinen Defizienz" bei manisch-depressiven Patienten (Huber et al. 1989). Ein weiteres Beispiel ist das psychopathologisch begründete Aufgeben der Suche nach zweifelsfrei pathognomonischen Einzelsymptomen, wie es Kurt Schneider, klinisch meisterhaft, mit den "Symptomen ersten Ranges" für die Schizophrenie versucht hatte (Schneider 1980). Auch von der kognitiven Psychologie, der Psychoanalyse oder der Entwicklungspsychologie können substantiierte nosologiekritische Impulse ausgehen (Blatt 1991).

Mit den in jüngster Zeit vorgetragenen Argumenten für die Konturierung "integrativer Ansätze" in der psychiatrischen Forschung wird sich das folgende Kapitel beschäftigen. Das wesentliche Ergebnis der jetzigen Analyse des "Neo-Kraepelinianismus" ist das folgende: Eine biologische Psychiatrie, die sich auf Kraepelin beruft, muß seine Lehre in ihrer ganzen inneren Dynamik, die oft schwer zugänglich ist, erfassen. Dies bedeutet zweierlei: Erstens dürfen nicht nur die gerade passenden positiven Momente isoliert herausgegriffen werden. Vielmehr sind sie nur im Kontext in ihrer von Kraepelin selbst kaum beachteten wissenschaftshistorischen Bedingtheit angemessen darzustellen. Wird dies ignoriert, importiert man erneut, wie Kraepelin, theoretische Vorurteile in die Psychiatrie - eine zweifellos unerwünschte Variante des "Neo-Kraepelinianismus". Zweitens darf Kraepelins Psychiatrie bei aller naturalistischen Gebundenheit nicht beliebig biologistisch verkürzt werden: Tatsache bleibt, daß er die "klinische Betrachtungsweise" als unverzichtbare Klammer für die angestrebte Einheitlichkeit in der Psychiatrie betrachtet hat.

Es ist *falsch*, das radikale, also unkritisch reduktionistische Operationalisieren des diagnostischen Prozesses oder gar den Wunsch nach dem Ersatz der Psychopathologie durch biologische Außenvalidierung für eine konsequente Fortsetzung Kraepelinschen Gedankenguts zu halten. Ohne Frage hat die Kraepelinsche Psychiatrie ihre methodischen und inhaltlichen Grenzen, die ihr kritisch entgegenzuhalten sind. Ein naiver "Hyper-Kraepelinianismus" wird sich aber noch viel mehr als Kraepelin selbst Kritik gefallen lassen müssen; denn der apodiktisch-unbegründete Rückzug auf dogmatische Positionen ist heute umso weniger akzeptabel, als gerade in den letzten Jahren die psychiatrietheoretische Debatte an Originalität und Differenziertheit deutlich zugenommen hat (vgl. VI.4.).

## VI.4.    Kraepelin und die "postmoderne Psychiatrie"

Die Überschrift dieses Kapitels wirkt plakativ, und dennoch ist der Begriff "postmoderne Psychiatrie" mehr als eine oberflächliche Metapher. Zweierlei ist zu zeigen: Zum einen gibt es Eigenschaften der aktuellen Kontroverse um das wissenschaftliche Selbstverständnis der Psychiatrie, die zu Recht als postmodern bezeichnet werden können. Und zum anderen trägt die differenzierte Analyse der Kraepelinschen Entwicklung zu dieser Diskussion interessante Perspektiven bei.

Mit dem - fraglos überstrapazierten - Begriff der Postmoderne verbindet sich, sofern von philosophischer Theorie und nicht bloß von einem gängigen Schlagwort die Rede ist, in erster Linie die grundsätzliche Absage an übergreifende Systeme, seien sie nun erkenntnistheoretischer, moralischer oder politischer Natur. Allgemeinverbindliche apriorische Fundamente, Kernstück zahlreicher früherer Entwürfe der "klassischen" Philosophie, werden ebensowenig als existent anerkannt wie "die Wahrheit", sondern allenfalls "die Wahrheiten". Nun können hier nicht die angesprochenen philosophischen Fragen vertieft werden, jedoch sei zur Erläuterung der sehr weitreichenden Konsequenzen einer solchen Argumentation beispielhaft ein einflußreicher Vertreter postmoderner Philosophie erwähnt, Jean-Francois Lyotard. In seinem Werk "La condition postmoderne" (1979, deutsch 1982) entwickelt er den Hauptgedanken konsequent weiter: Die übergeordneten Paradigmen der Philosophiegeschichte, sei es die neuzeitliche Emanzipation des Individuums, seien es die "bewußtseinsphilosophischen" Systeme des deutschen Idealismus - sie alle verlieren aus postmoderner Sicht ihre Berechtigung, ja ihren Sinn. Der Grund erscheint einfach: Jeder denkbare Standpunkt stellt ein irreduzibles, also durch keinen Metaanalyse zu ersetzendes "Sprachspiel" dar. Kontroverse Positionen sollen gerade nicht vereint werden. Nicht der Konsens, nicht die Synthese, der Dissens wird zur Leitvorstellung.

Hier taucht nun ein zentrales Problem auf, nämlich das des *Relativismus*. Konsequent zu Ende gedacht, führt eine derartige Position in einen - man gestatte die contradictio in adiectu - "absoluten Relativismus" der Methoden und Werte. Genau das hat Kritiker zur ironischen Apostrophierung der Postmoderne als Zeitalter des "anything goes" veranlaßt hat: "Alles geht", alles ist auf seine Weise richtig, die Rolle des übergeordneten Beurteilers kontroverser Positionen dürfe sich niemand anmassen, es gebe also, um einen besonders strittigen Terminus aufzunehmen, keine "Letztbegründungen" (vgl. Apel 1973, Taureck 1988). Das postmoderne Gedankenexperiment, den Dissens absolut zu setzen, mag etwas intellektuell Anziehendes haben - für den Philosophen. Es stellt sich aber die Frage, ob dies auch für den Bereich der Psychiatrie gelten kann. Nach meiner Auffassung muß diese Frage verneint werden, was ich im folgenden begründen möchte.

Mit der Philosophie ganz allgemein teilt die Psychiatrie das Schicksal, für Irritationen im Selbstverständnis besonders empfindlich zu sein. Mittelstraß (1989) hat herausgearbeitet, daß die Philosophie im 18. und 19. Jahrhundert den "Auszug" der (Natur-) Wissenschaften hinzunehmen hatte, um sich im 20. Jahrhundert sogar noch mit dem Rückzug der Wissenschaftstheorie abfinden zu müssen, was den Eindruck entstehen lassen könne, "als hätte ein zweiter Auszug des exakten Denkens aus der Philosophie stattgefunden" (Mittelstraß 1989, S. 195). Auf den Punkt gebracht, sei die Moderne gekennzeichnet vom Auseinanderfallen zweier Rationalitätsformen, der wissenschaftlichen und der philosophischen, wodurch der Philosophie ganz zwangsläufig die Frage aufgedrängt werde, was denn ihre Aufgabe, ihre Zuständigkeit sei.

Nun geht es hier nicht um die Bedrängnis der Philosophie, sondern um die der Psychiatrie, die Littlewood (1991) als "the most self-doubting specialty" charakterisiert hat. Für sie jedoch, und daher der wissenschaftshistorische Exkurs, gestaltet sich die Situation durchaus vergleichbar. Auch sie sieht sich den Ansprüchen selbstbewußter Nachbardisziplinen ausgesetzt, deren einflußreichste sich unter dem Oberbegriff der "Neuroscience" vereinigen.

In der psychiatrischen Methodendiskussion der letzten Jahre sind zwei Phänomene zu beobachten: Zum einen werden die einzelnen Forschungsstrategien immer subtiler ausgearbeitet und somit immer schwerer durchschaubar. Im Rahmen dieser Ausdifferenzierung entwickeln sich Immunisierungsstrategien gegen konkurrierende Ansätze. Dadurch entsteht aus der Binnenperspektive der jeweiligen Methode die Illusion der Unangreifbarkeit. Tatsächlich jedoch kommt es nicht mehr zu wissenschaftlichen Auseinandersetzungen, sondern lediglich zu der unergiebigen Feststellung der wissenschaftlichen Inkompetenz des jeweils Anderen. Beispiele für einen derartigen, den Diskurs nicht weiterführenden Schlagabtausch finden sich in der Literatur immer wieder (vgl. Rotov 1991, Andreasen 1991).

Noch bedenklicher - und hier schließt sich der Kreis zur Postmoderne - ist aber die zweite Konsequenz, daß sich nämlich die Psychiatrie zu einem Konglomerat von mehr oder weniger unverbundenen, sich oft sogar feindlich gegenüberstehenden wissenschaftlichen Konzepten entwickelt unter Verlust einer übergeordneten Perspektive. Ein solcher meta-methodischer Blickwinkel hat, mag er sich nun "anthropologisch", "menschenkundlich" oder "ganzheitlich" nennen, nach meiner Auffassung in der Psychiatrie notwendig mit der Ebene der Interpersonalität zu tun. Daß dieses Phänomen zu den zentralen Themen auch der Wissenschaftsgeschichte gehört, kann spätestens seit Kant und Fichte nicht mehr bestritten werden (Lauth 1989, S. 180 - 195). Doch steht hier nicht ein philosophisches, sondern ein methodisches Problem im Vordergrund, nämlich daß sich interpersonale Vorgänge dem objektivierenden Zugriff nur mühsam, oft auch gar nicht erschließen. Fatal wäre in dieser Situation freilich die formalistische "Lösung", nämlich den operational-quantifizierend schlecht faßbaren Erfahrungsbereich - hier etwa die je einmalige, interpersonale Arzt-Patienten-Beziehung - von weiterer wissenschaftlicher Bearbeitung einfach auszuschließen.

Notwendige Folge der relativistisch-unverbundenen, quasi einem Baukastenprinzip gehorchenden Anwendung ausgewählter psychiatrischer Methoden muß eine deletäre Aufsplitterung des diagnostischen und therapeutischen Prozesses sein: Dann nämlich würden bei jedem einzelnen Patienten viele unabhängige "Partikular-Diagnosen" auf verschiedenen Erkenntnisebenen gestellt, etwa hinsichtlich seiner genetischen, biochemischen, elektrophysiologischen, psychodynamischen, psychopathologischen und sozialen Determinanten. Eine auch theoretisch gerechtfertigte und nicht bloß einen oberflächlichen Kompromiß darstellende integrative Betrachtung hingegen müßte wegen des behaupteten Mangels an wissenschaftlicher Integrität entfallen.

Konkrete Beispiele sind die im vorangegangenen Kapitel bereits angesprochene Möglichkeit einer radikalen Denosologisierung der klinischen Psychiatrie. Sie kann in letzter Konsequenz zu einem völligen Verlust des Kontaktes mit der psychopathologischen Ebene führen. In einem anderen psychiatrischen Kontext hat Simon (1990) die "Postmodernisierung der Sexualität" und die "Denaturalisierung des Sexuellen" auf dem Hintergrund der durch Pluralismus gekennzeichneten gesellschaftlichen Wertmaßstäbe gefordert. Für die forensische Psychiatrie schließlich - und noch weit mehr für die Rechtswissenschaft selbst - wird die ebenfalls von Lyotard aufgeworfene Frage nach der Möglichkeit normativer Setzungen bedeutsam. Diese wenigen Beispiele machen klar, daß es sich hier nicht nur um philosophische Fachfragen handelt, sondern um Probleme, die unmittelbar mit jeder Art von psychiatrischem Handeln zu tun haben.

Bevor wir auf Kraepelin zurückkommen, sind zur Verdeutlichung zwei Arten des bereits angesprochenen Relativismus klar voneinander abzuheben. Die erste Variante, die man die erkenntnistheoretisch "schwache" nennen könnte, fordert einen Methodenpluralismus in der psychiatrischen Forschung. Sie erhebt insbesondere nicht den Anspruch, die Frage nach Möglichkeit und Inhalt übergeordneter Gesichtspunkte, etwa eines Menschenbildes, immer schon - und zwar im Sinne einer apodiktischen Verneinung - mitzubeantworten. Ein solcher pragmatischer Relativismus ist mit unterschiedlichen philosophischen, insbesondere ethischen Fundamenten kompatibel und will diese nicht ersetzen.

Die zweite, die "starke" Variante, ist eine Form des Dogmatismus: Fragestellungen, die den engeren Rahmen der anerkannten Forschungsmethoden sprengen, werden als "unwissenschaftlich", als "Scheinprobleme", diskreditiert. Relativistisch im Anspruch, setzt eine solche Auffassung sich selbst aber absolut. Genau das tut eine Psychiatrie, die explizit auf eine Erörterung des ihr zugrunde liegenden Menschenbildes, also auf eine psychiatrische Anthropologie (Emrich 1990), verzichtet. Der Extrempunkt einer solchen Entwicklung wäre eine nach straff-reduktionistischen Prinzipien organisierte, letztlich aber doch bloß partikulare "Einheitswissenschaft".

Das Spannungsfeld, in dem sich die Psychiatrie am Ende des 20. Jahrhunderts bewegt, ist nun abgesteckt. Jetzt geht es um die Frage, welche Anregungen die Analyse der Kraepelinschen Psychiatrie in diesem Kontext geben kann. Daß sie es überhaupt kann, ist keine selbstverständliche Erwartung. Denn, abgesehen von der oberflächlichen Gemeinsamkeit, philosophischen Systemen mit Skepsis gegenüberzustehen, sind es doch zunächst einmal die Unterschiede zwischen Kraepelin und der Postmoderne, die ins Auge fallen: Ruft man sich die obige Definition in Erinnerung, so war Kraepelin eben gerade nicht postmodern, sondern - freilich bezogen auf den geistigen Hintergrund des ausgehenden 19. Jahrhunderts - besonders "modern": Wissenschaftsoptimismus, realistische Erkenntnistheorie sowie naturalistische Einstellung zur Gesellschaft und zum Menschen selbst, auch zum psychisch Kranken, weisen ihn als recht typischen Repräsentanten seiner Zeit aus (vgl. III. und IV.2. - 3.).

Jedoch nimmt Kraepelins Entwicklung in vielerlei Hinsicht die heutige Diskussion vorweg, so auch im jetzigen Zusammenhang: Einerseits verurteilte er nämlich, oft in polemischer Zuspitzung, dogmatische Auffassungen von der Genese seelischer Störungen. Auf der anderen Seite geriet er selbst in die Gefahr, sein Wissenschaftskonzept aufgrund mancher philosophischer Vorurteile unkritisch einzuengen. Diese, für das Selbstverständnis der Psychiatrie ganz allgemein entscheidende Thematik ist Gegenstand der Kapitel IV.1. - 3.

Oder, um es allgemeiner auszudrücken: Einen "starken" Relativismus der wissenschaftlichen Erkenntnismethoden oder gar der Werte schlechthin - zentrales Merkmal einer radikalen Postmoderne - lehnte Kraepelin ab: Über die von ihm für gut befundenen wissenschaftlichen Praktiken hat er sich ebenso unmißverständlich positiv geäußert wie er andere Ansätze, insbesondere die Psychoanalyse, scharf kritisiert hat. Auch Kraepelins Vision einer "einheitlichen Psychiatrie" (vgl. IV.3.) läuft postmodernen Intentionen diametral entgegen. Und was den Bereich der Werte anbetrifft, so standen sie für ihn nie auch nur einen Deut zur Diskussion: Die Gesundheit des Volkes, die Verhinderung "degenerationsfördernder" Einflüsse, eine auch politisch einflußreiche Psychiatrie - all dies waren für Kraepelin "moderne" Grundwerte, die er keinem Relativismus geopfert hätte. Sein politisches Verhalten nach dem 1. Weltkrieg, insbesondere seine kompromißlos-verbitterte Haltung gegenüber den zahlreichen Facetten der Münchner Räterepublik, belegt dies nachhaltig (Engstrom 1991) (vgl. IV.6.).

Der heuristische Wert einer Gegenüberstellung von Kraepelin und Postmoderne liegt nun in der folgenden Überlegung: Unterstellt man, wie es etwa Güse und Schmacke (1976) nach meiner Auffassung zu unrecht tun, Kraepelin stehe für nichts weiter als einen dogmatisch-starren Biologismus, so repräsentiert dieser das eine, das gleichsam monolithische Extrem von Psychiatrieverständnis. Das andere Extrem ist die "postmoderne" Weigerung, jenseits der jeweils autarken Einzelansätze überhaupt nach allgemeinen Grundsätzen zu fragen. Beide Pole stellen - so meine These - nicht nur kein geeignetes wissenschaftstheoretisches Gerüst für die Psychiatrie dar, sondern sie *schaden* diesem Fach, da sie seine besondere Position zwischen sehr unterschiedlichen Paradigmen verkennen. Und diese Position kann durch keinen noch so subtilen argumentativen Kunstgriff in Richtung auf eines der Extreme bewegt werden, ohne die Psychiatrie - und mit ihr die Psychopathologie - aufzulösen und zu einer angewandten Biochemie, Psychologie oder Sozialwissenschaft zu machen. Es verwundert also nicht, daß in den letzten Jahren der Ruf nach der von der Psychiatrie selbst zu leistenden Entwicklung tragfähiger "integrativer Ansätze" lauter wurde (Cawley 1993, Sabelli und Carlson-Sabelli 1989). Darum soll es im folgenden gehen.

Im Vergleich zu Ernst Kretschmer, der den Kraepelinschen Zugangsweg durch eine multidimensionale Diagnostik bereichern wollte, haben die aktuell vorgeschlagenen integrativen Ansätze eine andere Zielrichtung: Nicht die anthropologische Fundierung eines einzelnen Forschungsparadigmas soll geleistet werden, sondern eine theoretisch fundierte Vernetzung der unterschiedlichen Ansätze.

In den 60er und 70er Jahren erschienen Arbeiten zu dieser Thematik recht spärlich. Gründliche und ausgewogene Übersichten haben Pethö (1969) und Schäfer (1979) vorgelegt. Unter dem Eindruck der enormen inneren Dynamik der "Neuroscience" und der mit ihr verbundenen neuen Forschungsstrategien wuchs auch der Bedarf an grundlegender methodischer Reflexion. Einen spürbaren Impetus erhielt diese Entwicklung durch die Veröffentlichung von McHugh und Slavney über "Perspectives of Psychiatry" (1983). Diese Autoren arbeiten vier wesentliche Perspektiven und deren jeweilige argumentative Grundstruktur heraus: Psychiatrische Krankheitseinheiten und Kausalität, dimensionales seelisches Sein und Quantifizierung, Verhaltensebene und teleologische Interpretation und schließlich Biographie und narrativ-idiographischer Zugang. Nicht nur wird dieser Text seither häufig als Referenzpunkt erwähnt, er hatte auch die Etablierung einer neuen Konzeption, nämlich des psychiatrischen "Perspektivismus", zur Folge. In jüngster Zeit wird versucht, dieser Argumentation eine konstruktivistische Grundlage zu geben (Strauss 1992). Auch im Bereich der systematischen Philosophie formiert sich eine - gedanklich dichte - "perspektivistische" Strömung (Kaulbach 1990).

Bald aber traten die Möglichkeiten und Grenzen des Ansatzes deutlich hervor: In fraglos origineller und fruchtbarer Weise wurde er auf die Situation der Klinik (Schwartz und Wiggins 1988) und der Forschung angewandt (Helmchen 1987, 1988). Der zentrale Gedanke ist die Forderung, es nicht bei einer Perspektive zu belassen - Schwartz und Wiggins sprechen von "avoiding a narrow sectarianism", Helmchen von "horizontalen und vertikalen Forschungsstrategien" -, jedoch den integrativen Anspruch auch nicht dazu zu mißbrauchen, empirische Einzelforschung zu vernachlässigen. Drob (1989) spricht von dem Dilemma der zeitgenössischen Psychiatrie, welches Lipowsky (1990) am prägnantesten auf den Punkt bringt: Ein integrativer Ansatz als eigenständiger "dritter Weg" dürfe "neither mindless nor brainless" sein.

Dies sind anspruchsvolle Ziele. Die Befürchtungen von Skeptikern hinsichtlich ihrer Realisierbarkeit jenseits bloßer Absichtserklärungen werden dadurch nachvollziehbar. Und in der Tat zeigen sich zwei Hauptschwierigkeiten.

Zum einen werden ursprünglich theoretisch sehr wohl untermauerte Termini wie "bio-psycho-soziales Modell" (Engel 1980, Hartmann 1992, Sadler und Hulgus 1992, Schwartz und Wiggins 1986b) im weiteren Gebrauch so unscharf definiert, daß sie durch diese diffuse Ausdehnung im ungünstigsten Fall zu leeren Pseudobegriffen werden. In manchen Studien kommt es dabei zwar zu vordergründigen Kompromißbildungen, aber nicht zu einer vertieften inhaltlichen Auseinandersetzung: So etwa verteidigt Harrison (1991) den Wert psychopathologischer Konzepte und fordert eine perspektivistische Grundhaltung, läßt aber gleichzeitig keinen Zweifel daran, daß der - philosophisch besonders radikale - "eliminative Materialismus" (P. S. Churchland 1986) während der nächsten Dekade die psychiatrische Forschung bestimmen werde. Dies freilich führt zu einer notwendig pessimistischen Einschätzung aller anderen Ansätze und wertet die Plausibilität und Überzeugungskraft des Perspektivismus gerade nicht auf, sondern ab.

Hier setzt die Kritik ein und beharrt darauf, daß die psychopathologische oder, im weitesten Sinne, phänomenologische Ebene nicht nur eine bloß geduldete Randerscheinung ist, deren Rede von "mental states" als zwar übliche, wissenschaftlich aber unhaltbare und möglichst bald abzuschaffende Metapher disqualifiziert wird; die letztgenannte - radikale - Position vertritt etwa P. M. Churchland (1988). Und selbst wenn man diese Erkenntnisebene, weil sie sich straffer begrifflicher Operationalisierung oft entzieht und mit "lebensweltlichen" Termini wie Vorstellung, Angst, Erinnerung und Seele arbeitet, in zumindest implizit abschätziger Konnotation als "folk psycho(patho)logy" bezeichnet, so muß dies - so ein aus meiner Sicht überzeugender Einwand - durchaus nicht ihre wissenschaftliche Dignität herabsetzen (Littlewood 1991, Schwartz 1991, Slavney 1992).

Zum anderen laufen integrative Ansätze stets Gefahr, sich ihrer Problematik dadurch zu entziehen, daß sie letztlich doch wieder einem der klassischen Modelle eindeutig den Vorrang geben. So etwa stellt Goodman (1991) fest, daß "bio-psycho-soziale Modelle" über die Anerkennung eines "Emergenzverhältnisses" zwischen mentaler und somatischer Ebene in einen unhaltbaren Dualismus cartesianischer Prägung hineinführen. Andererseits hat er trotz dieser Warnung vor metaphysischen Vorurteilen keine Bedenken, nun seinerseits den - ebenso metaphysiklastigen - Schluß zu ziehen, daß es in der Natur keinen "wirklichen" Unterschied zwischen Seele und Körper gebe, die "Identitätstheorie" also die angemessenste Hypothese sei. Andere Autoren sparen die philosophischen Aspekte, vor allem die Reduktionismusdebatte, ganz gezielt aus, auch wenn sie sich mit dem Spannungsfeld von Neuroscience und Persönlichkeitsforschung beschäftigen (Grigsby und Schneiders 1991), eine Strategie, die das Problem allenfalls verschiebt, aber kaum zu seiner Klärung beitragen kann.

Auffallenderweise äußern sich manche soziologischen Autoren, etwa Armstrong (1987), keineswegs zustimmend über die Einbeziehung im weitesten Sinne sozialwissenschaftlicher Faktoren in die psychiatrische Debatte, sondern befürchten ihrerseits eine "Vereinnahmung" durch die "biomedizinische Forschung".

Es ist nun in dieser unübersichtlichen sowie von beträchtlicher Unsicherheit hinsichtlich der jeweiligen wissenschaftlichen Identität geprägten Situation kein Zufall, daß gerade die fundiertesten Arbeiten über integrative Ansätze in der Psychiatrie sich wieder verstärkt psychopathologischen Kernproblemen zuwenden und, davon ausgehend, nach neuen Lösungsmöglichkeiten suchen. Dies ist gleichsam der einer biologischen oder sozialen Außenvalidierung entgegengesetzte Weg, der allerdings eine enge Verknüpfung mit der Philosophie sucht (Bühler 1985, Fulford 1989, 1991b, Rosenberg 1991): Die zentralen Begriffe des Faches - etwa Psychose, Wahn, Persönlichkeit - werden unter Verwendung neuer theoretischer Konzepte kritisch überarbeitet.

So bringen einige Studien zur Reevaluation des Wahnkonzeptes ebenso originelle wie handlungsrelevante Argumente vor: Man könne, so Berrios (1991b), anstelle die Wahninhalte immer neuen Interpretationen zu unterziehen, den Wahn auch als "leeren Sprechakt" verstehen, der eben gar nichts meine, sondern sich quasi als (krankhaftes) Überzeugtsein von irgend etwas "verkleide". Umgekehrt weist Fulford (1991a) darauf hin, daß der Wahn eben nicht nur einen faktischen Inhalt habe, sondern vielmehr wesentlich ein Werturteil sei. Blankenburg (1991) begründet die unmittelbare Verbindung von Wahn und eingeschränkter oder fehlender Fähigkeit zum Perspektivenwechsel. In einem ganz anderen, nämlich dem nüchtern-sprachphilosophischen Licht erscheint der Wahn als ein Urteil über intersubjektiv zugängliche Sachverhalte, welches einen derartigen Sicherheitsgrad erreicht, wie er sonst - i.e. außerhalb von Wahn - nur bei Aussagen über die je eigenen mentalen Zustände auftritt (Spitzer 1992).

Zu jeder angesprochenen These wäre inhaltlich vieles zu sagen, was aber hier nicht der Gegenstand ist. Vielmehr soll durch diese wenigen Beispiele die Richtung aufgezeigt werden, in die sich die zukünftige Debatte entwickeln kann: Nur durch plausible, da inhaltlich begründete Brückenschläge von der klinisch-psychopathologischen zur philosophisch-ethischen Ebene und eben nicht durch ein bloßes Nebeneinander kann nach meiner Auffassung ein echter interdisziplinärer Dialog ermöglicht werden.

Auch aus dem Blickwinkel der biologischen Psychiatrie wird eine differenzierte Betrachtungsweise gefordert, die sich jenseits der oberflächlichen Scheingefechte zwischen Biologie und Psychopathologie bewegt. So etwa warnen Helmchen und Hippius (1975) vor einer Zersplitterung der Psychiatrie und betonen, daß auch das biologische Forschungsparadigma "keine besondere Psychiatrie" sei, sondern in einen klinischen Kontext eingebunden bleiben müsse. Dieser Kontext wiederum müsse sich aber von unflexiblen nosologischen Vorannahmen befreien (Hippius und Matussek 1978). In jüngster Zeit hat Carpenter (1991), ebenfalls aus der Sicht neurobiologischer Forschung, die auf eine zuverlässige, aber auch hinreichend differenzierte Psychopathologie angewiesen ist, auf die methodische Unzulänglichkeit operationaler Kriterien angesichts hochkomplexer seelischer Phänomene aufmerksam gemacht; als Beispiel wählt er die schizophrene Negativsymptomatik.

Die Gefahr, unter dem Eindruck leistungsfähiger neuer Technologien die Ebenen des Individuellen und vor allem Interpersonellen aus dem Auge zu verlieren und so einem grobkörnigen Reduktionismus Vorschub zu leisten, haben Benjamin (1990), Freedman (1992), Harris und Schaffner (1992), Lunn (1988), McLaren (1992), Tellenbach (1987), Wallace (1988, 1990) und Yonge (1988) überzeugend, wenn auch aus sehr unterschiedlichen Blickwinkeln, herausgearbeitet. Sullivan und Tucker (1992) koppeln die wissenschaftliche Zukunft der Psychiatrie ganz explizit an die Voraussetzung der Entwicklung neuer, undogmatischer Rahmenbedingungen ("Conceptual Agenda"); durch den Bezug auf die Jasperssche Reflexion zu diesem Thema gewinnt ihre Argumentation sowohl an theoretischer wie klinischer Plausibilität.

Zu einem immer häufiger angesprochenen Fokus wird Kahlbaums und Kraepelins Forderung, methodisch wie inhaltlich scharf zwischen den Ebenen des Symptoms, des Syndroms und des "Nosos" zu differenzieren und dies auch in der Klassifikationsforschung klar zum Ausdruck zu bringen (Blashfield und Livesley 1991, Blatt 1991, Costello 1992, Daly 1991, Millon 1991, Morey 1991).

Bemerkenswerterweise gehen in jüngster Zeit von einem Konzept des 19. Jahrhunderts, nämlich demjenigen der Einheitspsychose, starke Impulse für eine unter psychopathologischem Vorzeichen geführte Debatte aus. Diese nimmt nahezu alle in den Kapiteln VI.1. - 4. angesprochenen Probleme auf, etwa wenn eine psychopathologisch-biologische Doppelstrategie auf einheitspsychotischer Grundlage vorgeschlagen (Klosterkötter 1992) oder eine zu straffe Funktionalisierung der Psychopathologie anhand biologischer Außenparameter für bedenklich gehalten wird (Mundt 1992).

Betrachtet man die aktuelle Literatur auf dem Hintergrund der zuvor erarbeiteten Struktur der Kraepelinschen Psychiatrie, so läßt sich das folgende Resümee ziehen: Jeder integrative Zugang, der diese Bezeichnung verdient, darf weder die sukzessive Vernachlässigung einer Methode zugunsten einer vermeintlichen "via regia" der psychiatrischen Forschung betreiben - das war, wenn man so will, Kraepelins Fehler -, noch darf er um einer scheinbaren Liberalität willen das unverbundene Nebeneinander von Theorien zulassen. Ein bloßes Stehenlassen unvereinbarer Standpunkte wäre ein verkürztes und gerade für die Psychiatrie verhängnisvolles Verständnis von Postmoderne.

Die als jeweils eigenständig respektierten einzelnen Zugangswege zu den "Grundfragen der Psychiatrie" (Degkwitz 1988) dürfen nicht den Blick für die anthropologischen Fundamente verstellen: *Personalität*, *Freiheit* und soziale Einbindung *(Interpersonalität)* sind eben nicht nur akzidentelle, sondern unabdingbare, also *wesentliche* Merkmale des Menschen, auch und gerade in der psychischen Krankheit. Dieser Minimalkonsens muß bei aller postmodernen Streitkultur von jeder psychiatrischen Forschungsrichtung mitgetragen werden, will sie nicht in reduktionistischer Weise ihren Gegenstand verkennen.

# VII. Zusammenfassung: Emil Kraepelin und die Psychiatrie als klinische Wissenschaft - 10 Thesen

Dieses Kapitel weicht insoweit von der üblichen Struktur einer Zusammenfassung ab, als es nicht mehr alle Argumentationsstränge der Studie aufnimmt. Ein solches Vorgehen dient zum einen der Vermeidung von Wiederholungen; zum anderen hoffe ich, daß die zentralen Gedanken auf diese Weise klarer und übersichtlicher hervortreten. Zur raschen Orientierung wird am Ende jeder These der Textabschnitt genannt, in dem das jeweilige Thema vertieft dargestellt ist.

These 1

Krankheitslehre und Forschung sind in der Psychiatrie stärker miteinander vernetzt als in anderen medizinischen Disziplinen. Dies wird besonders durch richtungsweisende Autoren wie Kraepelin exemplifiziert.

Kraepelin ist nicht nur der Autor eines einflußreichen nosologischen Systems, dessen Erfolg seiner Einfachheit, Übersichtlichkeit und klinischen Fundierung zuzuschreiben ist. Vielmehr bildet sein Werk den Kulminationspunkt einer psychiatrischen Entwicklung, als deren wesentliche Kennzeichen der Forschungsoptimismus, die Orientierung am naturwissenschaftlichen Methodenideal sowie die Tendenz zu verkürzender, wenn auch nicht grob verfälschender Rezeption der philosophischen Grundlagen zu nennen sind.

Es ist unzulässig, den Nosologen Kraepelin vom Kontext seines Wissenschaftsverständnisses zu isolieren. Zwischen den Strukturen seiner klinischen Nosologie und dem theoretischen Hintergrund bestehen so enge wechselseitige Bezüge, daß das eine ohne das andere nicht verständlich wird.
[Kapitel III., IV.3., VI.4.]

These 2

Die enge Verzahnung von Krankheitskonzept und Forschungsstrategie in der
Psychiatrie erfordert eine besonders sorgfältige Analyse der impliziten philosophischen Vorannahmen.

Dem steten Ausbau des deskriptiven Ansatzes steht bei Kraepelin keine vertiefte Auseinandersetzung mit den inhärenten wissenschaftstheoretischen Fragen
gegenüber. Die skeptisch-passive Einstellung zur Philosophie mag einer der
Gründe dafür sein, warum er einen so umfassenden und mitunter unkritischen
Gebrauch von der Degenerationslehre machte. Auch seine eher seltenen und oft
verkürzend argumentierenden Äußerungen zur psychiatrischen Ideengeschichte
gehören in diesen Kontext.
[Kapitel III., IV.1. - 3.]


These 3

Das Leib-Seele-Problem bleibt auch dann eine stimulierende Frage, wenn bislang eine allgemein konsensfähige Auffassung nicht existiert. Durch die Erklärung zum Scheinproblem wird der Schwerpunkt auf die formale Ebene verlagert,
die Sache selbst aber nicht gefördert.

Kraepelin vertrat in Anlehnung an Wundt einen parallelistischen Standpunkt
hinsichtlich der Leib-Seele-Frage, war also kein Materialist. Eine den Arbeiten
Griesingers oder gar Wundts gleichzustellende Differenziertheit im Umgang mit
den dabei aufgeworfenen philosophischen Problemen erreichte er nicht.
[Kapitel IV.1. - 2., IV.4.]


These 4

Das seit einigen Jahren stark zunehmende Interesse an Kraepelins Psychiatrie ist
kein Zufall. Es beruht auf einer teilweise verblüffenden Parallelität der Fragestellungen, mit denen Kraepelin und die Psychiatrie des ausgehenden 20. Jahrhunderts konfrontiert waren und sind. Hier liegt die Relevanz der Kraepelinforschung für das Selbstverständnis der klinischen Psychiatrie.
[Kapitel VI.1.]


These 5

Der "Neo-Kraepelinianismus" ist keine in sich geschlossene, sondern vielmehr
eine recht heterogene, wenn auch einflußreiche Richtung, die - will sie eine
fundierte biologisch-psychiatrische Theorie begründen - auf eine kritische Ge-

samtrezeption des Kraepelinschen Werkes einschließlich seiner problematischen Anteile angewiesen ist.

Sie beruft sich insoweit zu Recht auf Kraepelin, als es ihr um den Aufbau einer selbständigen, quantifizierenden und wesentlich auf das biologische Substrat gerichteten forschenden Psychiatrie als medizinischer Disziplin geht.

In zweierlei Hinsicht besteht aber ein Caveat: Zum einen sollten die theoretischen Grundlagen Kraepelins, so kritikwürdig sie in mancher Hinsicht auch sein mögen, nicht zu sehr auf ihre statischen Anteile reduziert werden, also auf das naturalistische Weltbild, das Postulat der "natürlichen Krankheitseinheiten" und die nosologische Dichotomie endogener Psychosen. Vielmehr müssen auch die dynamischen Momente angemessen zur Geltung kommen, vor allem das stete Anpassen der Nosologie an die klinische Empirie und die "innere" Differenzierung seines Systems in den späten programmatischen Schriften.

Zum anderen muß sich der "Neo-Kraepelinianismus" davor hüten, auch die spannungsreich-unreflektierten Momente im Gefüge der Kraepelinschen Theorie unbesehen zu übernehmen. Dies zielt vor allem auf dessen implizite philosophische Vorannahmen, ja Vorurteile ab. So wird paradoxerweise gerade der "Philosophieskeptiker" Kraepelin zu einem überzeugenden Beispiel für die notwendige Verbundenheit von Psychiatrie und Philosophie (vgl. These 8).
[Kapitel IV.2. - 3., VI.3.]


These 6


Die operationalisierte Diagnostik in der Psychiatrie ist keine unmittelbare Fortsetzung des Kraepelinschen Ansatzes, obwohl ihre starke Aufwertung gerade durch die "Neo-Kraepelinianer" diesen Eindruck erwecken könnte.

Zwar bestehen durchaus Parallelen hinsichtlich des gemeinsamen Strebens nach quantitativ-objektivierender Befunderhebung, jedoch sind die philosophischen Hintergründe erheblich divergent. Entscheidend für die heutige Diagnostikdebatte ist nach meiner Auffassung die Einsicht, daß Kraepelins nicht hinterfragter philosophischer Realismus durch sein Insistieren auf dem "objektiv Gegebenen" notwendigerweise zu einer Unterschätzung, ja Vernachlässigung interpersonaler Phänomene geführt hat. Eine Replizierung dieser Art von Reduktionismus könnte die unbestreitbaren Vorzüge einer operational gefaßten psychiatrischen Begrifflichkeit verzerren bis aufheben.
[Kapitel VI.2.]


These 7


Kraepelins Nosologie zielte in ihrer fast 50jährigen Entwicklung auf die "Entdeckung" unabhängiger voneinander und vom Untersucher existierender "natürlicher Krankheitseinheiten" ab. Dieses Grundpostulat blieb unverändert.

In den späten programmatischen Schriften konzediert Kraepelin in Anbetracht der eigenen klinischen Erfahrung und neuer zeitgenössischer Konzepte allerdings, daß sich die psychiatrische Forschung mit weitaus zahlreicheren und komplexeren Einflüssen auf die Entstehung und Ausgestaltung seelischer Störungen auseinanderzusetzen habe, als er zuvor - etwa während seiner "mittleren" Phase - angenommen hatte.

Die Leitidee der Krankheitseinheit und das von ihm entworfene und repräsentierte Selbstverständnis der Psychiatrie waren die Kernpunkte seiner Lehre, nicht aber die mit seinem Namen oftmals geradezu identifizierte Dichotomie endogener Psychosen. Kraepelin verstand sich in erster Linie als klinischer Forscher und erst dann als Nosologe: Nosologie war für ihn ein - allerdings unverzichtbares - Mittel zum Zweck der Forschung und nicht umgekehrt.

Dies bedeutet vor allem, daß die aktuell lebhaft diskutierte Forderung nach Denosologisierung der psychiatrischen Forschung sich paradoxerweise genau dann auf den "Nosologen" Kraepelin berufen kann, wenn sie die klinisch-psychopathologische Ebene als Referenzsystem nicht aus dem Auge verliert.
[Kapitel IV.3., V.1. - 2., VI.3. - 4.]


These 8


Art und Umfang des Einflusses, den die Gedankenwelt Wundts auf Kraepelin erlangt hat, verdeutlichen zwei zentrale Punkte jeder psychiatrischen Theorie. Zum einen ist das notwendige Vorhandensein umfangreicher philosophischer Prämissen selbst bei solchen Autoren gemeint, die, wie Kraepelin, dem Fach eine möglichst nomothetische, "realwissenschaftliche" Ausrichtung geben wollen. Dies ist dann unbedenklich, wenn die Prämissen erkannt und erörtert, also nicht zu Vorurteilen werden.

Zum anderen stellt das "Importieren" unreflektierter philosophischer Vorurteile in die Psychiatrie nicht etwa ein randständiges (Schein-) Problem dar; vielmehr muß es eine Einengung von Perspektiven nach sich ziehen, die dem "Forschungsgegenstand", dem psychisch kranken Menschen, nicht gerecht werden kann.

Im Unterschied zu seinem Lehrer Wundt hat Kraepelin die Grundlagen seines Wissenschaftsverständnisses nicht einer ständigen Überprüfung unterzogen. Dies gilt auch für die "späten" Veröffentlichungen, die zwar eine ausgewogenere und nuancenreichere Argumentation aufweisen, keineswegs aber die früheren - implizit philosophischen oder explizit nosologischen - Grundpostulate widerrufen.
[Kapitel IV.2. - 4.]

These 9

Kraepelins zeittypischer Forschungsoptimismus führte ihn zu einer enormen Ausweitung der psychiatrischen Kompetenz weit in das gesellschaftspolitische und juristische Terrain hinein. Dieser überdehnte Anspruch rief zahlreiche Kritiker auf den Plan, denen aber jenseits ihrer berechtigten Einwände oft der Blick für die psychiatrisch originellen und bis heute wirksamen Momente seines Ansatzes verloren ging. Die Folge war ein "reduktionistisches" Kraepelinbild, das in ihm nichts als einen biologistisch eingestellten "Gehirnpsychiater" hat sehen wollen.

Wie heikel die "Umsetzung" psychiatrischen Wissens in fachfremde Bereiche notwendigerweise ist, wie sehr die Psychiatrie hier also ein (selbst-) kritisches Methodenbewußtsein entwickeln muß, zeigt beispielhaft die aktuelle Debatte um die Anwendung operationalisierter Diagnostik in der forensisch-psychiatrischen Praxis.
[Kapitel IV.5. - 6]


These 10

Kraepelin schwebte - in zeitgenössisch "moderner" Weise - eine nach einheitlichen und straffen Prinzipien strukturierte psychiatrische Forschung als Fernziel vor. Die knapp 100 Jahre später weniger explizit vertretene, als sich vielmehr implizit in der Praxis manifestierende "postmoderne" Auffassung tendiert demgegenüber dazu, diskrepante theoretische Ansätze unverbunden nebeneinander stehen zu lassen. Diese Art von Diskurs mag zwar philosophisch durchaus anregend wirken, ist aber für die Psychiatrie völlig unangemessen.

Die rezente Literatur versucht, dieser Erkenntnis vor allem dadurch Rechnung zu tragen, daß sie integrative Ansätze entwickelt, die sich weder in nichtssagender Allgemeinheit verlieren noch bloße Umformulierungen althergebrachter Konzepte sind. Dies ist ein sehr hoher Anspruch. Er wird nur durch einen kontinuierlichen Austausch zwischen Psychiatrie und Philosophie erfüllt werden können.
[Kapitel VI.3. - 4.]

# VIII. Literatur


Ackerknecht E H (1985) Kurze Geschichte der Psychiatrie. 3., verbesserte Auflage. Enke, Stuttgart

Alexander F G, Selesnick S T (1969) Geschichte der Psychiatrie. Diana, Konstanz

Alzheimer A (1910) Die diagnostischen Schwierigkeiten in der Psychiatrie. Zeitschrift für die gesamte Neurologie und Psychiatrie 1: 1 - 19

Andreasen N C (1991) Reply to "Phenomenology or Physicalism?" Schizophrenia Bulletin 17: 187 - 189

APA (American Psychiatric Association) (1987) Diagnostic and statistical manual of mental disorders (3rd edition, revised) (DSM-III-R). APA, Washington, D.C. [deutsch 1989. Beltz, Weinheim Basel]

Apel K O (1973) Transformationen der Philosophie. Suhrkamp, Frankfurt/Main

Armstrong D (1987) Theoretical tensions in biopsychosocial medicine. Sociological Sciences and Medicine 25: 1213 - 1218

Arnold A (1980) Wilhelm Wundt - Sein philosophisches System. Akademie, Berlin

Aschaffenburg G (1929) Der Einfluß Kraepelins auf die Kriminalpsychologie und Kriminalpolitik. Archiv für Psychiatrie und Nervenkrankheiten 87: 87 - 95

Ash P (1949) The reliability of psychiatric diagnosis. Journal of Abnormal and Social Psychology 44: 272 - 276

Avé-Lallemant E (1975) Die Nachlässe der Münchener Phänomenologen in der Bayerischen Staatsbibliothek. Wiesbaden

Avenarius R (1979) Emil Kraepelin, seine Persönlichkeit und seine Konzeption. In: Janzarik W (Hrsg) Psychopathologie als Grundlagenwissenschaft. Enke, Stuttgart. S. 62 - 73

Baer R (1985) Endogene Psychosen im 19. Jahrhundert: Von der Vesania Cullens zum Schizophreniebegriff Bleulers. In: Nissen G, Keil G (Hrsg) Psychiatrie auf dem Weg zur Wissenschaft. Thieme, Stuttgart New York. S.19 - 27

Baillarger J G F (1854) Note sur un genre de folie dont les accès sont caractérises par deux périodes régulières, l'une de depression, l'autre d'excitation. Academie de Medecine, Paris

Bakel T van (1989) Wilhelm Wundt - Het dualisme voorbij. Philosophische Dissertation, Universität Nijmegen

Beard G M (1889) Die Nervenschwäche (Neurasthenia). Übersetzt und bearbeitet von M Neisser. 3. Auflage. Vogel, Leipzig

Bendick C (1989) Emil Kraepelins Forschungsreise nach Java im Jahre 1904. Ein Beitrag zur Geschichte der Ethnopsychiatrie. Arbeiten der Forschungsstelle des Instituts für Geschichte der Medizin der Universität zu Köln. Band 49. Köln

Benjamin J (1990) The mind-body problem in contemporary psychiatry. Israel Journal of Psychiatry and Related Sciences 27: 67 - 80

Benkert O (1990) Functional Classification and Response to Psychotropic Drugs. In: Benkert O, Maier W, Rickels K (Hrsg) Methodology of the Evaluation of Psychotropic Drugs (Psychopharmacology Series 8). Springer, Berlin Heidelberg. S. 155 - 163

Benkert O (1993) Von der nosologischen zur biologischen Klassifikation. Nervenarzt 64, Heft 9 (Beilage Angst, Zwang, Depression): 12

Benzenhöfer U (1993) Psychiatrie und Anthropologie in der ersten Hälfte des 19. Jahrhunderts. Pressler, Stuttgart

Bergem M A L, Dahl A A, Guldberg C, Hansen H (1990) Langfeldt's Schizophreniform Psychoses Fifty Years Later. British Journal of Psychiatry 157: 351 - 354

Bergener M (1987) Wilhelm Griesinger - Vorkämpfer für eine humane Psychiatrie. Psychiatrische Praxis 14: 105 - 108

Berner P (1991) Evolution des critères diagnostiques pour la schizophrenie. Encephale 17: 231 - 234

Berner P (1992) Devenir du concept maniaco-depressif dans la psychiatrie de langue allemande. Encephale 18: 5 - 8

Bernheim H (1884) De la suggestion dans l'etat hypnotique et dans l'etat de veille. Doin, Paris

Berrios G E (1985) Positive and Negative Symptoms and Jackson. Archives of General Psychiatry 42: 95 - 97

Berrios G E (1991a) Affective Disorders in Old Age: A Conceptual History. International Journal of Geriatric Psychiatry 6: 337 - 346

Berrios G E (1991b) Delusions as "Wrong Beliefs": A Conceptual History. British Journal of Psychiatry 159 (Suppl. 14): 6 - 13

Berrios G E, Dening T (1991) Alfred Hoche and DSM-III-R (Editorial). Biological Psychiatry 29: 93 - 95

Berrios G E, Hauser R (1988) The early development of Kraepelin's ideas on classification: a conceptual history. Psychological Medicine 18: 813 - 821

Bieri P (Hrsg) (1981) Analytische Philosophie des Geistes. Hain, Königstein/Taunus

Binswanger L (1957) Schizophrenie. Neske, Pfullingen

Binswanger L (1960) Manie und Melancholie. Neske, Pfullingen

Binswanger L (1965) Wahn. Neske, Pfullingen

Birnbaum K (1918) Psychische Verursachung seelischer Störungen und die psychisch bedingten abnormen Seelenvorgänge. Bergmann, Wiesbaden

Birnbaum K (1920) Die Strukturanalyse als klinisches Forschungsprinzip. Zeitschrift für die gesamte Neurologie und Psychiatrie 53: 121 - 129

Birnbaum K (1923) Der Aufbau der Psychose. Grundzüge der psychiatrischen Strukturanalyse. Springer, Berlin

Birnbaum K (1928) Geschichte der psychiatrischen Wissenschaft. In: Bumke O (Hrsg) Handbuch der Geisteskrankheiten. Band 1. Springer, Berlin. S. 11 - 49

Blankenburg W (1971) Der Verlust der natürlichen Selbstverständlichkeit. Enke, Stuttgart

Blankenburg W (Hrsg) (1991) Wahn und Perspektivität - Störungen im Realitätsbezug des Menschen und ihre Therapie. Enke, Stuttgart

Blankenburg W (1992) Psychiatrie und Philosophie. In: Kühn R, Petzold H (Hrsg) Psychotherapie und Philosophie. Junfermann, Paderborn. S. 317 - 341

Blashfield R K (1984) The Classification of Psychopathology - Neo-Kraepelinian and Quantitative Approaches. Plenum Press, New York

Blashfield R K, Livesley W J (1991) Metaphorical Analysis of Psychiatric Classification as a Psychological Text. Journal of Abnormal Psychology 100: 262 - 270

Blatt S J (1991) A Cognitive Morphology of Psychopathology. Journal of Nervous and Mental Diseases 179: 449 - 458

Blau G (1989) Methodologische Probleme bei der Handhabung der Schuldfähigkeitsbestimmungen des Strafgesetzbuches aus juristischer Sicht. Monatsschrift für Kriminologie und Strafrechtsreform 72: 71 - 77

Bleuler E (1911) Dementia praecox oder Gruppe der Schizophrenien. In: Aschaffenburg G (Hrsg) Handbuch der Psychiatrie. Spezieller Teil. 4. Abteilung. 1. Hälfte. Deuticke, Leipzig Wien

Blomfield O H·D (1992) Encounter with Neurophilosophy. Australia New Zealand Journal of Psychiatry 26: 277 - 283

Bodamer J (1948) Zur Phänomenologie des geschichtlichen Geistes in der Psychiatrie. Nervenarzt 19: 299 - 310

Böker H (1991) Psychodynamisch orientierte stationäre Behandlung psychotischer Patienten. Psychotherapie, Psychosomatik, medizinische Psychologie 41: 284 - 290

Bonhoeffer K (1907) Klinische Beiträge zur Lehre von den Degenerationspsychosen. Halle

Bonhoeffer K (1910) Die symptomatischen Psychosen im Gefolge von akuten Infektionen und inneren Erkrankungen. Deuticke, Leipzig Wien

Boring E G (1950) A history of experimental psychology. 2nd edition. Appleton-Century-Crofts, New York

Boroffka A (1988) Emil Kraepelin (1856 - 1926) and Transcultural Psychiatry: A Historical Note. Transcultural Psychiatry Research Review 25: 236 - 239

Boyle M (1990) Is schizophrenia what it was? A re-analysis of Kraepelin's and Bleuler's populations. Journal for the History of the Behavioral Sciences 26: 323 - 333

Braceland F J (1957) Kraepelin, his system and his influence. American Journal of Psychiatry 113: 871 - 876

Bräunig P (1990) Der Paranoia-Begriff Kraepelins. Fundamenta Psychiatrica 4: 58 - 63

Brauchli B (1981) Zur Nosologie in der Psychiatrie. Enke, Stuttgart

Brink L, Jelliffe E (1933) Emil Kraepelin, psychiatrist and poet. Journal of Nervous and Mental Diseases 77: 134 - 152 und 172 - 184

Brock A (1992) Charles Hubbard Judd: A Wundtian Social Psychologist in the United States. Psychologie und Geschichte 3: 17 - 23

Bruch H (1969) 100 years of psychiatry (Kraepelin) - 50 years later. Archives of General Psychiatry 21: 251 - 261

Buchsbaum M S, Coursey R D, Murphy D L (1976) The biochemical high-risk paradigm: Behavioral and familial correlates of low platelet monoamine oxidase activity. Science 194: 309 - 318

Bühler K E (1985) Rationalität, Perspektive und Regelbezug: Vorarbeiten zu einer intentionalen Psychopathologie. In: Bühler K E, Weiß H (Hrsg) Kommunikation und Perspektivität. Beiträge zur Anthropologie aus Medizin und Geisteswissenschaften. Königshausen und Neumann, Würzburg. S. 221 - 250

Bumke O (1912) Über nervöse Entartung. Springer, Berlin

Bynum W F, Porter R, Shepherd M (Hrsg) (1988) The Anatomy of Madness. Vol. III: The Asylum and its Psychiatry. Routledge, London New York

Carnap R (1928) Scheinprobleme in der Philosophie. Das Fremdpsychische und der Realismusstreit. Berlin

Carpenter Jr W T (1991) Psychopathology and Common Sense - Where We Went Wrong With Negative Symptoms (Editorial). Biological Psychiatry 29: 735 - 737

Carrier M, Mittelstraß J (1989) Geist, Gehirn, Verhalten. Das Leib-Seele-Problem und die Philosophie der Psychologie. de Gruyter, Berlin New York

Carus C G (1846) Psyche. Pforzheim

Cauwenbergh L S (1991) J Chr A Heinroth (1773 - 1843) - a psychiatrist of the German Romantic era. History of Psychiatry 2: 365 - 383

Cawley R H (1993) Psychiatry is More Than a Science. British Journal of Psychiatry 162: 154 - 160

Chamberlin E, Gilman S (Hrsg) (1985) Degeneration. The Dark Side of Progress. Columbia University Press, New York

Christen Y, Churchland P (Hrsg) (1992) Neurophilosophy and Alzheimer's Disease. Springer, Berlin Heidelberg New York

Churchland P S (1986) Neurophilosophy: Towards a unified theory of the mind-brain. MIT, Cambridge

Churchland P M (1988) The ontological status of intentional states: Nailing folk psychology to its perch. Behavioral Brain Science 11: 507 - 508

Churchland P M (1992) A Neurocomputational Perspective. The Nature of Mind and the Structure of Science. MIT, Cambridge

Comte A (1830 - 1842) Cours de philosophie positive. 6 Bände. Paris [deutsch 1883: Die positive Philosophie, 2 Bände]

Condillac E B de (1754) Traité des sensations. Paris

Conolly J (1856) The Treatment of the Insane without Mechanical Restraints. Smith, Elder & Co., London

Costello C G (1992) Research on Symptoms Versus Research on Syndromes - Arguments in Favour of Allocating More Research Time to the Study of Symptoms. British Journal of Psychiatry 160: 304 - 308

Crow T J (1990) The continuum of psychosis and its genetic origins: the sixty-fifth Maudsley Lecture. British Journal of Psychiatry 156: 788 - 797

Daly R W (1991) A Theory of Madness. Psychiatry 54: 368 - 385

Danek A, Gudden W, Distel H (1989) The dream king's psychiatrist Bernhard von Gudden 1824 - 1886. A life committed to rationality. Archives of Neurology 46: 1349 - 1353

Danziger K (1980) Wundt and the two traditions of psychology. In: Rieber R W (Hrsg) Wilhelm Wundt and the making of a scientific psychology. Plenum Press, New York London. S. 73 - 87

Danziger K (1990) Constructing the subject: Historical origins of psychological research. Cambridge University Press, Cambridge

Darnton R (1968) Mesmerism and the end of the enlightment in France. Cambridge, Mass.

De Boor W (1954) Psychiatrische Systematik: Ihre Entwicklung in Deutschland seit Kahlbaum. Springer, Berlin Göttingen Heidelberg

Degkwitz R (1988) Grundfragen der Psychiatrie. Fortschritte der Neurologie und Psychiatrie 56: 205 - 215

Dewhurst K (1982) Hughlings Jackson on psychiatry. Sandford Publications, Oxford

Dilling H, Dittmann V (1990) Die psychiatrische Diagnostik nach der 10. Revision der Internationalen Klassifikation der Krankheiten (ICD-10). Nervenarzt 61: 259 - 270

Dilthey W (1910) Der Aufbau der geschichtlichen Welt in den Geisteswissenschaften. Berlin

Dörner K, Plog U (1986) Irren ist menschlich: Lehrbuch der Psychiatrie/Psychotherapie. 3. Auflage. Psychiatrie-Verlag, Bonn

Dowbiggin I (1985) Degeneration and hereditarianism in French mental medicine 1840 - 1890 - psychiatric theory as ideological adaptation. In: Bynum W F, Porter R, Shepherd M (Hrsg) Anatomy of Madness. Vol. I: People and Ideas. Tavistock, London. S. 188 - 232

Drob S L (1989) The dilemma of contemporary psychiatry. American Journal of Psychotherapy 43: 54 - 67

Ebbinghaus H (1911/1913) Grundzüge der Psychologie. 2 Bände. Bearbeitet von E. Dürr. Veit, Leipzig

Emminghaus H (1878) Allgemeine Psychopathologie. Zur Einführung in das Studium der Geistesstörungen. Vogel, Leipzig

Emrich H M (1990) Psychiatrische Anthropologie. Pfeiffer, München

Emrich H M, Okuma T, Müller A A (Hrsg) (1984) Anticonvulsants in affective disorders. Excerpta Medica, Amsterdam

Emrich H M, Wiegand M (Hrsg) (1992) Integrative Biological Psychiatry. Springer, Berlin Heidelberg New York

Engel G L (1980) The clinical application of the biopsychosocial model. American Journal of Psychiatry 137: 535 - 544

Engelhardt D von (1978) Die Konzeption der Forschung in der Medizin des 19. Jahrhunderts. In: Diemer A (Hrsg) Konzeption und Begriff der Forschung in den Wissenschaften des 19. Jahrhunderts. Hain, Meisenheim. S. 58 - 103

Engelhardt D von (1983) Kriminalität zwischen Krankheit und Abnormität im wissenschaftlichen Denken des 19. Jahrhunderts. In: Kerner H J, Göppinger H, Streng F (Hrsg) Kriminologie - Psychiatrie - Strafrecht. Festschrift für Heinz Leferenz. Müller, Heidelberg. S. 261 - 278

Engstrom E J (1991) Emil Kraepelin: psychiatry and public affairs in Wilhelmine Germany. History of Psychiatry 2: 111 - 132

Evans R B (1990) William James 'The Principles of Psychology' and experimental psychology. American Journal of Psychology 103: 433 - 447

Falret J (1854) De la folie circulaire. Academie de Medecine, Paris

Farrell B A (1985) Philosophy and Psychiatry. Some reflections on the nature of psychiatry. In: Shepherd M (Hrsg) Handbook of Psychiatry. Vol. 5. Cambridge University Press, Cambridge London New York. S. 3 - 15

Faust D, Miner R A (1986) The Empiricist and His New Clothes: DSM-III in Perspective. American Journal of Psychiatry 143: 962 - 967

Feigl H (1958) The 'Mental' and the 'Physical'. In: Feigl H, Scriven M, Maxwell G (Hrsg) Minnesota Studies in the Philosophy of Science: Concepts, Theories, and the Mind-Body-Problem. Vol. 2. University of Minnesota Press, Minneapolis. S. 370 - 497

Fichte J G (1804) Die Wissenschaftslehre. Zweiter Vortrag im Jahre 1804. Gereinigte Fassung (1975) herausgegeben von R Lauth und J Widmann. Meiner, Hamburg

Fischel W (1959) Wilhelm Wundt und Emil Kraepelin - Gedanken zum Briefwechsel. Beiträge zur Universitätsgeschichte der Karl-Marx-Universität Leipzig. Band 1. Leipzig. S. 382 - 391

Fish F (1968) Kraepelin's nosology. British Journal of Psychiatry 114: 356

Forel A (1889) Der Hypnotismus und seine psychophysiologische, medizinische und juristische Bedeutung. Enke, Stuttgart

Freedman D X (1992) The search: body, mind, and human purpose. American Journal of Psychiatry 149: 858 - 866

Fries J F (1820/21) Handbuch der psychischen Anthropologie. Cröker, Jena

Friessem D H (1980) Emil Kraepelin und die vergleichende Psychiatrie. Marginalien zu einer Wiederveröffentlichung. Curare 3: 250 - 255

Frommer J, Frommer S (1990) Max Webers Bedeutung für den Verstehensbegriff in der Psychiatrie. Nervenarzt 61: 397 - 401

Fulford K W M (1989) Moral theory and medical practice. Cambridge University Press, Cambridge New York Port Chester Melbourne Sydney

Fulford K W M (1991a) Evaluative Delusions: Their Significance for Philosophy and Psychiatry. British Journal of Psychiatry 159 (suppl. 14): 108 - 112

Fulford K W M (1991b) The potential of medicine as a resource for philosophy. Theoretical Medicine 12: 81 - 85

Gaupp R (1905) Die Depressionszustände des höheren Lebensalters. Münchner Medizinische Wochenschrift 52: 1531 - 1537

Gaupp R (1915) Die Klassifikation in der Psychopathologie. Zeitschrift für die gesamte Neurologie und Psychiatrie 28: 292 - 314

Genil-Perrin G (1913) Histoire des origines et de l'évolution de l'idée de dégenerescence en médecine mentale. Leclerc, Paris

Glatzel J (1975) Die Antipsychiatrie. Psychiatrie in der Kritik. Fischer, Stuttgart

Glatzel J (1990) Die Abschaffung der Psychopathologie im Namen des Empirismus. Nervenarzt 61: 276 - 280

Goodman A (1991) Organic Unit Theory: The Mind-Body Problem Revisited. American Journal of Psychiatry 148: 553 - 563

Goodman W K (1992) Pharmacotherapy of Obsessive-Compulsive Disorder. In: Hand I, Goodman W K, Evers U (Hrsg) Zwangsstörungen. Neue Forschungsergebnisse. Springer, Berlin Heidelberg New York. S. 141 - 151

Griesinger W (1861) Die Pathologie und Therapie der psychischen Krankheiten. 2., umgearbeitete und sehr vermehrte Auflage. Krabbe, Stuttgart

Grigsby J, Schneiders J L (1991) Neuroscience, Modularity and Personality Theory: Conceptual Foundations of a Model of Complex Human Functioning. Psychiatry 54: 21 - 54

Grob G N (1991) Origins of DSM-I: A Study in Appearance and Reality. American Journal of Psychiatry 148: 421 - 431

Gross A (1929) Kraepelins Bedeutung für die Anstaltspsychiatrie. Archiv für Psychiatrie und Nervenheilkunde 87: 50 - 67

Gross G, Huber G (1980) Depressive Syndrome im Verlauf von Schizophrenien. Fortschritte der Neurologie und Psychiatrie 48: 438 - 446

Gruhle H W (1929) Kraepelins Bedeutung für die Psychologie. Archiv für Psychiatrie und Nervenkrankheiten 87: 43 - 49

Gruhle H W (1932) Die Psychopathologie. In: Bumke O (Hrsg) Handbuch der Geisteskrankheiten. Spezieller Teil. Fünfter Teil. Die Schizophrenie. Springer, Berlin. S. 135 - 210

Güse H G, Schmacke N (1976) Psychiatrie zwischen bürgerlicher Revolution und Faschismus. Band 1. Athenäum, Kronberg

Guze S B (1970) The need for toughmindedness in psychiatric thinking. Southern Medical Journal 63: 662 - 671

Guze S B (1978) Nature of psychiatric illness: Why psychiatry is a branch of medicine. Comprehensive Psychiatry 19: 295 - 307

Haeckel E (1899) Die Welträthsel. Gemeinverständliche Studien über monistische Philosophie. Bonn

Hare E (1991) The History of 'Nervous Disorders' from 1600 to 1840, and a Comparison with Modern Views. British Journal of Psychiatry 159: 37 - 45

Harris H W, Schaffner K F (1992) Molecular genetics, reductionism, and disease concepts in psychiatry. Journal of Medicine and Philosophy 17: 127 - 153

Harrison P (1991) Are mental states a useful concept? Neurophilosophical influences on phenomenology and psychopathology. Journal of Nervous and Mental Diseases 179: 309 - 316

Hartmann L (1992) Reflections on Humane Value and Biopsychosocial Integration. American Journal of Psychiatry 149: 1135 - 1141

Hastedt H (1988) Das Leib-Seele-Problem. Zwischen Naturwissenschaft des Geistes und kultureller Eindimensionalität. Suhrkamp, Frankfurt/Main

Havens L L (1965) Emil Kraepelin. Journal of Nervous and Mental Diseases 141: 16 - 28

Heim E (1992) Integration oder Polarisierung der Psychiatrie? Nervenarzt 63: 143 - 148

Heimann H (1976) Psychiatrie und Menschlichkeit. Confinia psychiatrica 19: 24 - 34

Heimann H (1980) Nosologie und Pathophysiologie in der Psychiatrie - Aspekte der Krankheitslehre Kraepelins heute. Confinia psychiatrica 23: 262 - 274

Heinrich K (Hrsg) (1975) Zur Kritik der psychiatrischen Nosologie. Schattauer, Stuttgart New York

Heinroth J C A (1818) Lehrbuch der Störungen des Seelenlebens oder der Seelenstörungen und ihrer Behandlung. Vogel, Leipzig

Hellpach W (1902) Psychologie und Nervenheilkunde. Philosophische Studien 19: 192 - 242

Hellpach W (1919) [Buchbesprechung über die 8. Auflage von Kraepelins Lehrbuch]. Zeitschrift für angewandte Psychologie 14: 333 - 351

Helmchen H (1987) Strategien zur Erforschung neurobiologischer Determinanten psychotischer Erkrankungen. In: Huber G (Hrsg) Fortschritte in der Psychosenforschung? Schattauer, Stuttgart. S. 127 - 135

Helmchen H (1988) Methodologische und strategische Erwägungen in der Schizophrenie-Forschung. Fortschritte der Neurologie und Psychiatrie 56: 379 - 389

Helmchen H (1990) Psychiatrische Diagnostik ex juvantibus? Nervenarzt 61: 148 - 152

Helmchen H, Hippius H (Hrsg) (1975) Entwicklungstendenzen biologischer Psychiatrie. Thieme, Stuttgart

Hempel C G (1965) Aspects of scientific explanation and other essays in the philosophy of science. Free Press, New York

Hermle L (1986) Die Degenerationslehre in der Psychiatrie. Fortschritte der Neurologie und Psychiatrie 54: 69 - 79

Hippius H (1975) Die Bedeutung der psychiatrischen Pharmakotherapie für die Entwicklung der Biologischen Psychiatrie. In: Helmchen H, Hippius H (Hrsg) Entwicklungstendenzen biologischer Psychiatrie. Thieme, Stuttgart. S. 149 - 154

Hippius H (1990) Die HIV-Infektion des ZNS als "Krankheitsmodell" in der Psychiatrie. Fortschritte der Neurologie und Psychiatrie 58 (Sonderheft): 7

Hippius H, Matussek N (1978) Bemerkungen zur Biologischen Psychiatrie. Nervenarzt 49: 650 - 653

Hirschmüller A (1991) Freuds Begegnung mit der Psychiatrie. Von der Hirnmythologie zur Neurosenlehre. Edition Diskord, Tübingen

Hoche A E (1912) Die Bedeutung der Symptomenkomplexe in der Psychiatrie. Zeitschrift für die gesamte Neurologie und Psychiatrie 12: 540 - 551

Hoenig J (1968) Kraepelin and his approach to nosology. British Journal of Psychiatry 114: 125 - 126

Hoenig J (1983) The concept of schizophrenia: Kraepelin, Bleuler, Schneider. British Journal of Psychiatry 142: 547 - 556
Hoff P (1985) Zum Krankheitsbegriff bei Emil Kraepelin. Nervenarzt 56: 510 - 513
Hoff P (1988) Nosologische Grundpostulate bei Kraepelin - Versuch einer kritischen Würdigung des Kraepelinschen Spätwerkes. Zeitschrift für Klinische Psychologie, Psychopathologie und Psychotherapie 36: 328 - 336
Hoff P (1989a) "Mesmerismus" - Ein Vorläufer der Psychotherapie. Nervenarzt 60: 732 - 739
Hoff P (1989b) Erkenntnistheoretische Vorurteile in der Psychiatrie - eine kritische Reflexion 75 Jahre nach Karl Jaspers' "Allgemeiner Psychopathologie" (1913). Fundamenta Psychiatrica 3: 141 - 150
Hoff P (1990a) Der Begriff der psychischen Krankheit in transzendentalphilosophischer Sicht. Campus, Frankfurt/Main
Hoff P (1990b) Transcendental Philosophy and its Relevance to the Foundations of Psychopathology. In: Spitzer M, Maher B A (Hrsg) Philosophy and Psychopathology. Springer, New York Heidelberg Berlin. S. 211 - 220
Hoff P (1991) Alzheimer and His Time. In: Berrios G E, Freeman H L (Hrsg) Alzheimer and the Dementias. Royal Society of Medicine, London. S. 29 - 55
Hoff P (1992a) Neuere psychiatrische Klassifikationssysteme und ihre Bedeutung für die forensische Psychiatrie. Gesundheitswesen 54: 244 - 250
Hoff P (1992b) Psychiatrie und Psychologie - Bemerkungen zum Hintergrund des Kraepelinschen Wissenschaftsverständnisses. In: Oldigs-Kerber J, Leonard J P (Hrsg) Pharmakopsychologie. Fischer, Jena. S. 25 - 43
Hoff P (1992c) Emil Kraepelin and Philosophy. The Implicit Philosophical Assumptions of Kraepelinian Psychiatry. In: Spitzer M, Uehlein F A, Schwartz M A, Mundt Chr (Hrsg) Phenomenology, Language and Schizophrenia. Springer, Berlin Heidelberg New York. S. 115 - 125
Hoff P (1992d) Historischer Abriß zur Klassifikation und Diagnostik. In: Dittmann V, Dilling H, Freyberger H (Hrsg) Psychiatrische Diagnostik nach ICD-10 - klinische Erfahrungen bei der Anwendung. Huber, Bern Göttingen Toronto. S. 1 - 11
Hoff P (1992e) Introductory Remarks on the Translation of Emil Kraepelin's paper "Die Erscheinungsformen des Irreseins" (1920). History of Psychiatry 3: 499 - 503
Hoff P (1993a, im Druck) Evolutionary Naturalism and Psychiatry. In: Porter R, Berrios G E (Hrsg) Proceedings of the Triennial Conference of the European Association for the History of Psychiatry, London, August 1993
Hoff P (1993b, im Druck) Der Begriff der psychischen Krankheit aus der Sicht der Fichteschen Transzendentalphilosophie. Daimon - Revista de Filosofia. Madrid
Hoppe A (1904) Leib und Seele. Ein kritisches Referat. Centralblatt für Nervenheilkunde und Psychiatrie 27: 284 - 297
Huber G, Gross G, Klosterkötter J (1989) Konzepte und Kriterien affektiver Psychosen. Nervenarzt 60: 90 - 94
Huch R (1920) Die Romantik. Band 1 (10./11. Auflage), Band 2 (8./9. Auflage). Leipzig
Hume D (1748) Philosophical Essays Concerning Human Understanding. London
Hundert E M (1989) Philosophy, Psychiatry, and Neuroscience: Three Approaches to the Mind. Oxford University Press, Oxford
Hundert E M (1990) Are Psychotic Illnesses Category Disorders? In: Spitzer M, Maher B A (Hrsg) Philosophy and Psychopathology. Springer, New York Heidelberg Berlin. S. 59 - 70
Hundert E M (1991) A Synthetic Approach to Psychiatry's Nature-Nurture Debate. Integrative Psychiatry 7: 76 - 83
Hundert E M (1992) The Brain's Capacity to Form Delusions as an Evolutionary Strategy for Survival. In: Spitzer M, Uehlein F A, Schwartz M A, Mundt Chr (Hrsg) Phenomenology, Language and Schizophrenia. Springer, Berlin Heidelberg New York. S. 346 - 354
Hunter R, Macalpine I (1963) Three hundred years of psychiatry 1535 - 1860. Oxford University Press, London
Husserl E (1913) Ideen zu einer reinen Phänomenologie und phänomenologischen Philosophie. I. Buch: Allgemeine Einführung in die reine Phänomenologie. Halle/Saale

Jackson J H (1889) On postepileptic states: A contribution to the comparative study of insanities. Journal of Mental Sciences 34: 490 - 500

Jacobi M (1844) Die Hauptformen der Seelenstörungen in ihrer Beziehung zur Heilkunde nach der Beobachtung. Weidmann, Leipzig

Jacobsen E (1986) The early history of psychotherapeutic drugs. Psychopharmacology 89: 138 - 144

James R L, May P R (1981) Diagnosing schizophrenia: Professor Kraepelin and the RDC. American Journal of Psychiatry 138: 501 - 504

Janzarik W (1949/50) Die "Paranoia (Gaupp)". Archiv für Psychiatrie und Nervenkrankheiten 183: 328 - 382

Janzarik W (1959) Dynamische Grundkonstellationen in endogenen Psychosen. Springer, Berlin Göttingen Heidelberg

Janzarik W (1978) Wandlungen des Schizophreniebegriffs. Nervenarzt 49: 133 - 139

Janzarik W (1979) Die klinische Psychopathologie zwischen Griesinger und Kraepelin im Querschnitt des Jahres 1878. In: Janzarik W (Hrsg) Psychopathologie als Grundlagenwissenschaft. Enke, Stuttgart. S. 51 - 61

Janzarik W (1980) Der schizoaffektive Zwischenbereich und die Lehre von den primären und sekundären Seelenstörungen. Nervenarzt 51: 272 - 279

Janzarik W (1983) Strukturdynamik. In: Peters U H (Hrsg) Kindlers Psychologie des 20. Jahrhunderts. Psychiatrie. Band 1. Beltz, Weinheim Basel. S. 99 - 114

Janzarik W (1988) Strukturdynamische Grundlagen der Psychiatrie. Enke, Stuttgart

Janzarik W (1989) Die nosologische Differenzierung der idiopathischen Psychosyndrome - ein psychiatrischer Sisyphus-Mythos. Nervenarzt 60: 86 - 89

Jaspers K (1910) Eifersuchtswahn. Ein Beitrag zur Frage: 'Entwicklung einer Persönlichkeit' oder 'Prozeß'? Zeitschrift für die gesamte Neurologie und Psychiatrie 1: 567 - 637

Jaspers K (1913) Allgemeine Psychopathologie. Springer, Berlin

Jones D A (1986) History of Criminology - A Philosophical Perspective. Greenwood, New York Westport London

Kahlbaum K (1863) Die Gruppierung der psychischen Krankheiten und die Eintheilung der Seelenstörungen. Entwurf einer historisch-kritischen Darstellung der bisherigen Eintheilungen und Versuch zur Anbahnung einer empirisch-wissenschaftlichen Grundlage der Psychiatrie als klinischer Disciplin. Kafemann, Danzig

Kahlbaum K (1874) Die Katatonie oder das Spannungsirresein. Eine klinische Form psychischer Krankheit. Hirschwald, Berlin

Kant I (1764) Versuch über die Krankheiten des Kopfes. Anonym erschienen in: Königsbergsche Gelehrte und Politische Zeitungen. Herausgegeben von Hamann. 4. bis 8. Stück. Februar 1764: 14 - 30 [auch in: Wekausgabe. Band 2 (1977): S. 887 - 901. Suhrkamp, Frankfurt/Main]

Kant I (1781 A, 1787 B) Kritik der reinen Vernunft. Hartknoch, Riga. Zitiert ist Nachdruck 1976 bei Meiner, Hamburg

Kasanin J (1933) The acute schizoaffective psychoses. American Journal of Psychiatry 13: 97 - 126

Kaulbach F (1990) Philosophie des Perspektivismus. 1. Teil: Wahrheit und Perspektive bei Kant, Hegel und Nietzsche. Mohr, Tübingen

Kempe G Th (1969) Franz von Liszt und die Kriminologie. In: Franz von Liszt zum Gedächtnis. de Gruyter, Berlin. S. 260 - 280

Kendell R E (1978) Die Diagnose in der Psychiatrie. Enke, Stuttgart

Kendler K S (1986) Kraepelin and the differential diagnosis of dementia praecox and manic-depressive insanity. Comprehensive Psychiatry 27: 549 - 558

Kendler K S (1988) Kraepelin and the Diagnostic Concept of Paranoia. Comprehensive Psychiatry 29: 4 - 11

Kendler K S (1991) Mood-Incongruent Psychotic Affective Illness. Archives of General Psychiatry 48: 362 - 369

Kick H (1981a) Der Forschungsansatz Kraepelins aus der Sicht seiner klinischen Praxis. Fortschritte der Neurologie und Psychiatrie 49: 259 - 264

Kick H (1981b) Die Dichotomie der idiopathischen Psychosen im Syndromprofilvergleich der Kraepelinschen Krankheitsbeschreibungen. Nervenarzt 52: 522 - 524

Kirchhoff Th (1912) Geschichte der Psychiatrie. In: Aschaffenburg G (Hrsg) Handbuch der Psychiatrie. Band 1. Wien. S. 1 - 48

Kirkby K C (1992) Proving the Somaticist Position: J B Friedreich on the Nature and Seat of Mental Disease. History of Psychiatry 3: 237 - 252

Klein D B (1970) A History of Scientific Psychology - Its Origins and Philosophical Backgrounds. Basic Books, New York London

Klein D F, Davis J M (1969) Diagnosis and drug treatment of psychiatric disorders. Williams und Wilkins, Baltimore

Klein P (1990) On the Development of Categories. In: Spitzer M, Maher B M (Hrsg) Philosophy and Psychopathology. Springer, New York Heidelberg Berlin. S. 187 - 199

Klerman G L (1978) The evolution of a scientific nosology. In: Shershow J C (Hrsg) Schizophrenia: Science and Practice. Harvard University Press, Cambridge London. S. 99 - 121

Klerman G L (1990) The Contemporary American Scene: Diagnosis and Classification of Mental Disorders, Alcoholism and Drug Abuse. In: Sartorius N, Jablensky A, Regier D A, Burke J D, Hirschfeld R M A (Hsrg) Sources and Traditions of Classification in Psychiatry. Hogrefe und Huber, Toronto Bern Göttingen Stuttgart. S. 93 - 137

Klerman G L, Vaillant G E, Spitzer R L, Michels R (1984) A Debate on DSM-III. American Journal of Psychiatry 141: 539 - 553

Klosterkötter J (1989) Wandlungen im Paradigma der Psychopathologie. Nervenarzt 60: 319 - 331

Klosterkötter J (1992) Die Idee der Einheitspsychose im Zeitalter der biologischen Psychiatrie. In: Mundt Chr, Saß H (Hrsg) Für und Wider die Einheitspsychose. Thieme, Stuttgart. S. 91 - 98

Koch J L A (1891) Die psychopathischen Minderwertigkeiten. Erste Abteilung. Maier, Ravensburg

Kockelmans J J (1978) Edmund Husserl's Phenomenological Psychology. A Historico-Critical Study. Humanities Press, Atlantic Highlands

Koehler K, Saß H (1981) Der Maniebegriff seit Kraepelin. Nervenarzt 52: 19 - 25

Kolle K (1956) Emil Kraepelin. In: Kolle K (Hrsg) Große Nervenärzte. Thieme, Stuttgart. S. 175 - 186

Kolle K (1957) Kraepelin und Freud. Thieme, Stuttgart

Kondylis P (1991) Der Niedergang der bürgerlichen Denk- und Lebensform. Die liberale Moderne und die massendemokratische Postmoderne. VCH, Acta Humaniora, Weinheim

Kraepelin E (1880) Die Abschaffung des Strafmaßes. Ein Vorschlag zur Reform der heutigen Rechtspflege. Enke, Stuttgart

Kraepelin E (1881) Ueber den Einfluss acuter Krankheiten auf die Entstehung von Geisteskrankheiten. Gekrönte Preisschrift. Schumacher, Berlin

Kraepelin E (1881/82) Über die Dauer einfacher psychischer Vorgänge. Biologisches Centralblatt 1: 654 - 672, 721 - 733, 751 - 766

Kraepelin E (1882) Über psychische Zeitmessungen. Schmidts Jahrbücher der gesamten Medizin 196: 205 - 213

Kraepelin E (1883a) Über die Einwirkung einiger medicamentöser Stoffe auf die Dauer einfacher psychischer Vorgänge. Erste Abtheilung. Philosophische Studien 1: 417 - 462

Kraepelin E (1883b) Über die Einwirkung einiger medicamentöser Stoffe auf die Dauer einfacher psychischer Vorgänge. Zweite Abtheilung. Philosophische Studien 1: 573 - 605

Kraepelin E (1883c) Experimentelle Studien über Assoziationen. Allgemeine Zeitschrift für Psychiatrie 40: 829 - 831

Kraepelin E (1883d) Compendium der Psychiatrie. Zum Gebrauche für Studirende und Aerzte. Abel, Leipzig

Kraepelin E (1883/84) Die neueste Literatur auf dem Gebiete der psychischen Zeitmessungen. Biologisches Centralblatt 3: 53 - 63

Kraepelin E (1885a) Zur Frage der Gültigkeit des Weberschen Gesetzes bei Lichtempfindungen. Philosophische Studien 2: 306 - 326

Kraepelin E (1885b) Nachtrag zur Arbeit über die Gültigkeit des Weberschen Gesetzes bei Lichtempfindungen. Philosophische Studien 2: 651 - 653

Kraepelin E (1886) Zur Wirkung des Urethan. Neurologisches Centralblatt 5: 103 - 104

Kraepelin E (1887a) Psychiatrie. Ein kurzes Lehrbuch für Studirende und Aerzte. 2., gänzlich umgearbeitete Auflage. Abel, Leipzig

Kraepelin E (1887b) Die Richtungen der psychiatrischen Forschung. Vogel, Leipzig

Kraepelin E (1888a) Psychologische Forschungsmethoden. Humboldt: Januar 1888

Kraepelin E (1888b) Cytisin gegen Migräne. Neurologisches Centralblatt 7: 1 - 5

Kraepelin E (1888c) [Besprechung des Buches von C Lombroso (1887): Der Verbrecher in anthropologischer, ärztlicher und juristischer Beziehung. Richter, Hamburg] Literarisches Centralblatt, Oktober 1888, Nr. 42, S. 1452 - 1453

Kraepelin E (1889a) Psychiatrie. Ein kurzes Lehrbuch für Studirende und Aerzte. 3., vielfach umgearbeitete Auflage. Abel, Leipzig

Kraepelin E (1889b) Über den Einfluß der Übung auf die Dauer der Assoziationen. St. Petersburger medizinische Wochenschrift 1: 2

Kraepelin E (1890) Über psychische Funktionsprüfungen. Allgemeine Zeitschrift für Psychiatrie 46: 522 - 524

Kraepelin E (1891a) Zur Kenntnis der psychophysischen Methoden. Philosophische Studien 6: 493 - 513

Kraepelin E (1891b) Über Alkohol und Tee. 10. Internationaler medizinischer Kongreß, Berlin 1890. 4. Abt. 9: 94 - 96

Kraepelin E (1892) Ueber die Beeinflussung einfacher psychischer Vorgänge durch einige Arzneimittel. Fischer, Jena

Kraepelin E (1893) Psychiatrie. Ein kurzes Lehrbuch für Studirende und Aerzte. 4., vollständig umgearbeitete Auflage. Abel, Leipzig

Kraepelin E (1894a) (gemeinsam mit E. Sioli) Über Überwachungsabteilungen. Neurologisches Centralblatt 13: 89 - 92

Kraepelin E (1894b) Die Abgrenzung der Paranoia. Zeitschrift für Psychiatrie 50: 1080 - 1081

Kraepelin E (1895) Über die Wachabteilung der Heidelberger Irrenklinik. Allgemeine Zeitschrift für Psychiatrie 51: 1 - 21

Kraepelin E (1896) Psychiatrie. Ein Lehrbuch für Studirende und Aerzte. 5., vollständig umgearbeitete Auflage. Barth, Leipzig

Kraepelin E (1897) Ziele und Wege der klinischen Psychiatrie. Allgemeine Zeitschrift für Psychiatrie 53: 840 - 848

Kraepelin E (1899a) Psychiatrie. Ein Lehrbuch für Studirende und Aerzte. 6., vollständig umgearbeitete Auflage. 2 Bände. Barth, Leipzig

Kraepelin E (1899b) Die klinische Stellung der Melancholie. Monatsschrift für Psychiatrie und Neurologie 6: 325 - 335

Kraepelin E (1900) Die psychiatrischen Aufgaben des Staates. Fischer, Jena

Kraepelin E (1901a) Die Heidelberger Wachabteilung für unruhige Kranke. Centralblatt für Nervenheilkunde (Neue Folge) 12: 705 - 713

Kraepelin E (1901b) Einführung in die psychiatrische Klinik. Dreissig Vorlesungen. Barth, Leipzig

Kraepelin E (1902a) Über die Wachabteilung der Heidelberger Irrenklinik. Allgemeine Zeitschrift für Psychiatrie 59: 133 - 136

Kraepelin E (1902b) Die Arbeitscurve. Philosophische Studien 19: 459 - 507

Kraepelin E (1903a) Psychiatrie. Ein Lehrbuch für Studierende und Ärzte. 7., vielfach umgearbeitete Auflage. Band 1. Barth, Leipzig

Kraepelin E (1903b) Die akademische Jugend und die Alkoholfrage. Schriften des Alkoholgegnerbundes, Nr. 41. Basel

Kraepelin E (1904a) Psychiatrie. Ein Lehrbuch für Studierende und Ärzte. 7., vielfach umgearbeitete Auflage. Band 2. Barth, Leipzig

Kraepelin E (1904b) Zur Frage der geminderten Zurechnungsfähigkeit. Monatsschrift für Kriminalpsychologie und Strafrechtsreform 1: 477 - 493

Kraepelin E (1904c) Vergleichende Psychiatrie. Zentralblatt für Nervenheilkunde und Psychiatrie 27: 433 - 437

Kraepelin E (1904d) Psychiatrisches aus Java. Zentralblatt für Nervenheilkunde und Psychiatrie 27: 468 - 469

Kraepelin E (1904/05) Der Unterricht in der forensischen Psychiatrie. Monatsschrift für Kriminalpsychologie 1: 141 - 151

Kraepelin E (1905a) Fragestellungen der klinischen Psychiatrie. Centralblatt für Nervenheilkunde und Psychiatrie 28: 573 - 590

Kraepelin E (1905b) Einführung in die psychiatrische Klinik. Zweiunddreissig Vorlesungen. 2., durchgearbeitete Auflage. Barth, Leipzig

Kraepelin E (1907) Das Verbrechen als soziale Krankheit. Monatsschrift für Kriminalpsychologie und Strafrechtsreform 3: 257 - 279

Kraepelin E (1908a) Die Auslese für den akademischen Beruf. Vortrag, 29. September 1908

Kraepelin E (1908b) Zur Entartungsfrage. Centralblatt für Nervenheilkunde (Neue Folge) 19: 745 - 751

Kraepelin E (1909) Psychiatrie. Ein Lehrbuch für Studierende und Ärzte. 8., vollständig umgearbeitete Auflage. Band 1. Barth, Leipzig

Kraepelin E (1910) Psychiatrie. Ein Lehrbuch für Studierende und Ärzte. 8., vollständig umgearbeitete Auflage. Band 2. Barth, Leipzig

Kraepelin E (1912) Über paranoide Erkrankungen. Zeitschrift für die gesamte Neurologie und Psychiatrie 11: 617 - 638

Kraepelin E (1913) Psychiatrie. Ein Lehrbuch für Studierende und Ärzte. 8., vollständig umgearbeitete Auflage. Band 3. Barth, Leipzig

Kraepelin E (1915) Psychiatrie. Ein Lehrbuch für Studierende und Ärzte. 8., vollständig umgearbeitete Auflage. Band 4. Barth, Leipzig

Kraepelin E (1916) Einführung in die psychiatrische Klinik. 3., völlig umgearbeitete Auflage. Barth, Leipzig

Kraepelin E (1918a) Hundert Jahre Psychiatrie. Ein Beitrag zur Geschichte menschlicher Gesittung. Springer, Berlin

Kraepelin E (1918b) Alkoholgewerbe und Wissenschaft. Internationale Zeitschrift zur Erforschung des Alkoholismus 28: 185 - 215

Kraepelin E (1918c) Ziele und Wege der psychiatrischen Forschung. Zeitschrift für die gesamte Neurologie und Psychiatrie 42: 169 - 205

Kraepelin E (1918d) Geschlechtliche Verirrungen und Volksvermehrung. Münchner Medizinische Wochenschrift 65: 117 - 120

Kraepelin E (1919a) Die Zukunft der deutschen Hochschulen. Süddeutsche Monatshefte 17: 130 - 145

Kraepelin E (1919b) Psychiatrische Randbemerkungen zur Zeitgeschichte. Süddeutsche Monatshefte 17: 171 - 183

Kraepelin E (1919c) Die Erforschung psychischer Krankheitsformen. Zeitschrift für die gesamte Neurologie und Psychiatrie 51: 224 - 246

Kraepelin E (1920a) Die Erscheinungsformen des Irreseins. Zeitschrift für die gesamte Neurologie und Psychiatrie 62: 1 - 29

Kraepelin E (1920b) Wilhelm Wundt. Zeitschrift für die gesamte Neurologie und Psychiatrie 61: 351 - 362

Kraepelin E (1921a) Über Entwurzelung. Zeitschrift für die gesamte Neurologie und Psychiatrie 63: 1 - 8

Kraepelin E (1921b) Einführung in die psychiatrische Klinik. 4., völlig umgearbeitete Auflage. 3 Bände. Barth, Leipzig

Kraepelin E (1922) Wesen und Ursachen der Homosexualität. Zeitschrift für pädagogische Psychologie 23: 51 - 56

Kraepelin E (1925) Bemerkungen zu der Arbeit von J Lange 'Zur Messung der persönlichen Grundeigenschaften'. Psychologische Arbeiten 8: 181 - 185

Kraepelin E (1927) Psychiatrie. 9., vollständig umgearbeitete Auflage. 2 Bände. Barth, Leipzig

Kraepelin E (1983) Lebenserinnerungen. Herausgegeben von H Hippius, G Peters, D Ploog. Springer, Berlin Heidelberg. Englische Übersetzung (1987): Memoirs. Springer, Berlin Heidelberg New York London Paris Tokyo

Kraepelin E (1992) Psychiatric observations on contemporary issues. Übersetzt und kommentiert von E J Engstrom. History of Psychiatry 3: 253 - 269

Kraus A (1988) Ambiguitätsintoleranz als Persönlichkeitsvariable und Strukturmerkmal der Krankheitsphänomene Manisch-Depressiver. In: Janzarik W (Hrsg) Persönlichkeit und Psychose. Enke, Stuttgart. S. 140 - 149

Kraus A (1991a) Phänomenologische und symptomatologisch-kriteriologische Diagnostik. Fundamenta Psychiatrica 5: 102 - 109

Kraus A (1991b) Methodological problems with the classification of personality disorders: The significance of existential types. Journal of Personality Disorders 5: 82 - 92

Krauß P (1990) Zur Haltung der Psychiater in den Jahrzehnten um die Jahrhundertwende. Fundamenta Psychiatrica 4: 2 - 8

Kretschmer E (1918) Der sensitive Beziehungswahn. Ein Beitrag zur Paranoiafrage und zur psychiatrischen Charakterlehre. Springer, Berlin

Kretschmer E (1919) Gedanken über die Fortentwicklung der psychiatrischen Systematik. Zeitschrift für die gesamte Neurologie und Psychiatrie 48: 370 - 377

Kronfeld A (1919) J F Fries und die psychiatrische Forshung. Zeitschrift für die gesamte Neurologie und Psychiatrie 51: 317 - 328

Kronfeld A (1920) Das Wesen der psychiatrischen Erkenntnis. Springer, Berlin

Kronfeld A (1930) Perspektiven der Seelenheilkunde. Thieme, Leipzig

Krueger H (1915) Zur Frage nach der nosologischen Stellung der "Paraphrenien". Zeitschrift für die gesamte Neurologie und Psychiatrie: 456 - 503

Krupinski M (1990) Das Konzept der Dementia Praecox bei Emil Kraepelin. Medizinische Dissertation, Ludwig-Maximilians-Universität München

Kühn R, Petzold H (Hrsg) (1992) Psychotherapie und Philosophie. Junfermann, Paderborn

Kuhn R (1963) Daseinsanalyse und Psychiatrie. In: Kisker K P, Meyer J E, Müller M, Strömgren E (Hrsg) Psychiatrie der Gegenwart. Bd. I/2. Springer, Berlin Göttingen Heidelberg. S. 853 - 902

Kuhn R (1989) Zum Problem von "bewußt" und "unbewußt". In Anlehnung an Maldineys Ausführungen zur Triebproblematik bei Fichte. In: Weiß H, Pagel G (Hrsg) Das Bewußtsein und das Unbewußte. Beiträge zu ihrer Interpretation und Kritik. Königshausen und Neumann, Würzburg. S. 30 - 36

Laing R D (1959) The divided self. Tavistock, London

Lanczik M (1988) Carl Wernicke und die Breslauer Psychiatrische Schule. Fundamenta Psychiatrica 2: 45 - 52

Lanczik M (1992) Karl Ludwig Kahlbaum (1828 - 1899) and the emergence of psychopathological and nosological research in German psychiatry. History of Psychiatry 3: 53 - 58

Lanczik M, Keil G (1991) Carl Wernicke's localization theory and its significance for the development of scientific psychiatry. History of Psychiatry 2: 171 - 180

Lange J (1925) Zur Messung der persönlichen Grundeigenschaften. Psychologische Arbeiten 8: 129 - 180

Langfeldt G (1937) The Prognosis in Schizophrenia and the Factors Influencing the Course of the Disease. Melford, London

Lauter H (1965) Kraepelins Bedeutung für die Kulturpsychiatrie. Transcultural Psychiatry Research Review 2: 9 - 12

Lauth R (1984) Die transzendentale Naturlehre Fichtes nach den Prinzipien der Wissenschaftslehre. Meiner, Hamburg

Lauth R (1989) Transzendentale Entwicklungslinien von Descartes bis zu Marx und Dostojewski. Meiner, Hamburg.

Leibbrand W (1956) Die spekulative Medizin der Romantik. Hamburg

Leibbrand W, Wettley A (1961) Der Wahnsinn. Geschichte der abendländischen Psychopathologie. Alber, Freiburg München

Leonhard K (1980) Aufteilung der endogenen Psychosen. 5. Auflage. Akademie, Berlin

Leonhard K (1984) Psychiatrische Behandlungsmethodik von Kraepelin nach seinen Lebenserinnerungen. Zeitschrift für Psychiatrie, Neurologie, medizinische Psychologie 36: 395 - 405

Lewis Sir A (1991) Dilemmas in psychiatry. Psychological Medicine 21: 581 - 585

Liegeois A (1991) Hidden philosophy and theology in Morel's theory of degeneration and nosology. History of Psychiatry 2: 419 - 427

Lipowsky Z J (1990) The Integrative Approach to Psychiatry. Australia and New Zealand Journal of Psychiatry 24: 470 - 474

Littlewood R (1991) From disease to illness and back again. Lancet 337: 1013 - 1015

Loch W (1981) Krankheitsbegriff - Krankheitslehre. Ein psychoanalytischer Beitrag. In: Degkwitz R, Siedow H (Hrsg) Standorte der Psychiatrie. Band 2. Zum umstrittenen psychiatrischen Krankheitsbegriff. Urban und Schwarzenberg, München Wien Baltimore. S. 55 - 81

Lombroso C (1887) Der Verbrecher in anthropologischer, ärztlicher und juristischer Beziehung. In deutscher Bearbeitung von M O Fraenkel. Richter, Hamburg

Lunn V (1988) Biological psychiatry and ethics. Acta Psychiatrica Scandinavica (suppl.) 345: 11 - 14

Lyotard J F (1979) La condition postmoderne. Rapport sur le savoir. Paris [deutsch 1982: Das postmoderne Wissen. Ein Bericht]

Magnan V (1891 - 1893) Psychiatrische Vorlesungen. Deutsch von P J Möbius. Thieme, Leipzig

Magnan V (1896) Les dégénerés. Masson, Paris

Maher B A (1988) Delusions as the Product of Normal Cognitions. In: Oltmanns T F, Maher B A (Hrsg) Delusional Beliefs. Wiley, New York. S. 333 - 336

Mann G (Hrsg) (1973) Biologismus im 19. Jahrhundert. Enke, Stuttgart

Marx O M (1990) German Romantic Psychiatry, Part I. History of Psychiatry 1: 351 - 381

Marx O M (1991) German Romantic Psychiatry, Part II. History of Psychiatry 2: 1 - 25

Mathis J L (1992) Psychiatric diagnoses: a continuing controversy. Journal of Medicine and Philosophy 17: 253 - 261

Mayer-Groß W (1929) Die Entwicklung der klinischen Anschauungen Kraepelins. Archiv für Psychiatrie und Nervenkrankheiten 87: 30 - 42

Mayer-Groß W (1932) Die Klinik. In: Bumke O (Hrsg) Handbuch der Geisteskrankheiten. Band 9. Spezieller Teil, 5. Teil: Die Schizophrenie. Springer, Berlin. S. 293 - 578

Mayer-Groß W (1957) Kraepelins Arzneimittelstudien und die pharmakologische Psychiatrie der Gegenwart. Nervenarzt 28: 97 - 100

McGuire M T, Marks I, Nesse R M, Troisi A (1992) Evolutionary Biology: A Basic Science for Psychiatry? Acta Psychiatrica Scandinavica 86: 89 - 96

McHugh P R, Slavney P R (1983) The perspectives of psychiatry. Johns Hopkins University Press, Baltimore

McLaren N (1992) Is Mental Disease Just Brain Disease? The Limits to Biological Psychiatry. Australia New Zealand Journal of Psychiatry 26: 270 - 276

Mende W (1983) Zur Frage der Quantifizierung in der forensischen Psychiatrie. Monatsschrift für Kriminologie und Strafrechtsreform 66: 328 - 333

Meynert Th (1884) Psychiatrie. Klinik der Erkrankungen des Vorderhirns. Braumüller, Wien

Meynert Th (1890) Klinische Vorlesungen über Psychiatrie auf wissenschaftlichen Grundlagen für Studierende und Ärzte, Juristen und Psychologen. Braumüller, Wien

Michels R (1984) A Debate on DSM-III. First Rebuttal. American Journal of Psychiatry 141: 548 - 551

Mill J St (1843) A System of Logic, Ratiocinative and Inductive. London

Miller N S, Katz J L (1989) The neurological legacy of psychoanalysis: Freud as a neurologist. Comprehensive Psychiatry 30: 128 - 134

Millon T (1991) Classification in Psychopathology: Rationale, Alternatives, and Standards. Journal of Abnormal Psychology 100: 245 - 261

Mindham R H S, Scadding J G, Cawley R H (1992) Diagnoses are not Diseases. British Journal of Psychiatry 161: 686 - 691

Mittelstädt O (1879) Ueber die Freiheitsstrafen. Leipzig

Mittelstraß J (1989) Der Flug der Eule. Von der Vernunft der Wissenschaft und der Aufgabe der Philosophie. Suhrkamp, Frankfurt/Main

Möller H J (1976) Methodische Grundprobleme der Psychiatrie. Kohlhammer, Stuttgart

Möller H J (1993) Psychiatrie als empirische Wissenschaft. Versuch einer Begriffsexplikation. In: Berger M, Möller H J, Wittchen H U (Hrsg) Psychiatrie als empirische Wissenschaft. Zuckschwerdt, München. S. 1 - 16

Mombour W (1984) Emil Kraepelin und die Wurzeln der modernen Psychiatrie. Geschichte der Psychologie 1: 11 - 12

Mombour W, Sartorius N (1992) Aktueller Stand bei der Entwicklung des Kapitels V der ICD-10. In: Dittmann V, Dilling H, Freyberger H (Hrsg) Psychiatrische Diagnostik nach ICD-10 - klinische Erfahrungen bei der Anwendung. Huber, Bern Göttingen Toronto. S. 13 - 20

Morel B A (1857) Traite des degenerescences. Bailliere, Paris

Morel B A (1864) De la formation du type dans les varietes degeneres. Bailliere/Masson, Paris

Morey L C (1991) Classification of Mental Disorders As a Collection of Hypothetical Constructs. Journal of Abnormal Psychology 100: 289 - 293

Müller P (1991) Psychotherapie bei schizophrenen Psychosen - historische Entwicklung, Effizienz und gegenwärtig Anerkanntes. Fortschritte der Neurologie und Psychiatrie 59: 277 - 285

Mues A (1992) Thesen gegen die evolutionäre Erkenntnistheorie und sie ermöglichende philosophische Positionen. Fichte-Studien 4: 119 - 133

Mundt Chr, Saß H (Hrsg) (1992) Für und Wider die Einheitspsychose. Thieme, Stuttgart

Nagel Th (1965) Physicalism. The Philosophical Review 74: 339 - 356

Nedopil N (1987) Quantifizierende Dokumentation im Bereich der forensischen Psychiatrie. In: Kury H (Hrsg) Ausgewählte Fragen und Probleme forensischer Begutachtung. Heymanns, Köln Berlin Bonn München. S. 279 - 297

Nelson L (1970/72) Gesammelte Werke in neun Bänden. Meiner, Hamburg

Nipperdey Th (1990) Deutsche Geschichte 1866 - 1918. 1. Band. Arbeitswelt und Bürgergeist. Beck, München

Nurnberger Jr J I (1992) Should a biologic marker be sensitive and specific? Acta Psychiatrica Scandinavica 86: 1 - 4

Olivier M R (1991) Maladies depressives. Evolution des concepts nosographiques. Encephale 17: 325 - 328

Pauleikhoff B (1987) Das Menschenbild im Wandel der Zeit. Ideengeschichte der Psychiatrie und der klinischen Psychologie. Band 3. Pressler, Hürtgenwald

Parshall A M, Priest R G (1993) Nosology, Taxonomy and the Classification Conundrum of the Functional Psychoses. British Journal of Psychiatry 162: 227 - 236

Peters U H (1990) Adolf Meyer und die Beziehungen zwischen deutscher und amerikanischer Psychiatrie. Fortschritte der Neurologie und Psychiatrie 58: 332 - 338

Peters U H (1992) Psychiatrie im Exil. Die Emigration der Dynamischen Psychiatrie aus Deutschland 1933 - 1939. Kupka, Düsseldorf

Pethö B (1969) Zur methodologischen Neubesinnung in der Psychiatrie. I. Mitteilung. Fortschritte der Neurologie und Psychiatrie 37: 405 - 447

Petzold H (1992) Konzepte zu einer mehrperspektivischen Hermeneutik leiblicher Erfahrung und nicht-sprachlichen Ausdrucks in der "Integrativen Therapie". In: Kühn R, Petzold H (Hrsg) Psychotherapie und Philosophie. Junfermann, Paderborn. S. 475 - 549

Piaget J (1975) Der Aufbau der Wirklichkeit beim Kind. Gesammelte Werke 2. Klett, Stuttgart

Pichot P (1983) Ein Jahrhundert Psychiatrie. Dacosta, Paris

Pichot P (1988) Naissance et vicissitudes du concept de maladie mentale. Acta Psychiatrica Belgica 88: 206 - 221

Pick D (1989) Faces of Degeneration: A European Disorder 1848 - 1918. Cambridge University Press, Cambridge

Plaut F (1927) Worte der Erinnerung an Emil Kraepelin. Zeitschrift für die gesamte Neurologie und Psychiatrie 108: 1 - 9

Praag H M van (1988) Serotonin disturbances in psychiatric disorders. Functional versus nosological interpretation. In: Gastpar M, Wakelin J (Hrsg) Selective 5-HT Reuptake Inhibitors: Novel or Commonplace Agents? Karger, Basel. S. 52 - 57

Praag H M van, Kahn R S, Asnis G M, Wetzler S, Brown S L, Bleich A, Korn M L (1987) Denosologization of biological psychiatry or the specificity of 5-HT disturbances in psychiatric disorders. Journal of Affective Disorders 4: 173 - 193

Priebe S (1989) Über die Subjektivität der psychiatrischen Diagnose. Psychiatrische Praxis 16: 86 - 89

Propping P (1989) Bedeutung der medizinischen Genetik für Diagnostik und Beratung. In: Kisker K P, Lauter H, Meyer J E, Müller C, Strömgren E (Hrsg) Psychiatrie der Gegenwart. Band 9. 3., völlig neu gestaltete Auflage. Springer, Berlin Heidelberg New York. S. 185 - 223

Ranieri S (1969) Franz von Liszt und die positive Strafrechtsschule in Italien. In: Franz von Liszt zum Gedächtnis. de Gruyter, Berlin. S. 156 - 178

Rautenberg E C (1984) Verminderte Schuldfähigkeit - ein besonderer, fakultativer Strafmilderungsgrund? Kriminalistik-Verlag, Heidelberg

Reiss E (1910) Konstitutionelle Verstimmung und manisch-depressives Irresein. Klinische Untersuchungen über den Zusammenhang von Veranlagung und Psychose. Zeitschrift für die gesamte Neurologie und Psychiatrie 2: 347 - 628

Rennert H (1965) Die Universalgenese der endogenen Psychosen. Ein Beitrag zum Problem "Einheitspsychose". Fortschritte der Neurologie und Psychiatrie 33: 251- 272

Reznek L (1991) The philosophical defence of psychiatry. Routledge, London New York

Richter G (1992) Autonomie und Paternalismus - zur Verantwortung des medizinischen Handelns. Ethik in der Medizin 4: 27 - 36

Risse G B (1972) Kant, Schelling and the early search for a philosophical science of medicine in Germany. Journal of the History of Medicine and the Allied Sciences 27: 145 - 157

Robins E, Guze S B (1970) Establishment of diagnostic validity in psychiatric illness: Its application to schizophrenia. American Journal of Psychiatry 126: 983 - 987

Rössler W (1992) Wilhelm Griesinger und die gemeindenahe Versorgung. Nervenarzt 63: 257 - 261

Rosenberg R (1991) Some themes from the philosophy of psychiatry: a short review. Acta Psychiatrica Scandinavica 84: 408 - 412

Rotov M (1991) Phenomenology or Physicalism? Schizophrenia Bulletin 17: 183 - 186

Sabelli H C, Carlson-Sabelli L (1989) Biological priority and psychological supremacy: a new integrative paradigm derived from process theory. American Journal of Psychiatry 146: 1541 - 1551

Sabshin M (1990) Turning Points in Twentieth-Century American Psychiatry. American Journal of Psychiatry 147: 1267 - 1274

Sadler J Z, Hulgus Y F (1992) Clinical Problem Solving and the Biopsychosocial Model. American Journal of Psychiatry 149: 1315 - 1323

Sander W (1868) Über eine spezielle Form der primären Verrücktheit. Archiv für Psychiatrie 1: 387 - 419

Saß H (1987a) Psychopathie, Soziopathie, Dissozialität. Zur Differentialtypologie der Persönlichkeitsstörungen. Springer, Berlin Heidelberg New York

Saß H (1987b) Die Krise der psychiatrischen Diagnostik. Fortschritte der Neurologie und Psychiatrie 55: 355 - 360

Saß H (1990) Operationalisierte Diagnostik in der Psychiatrie. Nervenarzt 61: 255 - 258

Saß H, Wiegand C (1990) Operationalisierte Klassifikationssysteme in der forensischen Psychiatrie - Fortschritt oder Irrweg? In: Kerner H J, Kaiser G (Hrsg) Kriminalität. Festschrift für H Göppinger. Springer, Berlin Heidelberg. S. 349 - 357

Scadding G (1993) Nosology, Taxonomy and the Classification Conundrum of the Functional Psychoses. British Journal of Psychiatry 162: 237 - 238

Schäfer M (1979) Reflexion, Ideation, Einfühlung, Explanation - Grundelemente eines psychiatrischen Wissensmodells. Fortschritte der Neurologie und Psychiatrie 47: 144 - 157

Schelling F W J (1843) Philosophie der Offenbarung (Paulus-Nachschrift). Leske, Darmstadt

Schimmelpenning G W (1989) Psychosen-Psychotherapie in der deutschen Psychiatrie. Fundamenta Psychiatrica 3: 210 - 216

Schimmelpenning G W (1990) Alfred Erich Hoche - Das wissenschaftliche Werk: "Mittelmäßigkeit"? Berichte aus den Sitzungen der Joachim Jungius-Gesellschaft der Wissenschaften, Jahrgang 8, Heft 3. Vandenhoek und Ruprecht, Göttingen

Schischkoff G (1974) Philosophisches Wörterbuch. 19. Auflage. Kröner, Stuttgart. S. 721

Schleiffer R (1980) Zur Methodologie von Psychopathologie und Historik. Nervenarzt 51: 17 - 21

Schmidt S, Greil W (1987) Carbamazepin in der Behandlung psychiatrischer Erkrankungen. Nervenarzt 58: 719 - 736

Schmidt Th (1982) Emil Kraepelin und die Abstinenzbewegung. Medizinische Dissertation. Ludwig-Maximilians-Universität, München

Schmidt-Degenhard M (1985) Zum Melancholiebegriff J C A Heinroths. In: Nissen G, Keil G (Hrsg) Psychiatrie auf dem Wege zur Wissenschaft. Thieme, Stuttgart. S. 12 - 18

Schmidt-Degenhard M (1988) Disposition und Vulnerabilität in der Problemgeschichte von Persönlichkeit und Psychose. In: Janzarik W (Hsrg) Persönlichkeit und Psychose. Enke, Stuttgart. S. 47 - 56

Schmidt-Degenhard M (1992) Die oneiroide Erlebnisform. Zur Problemgeschichte und Psychopathologie des Erlebens fiktiver Wirklichkeiten. Springer, Berlin Heidelberg New York

Schmiedebach H P (1985) Zum Verständniswandel der "psychopathischen" Störungen am Anfang der naturwissenschaftlichen Psychiatrie in Deutschland. Nervenarzt 56: 140 - 145

Schneider Chr M (1990) Wilhelm Wundts Völkerpsychologie. Entstehung und Entwicklung eines in Vergessenheit geratenen, wissenschaftshistorisch relevanten Fachgebietes. Bouvier, Bonn

Schneider K (1956) Kraepelin und die gegenwärtige Psychiatrie. Fortschritte der Neurologie und Psychiatrie 24: 1 - 7

Schneider K (1980) Klinische Psychopathologie. 12., unveränderte Auflage. Thieme, Stuttgart

Schott A (1903) Beitrag zur Lehre von der Melancholie. Archiv für Psychiatrie 36: 819 - 862

Schüle H (1886) Klinische Psychiatrie. Specielle Pathologie und Therapie der Geisteskrankheiten. 3., völlig umgearbeitete Auflage. Vogel, Leipzig

Schüler-Springorum H (1986) "Benzin nach Metern"? Schuldminderung, Schuldausschluß und das Problem der Quantifizierung. In: Pohlmeier H et al. (Hrsg) Forensische Psychiatrie heute - U Venzlaff zum 65. Geburtstag. Springer, Berlin Heidelberg New York Tokyo. S. 52 - 63

Schwartz M A (1991) Neurophilosophy, psychopathology, and clinical psychiatric science: a commentary on Harrison's 'Are mental states a useful concept?'. Journal of Nervous and Mental Diseases 179: 317 - 319

Schwartz M A, Wiggins O P (1986a) Logical empiricism and psychiatric classification. Comprehensive Psychiatry 27: 101 - 114

Schwartz M A, Wiggins O P (1986b) Systems and the Structuring of meaning: Contributions to a Biopsychosocial Medicine. American Journal of Psychiatry 143: 1213 - 1221

Schwartz M A, Wiggins O P (1987) Diagnosis and Ideal Types: A Contribution to Psychiatric Classification. Comprehensive Psychiatry 28: 277 - 291

Schwartz M A, Wiggins O P (1988) Perspectivism and the methods of psychiatry. Comprehensive Psychiatry 29: 237 - 251

Schwartz M A, Wiggins O P, Norko M A (1989) Prototypes, ideal types, and personality disorders: The return to classical psychiatry. Journal of Personality Disorders 3: 1 - 9

Searle J R (1983) Intentionality - an essay in the philosophy of mind. Cambridge University Press, Cambridge/Mass

Seidler E (1986) Alfred Erich Hoche (1865 - 1943) - Versuch einer Standortbestimmung. Freiburger Universitätsblätter 94: 65 - 75

Simon W (1990) Die Postmodernisierung der Sexualität. Zeitschrift für Sexualforschung 3: 99 - 114

Slavney P R (1992) Belief and Behavior: The Role of 'Folk Psychology' in Psychiatry. Comprehensive Psychiatry 33: 166 - 172

Smith C U M (1993) Evolutionary Biology and Psychiatry. British Journal of Psychiatry 162: 149 - 153

Smythies J R (1992) Neurophilosophy. Psychological Medicine 22: 547 - 549

Snaith P (1993) What do depression rating scales measure? British Journal of Psychiatry 163: 293 - 298

Snell L (1865) Über Monomanie als primäre Form der Seelenstörung. Allgemeine Zeitschrift für Psychiatrie 22: 368 - 381

Specht G (1905) Chronische Manie und Paranoia. Centralblatt für Nervenheilkunde und Psychiatrie 28: 590 - 597

Specht G (1907) Über den Angstaffekt im manisch-depressiven Irresein. Centralblatt für Nervenheilkunde und Psychiatrie 30: 529 - 533

Spielmeyer W (1927) Kraepelin und die naturwissenschaftlich-medizinische Forschung in der Psychiatrie. Zeitschrift für die gesamte Neurologie und Psychiatrie 108: 10 - 20

Spitzer M (1990) Kant on Schizophrenia. In: Spitzer M, Maher B A (Hrsg) Philosophy and Psychopathology. Springer, New York Heidelberg Berlin. S. 44 - 58

Spitzer M (1992) Was ist Wahn? In: Kaschka W P, Lungershausen E (Hrsg) Paranoide Störungen. Springer, Berlin Heidelberg New York. S. 1 - 13

Spitzer M (1993) Assoziative Netzwerke, formale Denkstörungen und Schizophrenie. Zur experimentellen Psychopathologie sprachabhängiger Denkprozesse. Nervenarzt 64: 147 - 159

Spitzer M, Degkwitz R (1986) Zur Diagnose des DSM-III. Nervenarzt 57: 698 - 704

Spitzer M, Uehlein F A, Oepen G (Hrsg) (1988) Psychopathology and Philosophy. Springer, Berlin Heidelberg New York

Spitzer R L (1975) On pseudoscience in science, logic in remission and psychiatric diagnosis. Journal of Abnormal Psychology 84: 442 - 452

Spitzer R L, First M B, Williams J B W, Kendler K, Pincus H A, Tucker G T (1992) Now is the time to retire the term "Organic Mental Disorders". American Journal of Psychiatry 149: 240 - 244

Starobinski J (1960) Geschichte der Melancholiebehandlung von den Anfängen bis 1900. Documenta Geigy. Acta psychosomatica, Band 4. Basel

Stein D J (1991) Philosophy and the DSM-III. Comprehensive Psychiatry 32: 404 - 415

Strauss J S (1992) The Person - Key to Understanding Mental Illness: Towards a New Dynamic Psychiatry. British Journal of Psychiatry 161 (suppl. 18): 19 - 26

Strömgren E (1972) Atypische Psychosen. Reaktive (psychogene) Psychosen. In: Kisker K P, Meyer J E, Müller M, Strömgren E (Hrsg) Psychiatrie der Gegenwart. 2. Auflage. Band II, Teil 1: Klinische Psychiatrie I. Springer, Berlin Heidelberg New York. S. 141 - 152

Stumpf K (1928) Gefühl und Gefühlsempfindung. Barth, Leipzig

Sullivan M D, Tucker G T (1992) The Future of Psychiatric Research. The Need for a Conceptual Agenda. In: Hsu L K G, Hersen M (Hrsg) Research in Psychiatry: Issues, Strategies, and Methods. Plenum Press, New York. S. 463 - 476

Sulloway F J (1983) Freud, biologist of the mind: beyond the psychoanalytic legend. Basic Books, New York

Szasz T S (1972) Geisteskrankheit - ein moderner Mythos? Grundzüge einer Theorie des persönlichen Verhaltens. Walter, Olten Freiburg

Taureck B (1988) Französische Philosophie im 20. Jahrhundert. Rowohlt, Reinbek

Taylor M A (1992) Are schizophrenia and affective disorder related? A selective literature review. American Journal of Psychiatry 149: 22 - 32

Tellenbach H (1983) Melancholie. 4. Auflage. Springer, Berlin Heidelberg New York

Tellenbach H (1987) Psychiatrie als geistige Medizin. Verlag für angewandte Wissenschaften, München

Thalbitzer S (1908) Die manio-depressive Psychose - Das Stimmungsirresein. Archiv für Psychiatrie 43: 1071 - 1136

Thuillier J (1988) Franz Anton Mesmer ou l'extase magnétique. Laffont, Paris

Titchener E B (1921) Wilhelm Wundt. American Journal of Psychology 32: 161 - 178

Tölle R, Peikert A, Rieke A (1987) Persönlichkeitsstörungen bei Melancholiekranken. Nervenarzt 58: 227 - 236

Trenckmann U (1987) Konzepte der Psychiatrie - eine historische, wissenschaftstheoretische und methodologische Kritik psychiatrischen Denkens. Habilitationsschrift, Medizinische Fakultät der Ruhr-Universität Bochum

Trenckmann U, Ortmann F (1980) Das psychodynamische Krankheitskonzept der Romantik. Testfall für die Anwendung des Kuhnschen Paradigmabegriffs in einer Humanwissenschaft. Zeitschrift für Psychologie 188: 331 - 338

Ulrich G (1992) Ist global gleich multifokal? Das Ganze und seine Teile in Psychiatrie und Neurologie. Nervenarzt 63: 14 - 20

Urstein M (1909) Die Dementia praecox und ihre Stellung zum manisch-depressiven Irresein. Eine klinische Studie. Urban und Schwarzenberg, Berlin

Verwey G (1985) Psychiatry in an Anthropological and Biomedical Context. Reidel, Dordrecht Boston Lancaster

Vliegen J (1980) Die Einheitspsychose - Geschichte und Problem. Enke, Stuttgart

Vollmer G (1992) Ist evolutive Selbstorganisation zu Leben und Bewußtsein doch denkbar? Fichte-Studien 4: 53 - 67

Wahrig-Schmidt B (1985) Der junge Wilhelm Griesinger im Spannungsfeld zwischen Philosophie und Physiologie. Narr, Tübingen

Walk A (1968) What Kraepelin really said. British Journal of Psychiatry 114: 643 - 644

Wallace E R (1988) Mind-body. Monistic dual aspect interactionism. Journal of Nervous and Mental Diseases 176: 4 - 21

Wallace E R (1990) Mind-body and the future of psychiatry. Journal of Medicine and Philosophy 15: 75 - 96

Weber M M (1991) Ein Forschungsinstitut für Psychiatrie. Die Entwicklung der Deutschen Forschungsanstalt für Psychiatrie München 1917 - 1945. Sudhoffs Archiv 75: 74 - 89

Weber M M (1993) Ernst Rüdin - eine kritische Biographie. Springer, Berlin Heidelberg New York

Weidner H (1972) Karl und Emil Kraepelins Studienreise nach Indien und Java im Jahr 1904. Verhandlungen des Naturwissenschaftlichen Vereins in Hamburg (Neue Folge) 16: 19 - 72

Wellek A (1959) Ein Dritteljahrhundert nach Bühlers 'Krise der Psychologie'. Zeitschrift für experimentelle und angewandte Psychologie 6: 109 - 117

Wender P (1963) Dementia praecox - the development of the concept. American Journal of Psychiatry 119: 1143 - 1151

Wernicke C (1899) Über die Klassifikation der Psychosen. Franck und Weigert, Breslau

Wernicke C (1906) Grundriß der Psychiatrie in klinischen Vorlesungen. 2. Auflage. Thieme, Leipzig

Westphal C (1878) Über die Verrücktheit. Allgemeine Zeitschrift für Psychiatrie 34: 252 - 257

Wettley A (1959) Zur Problemgeschichte der 'degenerescence'. Sudhoffs Archiv 43: 193 - 212

Wexler B E (1992) Beyond the Kraepelinian Dichotomy (Editorial). Biological Psychiatry 31: 539 - 541

WHO (World Health Organisation) (1973) Report of the International Pilot Study of Schizophrenia. Vol 1. Geneva

WHO (World Health Organisation) (1991) Tenth Revision of the International Classification of Diseases, Chapter V (F): Mental and behavioural disorders (including disorders of psychological development). Clinical descriptions and diagnostic guidelines. Geneva. [deutsch 1991: ICD-10. Huber, Bern Göttingen Toronto]

Widmann J (1977) Die Grundstrukturen des transzendentalen Wissens nach Johann Gottlieb Fichtes Wissenschaftslehre 1804/II. Meiner, Hamburg

Willert H (1881) Das Postulat der Abschaffung des Strafmasses und die dagegen erhobenen Einwände. Zeitschrift für die gesamten Strafrechtswissenschaften 2: 473 - 496

Williams J B W (1985) The multiaxial system of DSM-III: Where did it come from and where should it go? I: its origins and critiques. II: empirical studies, innovations, and recommendations. Archives of General Psychiatry 42: 175 - 180, 181 - 186

Wilmanns K (1927) Die sogenannte verminderte Zurechnungsfähigkeit als zentrales Problem der Entwürfe zu einem Deutschen Strafgesetzbuch. 30 Vorlesungen. Springer, Berlin

Winokur G, Clayton P J, Reich T (1969) Manic-depressive Insanity. Mosby, St. Louis

Wirth W (1927) Emil Kraepelin zum Gedächtnis. Archiv für die gesamte Psychologie 58: 1 - 32

Wittram R (1964) Die Universität Dorpat im 19. Jahrhundert. In: Hubatsch W (Hrsg) Deutsche Universitäten und Hochschulen im Osten. Köln. S. 59 - 86

Wolff Chr (1720) Metaphysik, oder Vernünftige Gedanken von Gott, der Welt und der Seele des Menschen, auch allen Dingen überhaupt. Halle

Wolpert E A (1977) Manic-depressive illness - history of a syndrome. International University Press, New York

Wortis J (1989) Emil Kraepelin, teetotaler. Biological Psychiatry 25: 527 - 528

Wunderlich G (1981) Krankheits- und Therapiekonzepte am Anfang der deutschen Psychiatrie. Matthiesen, Husum

Wundt W (1874) Grundzüge der physiologischen Psychologie. Engelmann, Leipzig

Wundt W (1880) Grundzüge der physiologischen Psychologie. 4., umgearbeitete Auflage. 2. Band. Engelmann, Leipzig

Wundt W (1894) Über psychische Causalität und das Princip des psychophysischen Parallelismus. Philosophische Studien 10: 1 - 124

Wundt W (1898) Ueber naiven und kritischen Realismus. 2. und 3. Artikel. Der Empiriokritizismus. Philosophische Studien 13: 1 - 205, 323 - 433

Wundt W (1900 - 1920) Völkerpsychologie. Eine Untersuchung der Entwicklungsgesetze von Sprache, Mythus und Sitte. 10 Bände. Engelmann, Leipzig

Wyrsch J (1956) Über die Bedeutung von Freud und Kraepelin für die Psychiatrie. Nervenarzt 12: 529 - 535

Yonge K A (1988) Reflections on the epistemology of psychiatry. Canadian Journal of Psychiatry 33: 686 - 690

Zerssen D v (1988) Der "Typus manicus" als Gegenstück zum "Typus melancholicus" in der prämorbiden Persönlichkeitsstruktur affektpsychotischer Patienten. In: Janzarik W (Hrsg) Persönlichkeit und Psychose. Enke, Stuttgart. S. 150 - 171

Zichen Th (1896) Leitfaden der physiologischen Psychologie. 3. Auflage. Fischer, Jena

Zilboorg G, Henry G W (1941) A History of Medical Psychology. Norton, New York

Zubin J, Oppenheimer G, Neugebauer G (1985) Degeneration theory and the stigma of schizophrenia (Editorial). Biological Psychiatry 20: 1145 - 1148

# IX.   Index

# Springer-Verlag und Umwelt